校企(行业)合作
系列教材

助产学导论

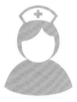

主 编：魏碧蓉　副主编：顾 琳

U0216399

厦门大学出版社
XIAMEN UNIVERSITY PRESS
国家一级出版社
全国百佳图书出版单位

图书在版编目（CIP）数据

助产学导论 / 魏碧蓉主编. -- 厦门：厦门大学出
版社，2019.9（2023.8 重印）
校企（行业）合作系列教材
ISBN 978-7-5615-7490-4

Ⅰ．①助… Ⅱ．①魏… Ⅲ．①助产学－教材 Ⅳ．
①R717

中国版本图书馆CIP数据核字(2019)第201668号

出 版 人　郑文礼
策划编辑　张佐群
责任编辑　眭　蔚　黄雅君
封面设计　蒋卓群
技术编辑　许克华

出版发行　厦门大学出版社
社　　址　厦门市软件园二期望海路 39 号
邮政编码　361008
总　　机　0592-2181111　0592-2181406(传真)
营销中心　0592-2184458　0592-2181365
网　　址　http://www.xmupress.com
邮　　箱　xmup@xmupress.com
印　　刷　厦门兴立通印刷设计有限公司

开本　787 mm×1 092 mm　1/16
印张　21.75
插页　1
字数　462 千字
版次　2019 年 9 月第 1 版
印次　2023 年 8 月第 6 次印刷
定价　53.00 元

厦门大学出版社
微信二维码

厦门大学出版社
微博二维码

应用型普通本科高校校企合作教材

《助产学导论》编委会

主　编　魏碧蓉

副主编　顾　琳

编　委（按姓氏笔画排序）

卢州峰	莆田市第一医院
李彩凤	莆田学院附属医院
李　蓁	莆田学院附属医院
宋秀娟	莆田市第一医院
张荔旗	莆田市第一医院
陈亚凡	莆田市第一医院
陈　冰	莆田市九五医院
林秀钦	莆田学院附属医院
林雪芳	莆田学院附属医院
林雪琴	莆田学院附属医院
郑素萍	莆田市第一医院
胡飞英	莆田学院附属医院
顾　琳	莆田学院护理学院
黄华英	莆田市第一医院
廖　丽	莆田市九五医院
薛志萍	莆田市第一医院
魏碧蓉	莆田学院护理学院

前　言

"在守候中产生希望，在希望中静待花开。"这是对助产士守护产妇分娩过程最贴切的诠释。随着社会的发展、生育政策的改变，提高助产士队伍的整体素质和水平，不断完善助产士人才培养体系，规范助产操作，加强人文关怀，为母婴提供保护性、支持性的医疗和服务，成为现代助产教育的重要内容。

近年来，各大高校相继开设助产本科专业，但专门从宏观层面介绍助产专业，引导初学者增加专业认知的相关教材不多。为此，我校组织在校教师与临床带教老师共同编写了《助产学导论》一书。"助产学导论"是引导学生明确助产学的基本思想和学科框架，了解助产学及其发展趋势的重要的专业基础课，目的是帮助学生理解从事助产需要具备的相关知识，适应现代助产模式的转变，系统而全面地领悟助产工作的特殊性，并掌握其他相关学科的理论在助产学实践中的应用，更好地理解后续学习相关课程的目的。

为了适应应用型本科及校企融合的专业特点，我们在制订人才培养方案、设置课程体系时力求突出"应用"，增加实践学时数，引进临床导师制的新型教学理念，让助产专业学生在大一就有临床老师指导。为了整合部分理论性比较强的课程，同时也考虑目前助产专业仍归属于护理大类的事实，本书在内容的选择和安排上既要体现助产专业的基本思想和整体框架，又要满足学生参加护士执业考试的需要，因此在编写内容上适当增加护理学导论的内容，同时还要适应临床护理工作的实际需要，力求从实际出发，详略得当。

全书共分为六大模块，内容包括助产学的形成与发展，助产与护理，心理学基础与心理护理，妊娠、分娩、产褥各期的心理变化及护理，伦理学与助产伦理，助产职业防护与我国助产相关法律法规等。这些内容为后期教学中的各门专业课做了较为充分的铺垫。本书注重"以生为本、以本为本"，激发学生兴趣，留有拓展空间，引导主动思考，关注专业素养，力求更加适应应用型本科助产专业教学和临床的需求,培养出适应社会需求的应用型助产人才。

本教材编写与以往不同,从构思到编写,积极采纳来自临床一线助产士的意见与建议,经过反复讨论,收集真实临床案例进行改编,设置临床情境,作为每章开篇案例,使学生带着问题学习相关知识,并在各章节后附有"课后练习",以巩固已学的知识,并指导临床实践。每一篇均有3位及以上临床带教老师参与编写,贴近临床实际,是校企合作编写教材的积极尝试。

本教材适用于本科及各层次的助产专业,也可供妇幼卫生专业、护理专业和在职助产士、护士继续教育使用,还可作为相关专业人员的参考用书。

由于编写时间紧,水平有限,本书难免有不妥之处,殷切希望广大师生及同行批评指正,使之日臻完善。

魏碧蓉　顾　琳

2018 年 9 月

目 录

第一篇　助产学的形成与发展

第四篇 妊娠、分娩、产褥各期的心理变化及护理

第五篇 伦理学与助产伦理

第六篇　助产职业防护与助产相关法律法规

附　录

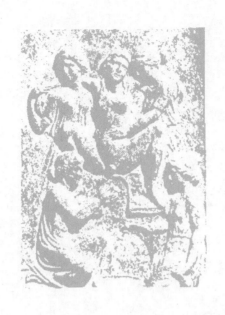

第一篇

助产学的形成与发展

第一章　西方助产学的形成与发展

第一节　中世纪西欧的女性医学

在中世纪初期，教士主要承担着治病救人的任务，修道院医学开始发展；而到了 10 世纪，大量僧侣外出行医，他们忽视了自身的宗教职能，教会为了规范他们的宗教行为，限制其医疗实践，从而修道院医学开始衰退。11 世纪左右，一批具有医学专业的大学建立起来，如当时的萨勒诺、蒙彼利埃、博洛尼亚等诸多大学，这些大学的建立表明医学开始专业化和规范化。但是这个时期的医学水平仍然较低，医疗人员并没在改善健康和医疗上取得较大进步。一些人受伤或生病，治疗师介入其中，为他们缓解病痛，并试着予以治疗，且多是女性充当治疗师的角色，为底层妇女治疗疾病。除了少数在修道院或者大学医学院学习过医学知识的女性外，多数女性被排挤出大学医学教育领域，但是这些女性分布在各个医学机构中充当内科医生、外科医生、药剂师、民间医生，治疗各种妇科病。

一些古希腊时期的医学知识一直延续到中世纪，但此时的西欧医学发展是以民间医学为主，民间医生是指那些帮助救治患者或受伤者的人。"江湖郎中"一词，在中世纪泛指基于经验的一套医治方法，中世纪的医生用它形容那些在经验中历练医术，但缺乏科学或对病症缺乏深入见解的人。当时多数女性充当民间医生，她们在家中有自己的草药种植园，通过配制各种草药秘方，凭借自身经验，为家庭以及邻里的患者进行简单的治疗。

中世纪中期，欧洲人开始接触希腊、罗马的医学文本，此期有关阿拉伯的医学著作在欧洲广泛传播。但一场战争造成了大规模的疾病传染，为了治疗患者，开始建立医院，医院以及修道院中医护人员的数量增多，医院中的医护人员多数为女性，她们负责医院的日常事务以及对患者的护理，其数量通常是根据医院的规模来定。

11 世纪，大学医学教育兴起，多数女性没有进入大学学习医学理论的机会，但仍有少数女性在大学医学院进行过专业的学习并获得医学专业学位。此外，社会中一些女性善于学习他人的医学经验，通过向专业内科医生学习、向其他有经验的女性行医者请教、从江湖游医那里获得一些经验，在民间行医。

大约在 14 世纪初，欧洲出现了严重的社会危机，"猎捕女巫"运动爆发，一些女性行医者、助产士被作为女巫遭到逮捕，使得女性在医学领域陷入艰难的境遇。为了控制和规范女性行医者的医疗实践，教会和政府制定了一系列法令法规，规范她们的医学实践，从而使妇女医学逐渐专业化、规范化。

第二节　助产士与助产医学

助产士（德语 Hebamme）是一个古老的女性职业（*frauenberufe*）。据文献可知，古希腊哲学家苏格拉底的母亲就是一个接生婆。到了欧洲中世纪，由于女性地位的下降以及男性职业医生的冲击，加之罗马教廷教义的影响，助产士常被谴责为"女巫"。此时男医生在分娩生理学知识的掌握上超过助产士，而助产士很难有机会接受正规的医学培训；尽管助产士经验丰富，但还是只被看作接生婆，她们多在社会底层为民众服务，分布范围广，流动性强。

在中世纪的西欧，女性行医者分为内科、外科、药剂师、经验行医者。助产士属于这个团体。中世纪妇产科专家特罗图拉论述女性疾病时，认为"妇女由于自身的羞怯、虚弱和娇弱，不敢向男性医生暴露自己的疾病"。多数妇产科医学书籍提到"妇女的健康是妇女自己的事"。从这些论断中揭示出，妇女的疾病必须由女性医生医治，尤其是对于暴露自己私密部分的分娩，助产士成为她们求助的首要对象。

在中世纪的欧洲，有关助产士的定义，在不同的社会和医疗背景下，有着不同的内涵。"助产士"（midwife）这个名称的字面意义是，"待在（产妇）前面（准备接生）的女人"。在 13 世纪中期之后，英国语言学家巴肖罗缪（Bartholomew）在拉丁文百科全书中对"助产士"下了定义："助产士指的是一位妇女，拥有辅助妇女生育的技能，使得母亲能更容易地生育，胎儿不至于处于危险中……她必须在胎儿出现在子宫口的时候接触他。"从这个定义中可以看出，助产士是接受过训练，可以照料妇女生育问题的女性专业人士。助产士接生（图 1-1）时应用的手段和技能被称作助产术，它是一项技艺，也是一个职业，可以凭借此技艺赚取一定的收入。

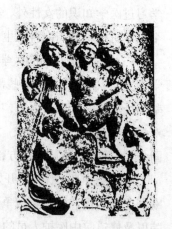

图 1-1　古代助产士接生

在希腊，助产士属于一群独立于医生之外的医疗团体，她们不属于医生的行列。专业助产士被允许对妇女进行妇科检查（检查妇女的子宫），可以实施人工流产或处置难产，还有提供指导优生知识的服务。

助产医学是指助产士在生育、助产、围产期、产后以及妇产科方面使用的医学技能与实践。希波克拉底（图1-2）、盖伦、索兰纳斯等人的医学著作中都介绍了大量的助产医学知识，用于指导培训助产士。在接生期间，助产士不仅会使用转胎术、剖宫产术，还会用咒语、护身符、草药秘方安抚孕妇的精神，直到中世纪后期政府制定规章制度，规范助产医学的医疗实践，从此助产医学趋于规范化与专业化。

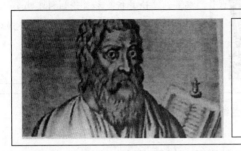

希波克拉底

公元前5世纪时的"医学之父"，率先运用当时掌握的医学知识训练产婆，传授一些简单的助产知识。

图1-2 希波克拉底简介

第三节 中世纪西欧助产医学中的知识来源与传承

一、古代医学文本中的助产医学理论

在古代，索兰纳斯、希波克拉底、盖伦的医学著作都涉及助产医学，著作中的理论知识指导了助产士的医疗实践。公元2世纪初，罗马医生索兰纳斯在其著作中描述了助产士需要具备的素质，他认为：一个好的助产士，应当受过良好的教育，聪明，记忆力好，热爱工作，还要谨慎。一般说来，助产士应当非常敏锐，四肢灵活，充满活力。有些著作中还提到助产士的手指应当是修长的，指甲应当修剪整齐。教育使她能够通过理论学习获得技艺；聪明则使她能够自如地理解别人的话语和动作所传达的意义；良好的记忆力使她能够很好地掌握传授给她的知识，因为接受教育的结果就是记忆和理解；热爱工作则使她们能够应对任何意想不到的事情。有志获得这样多知识的助产士，必须具备与男人一样的忍耐力。而谨慎是必须遵守的规则，因为助产士必然会接触到患者家庭的某些秘密，因此必须赢得所有家庭成员的信任。而如果她们的医学知识不扎实，会让一些不诚实的女患者钻空子；助产士应当非常聪明，必须能够通过视、触、叩、听等了解孕产妇的情况；助产士的四肢应该比例匀称，以便能够自如地从事各种医疗活动；助产士应当富有活力，因为巡回医疗是非常辛苦的工作。至于修长的手指和修剪平整的指甲，则是为了避免接触患者时可能发生感染的危险。

索兰纳斯建议助产士应该有三个助手，两个助手在接生凳的一侧，在接生过程中成为母亲的朋友并安抚母亲的精神，另一个在母亲的身后（图1-3）。

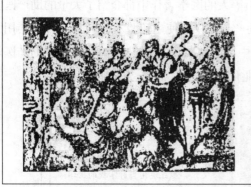

索兰纳斯

公元2世纪罗马时期的希腊医学家，他的主要著作有《论急、慢性病》、《论骨折》和《论妇科疾病》。他尤其擅长于产科和外科，所著《论妇科疾病》达到古代妇产科学之顶点，被誉为妇产科的创始人。

图1-3　索兰纳斯倡导的接生法

他在著作中列举了很多有关接生的必备用品，如油、热水和海绵，都是用来清洗婴儿；接生时必须准备好盐和羊毛，盐可以恢复母亲的精神，羊毛用来覆盖母亲的私处（图1-4）。助产士剪脐带时，他建议使用铁制的工具……罗马名医盖伦在著作中告诉助产士要注意观察怀孕妇女的月经情况，及时处理好流产问题。他对怀孕妇女的身体状况进行了详细描述，如果妇女怀孕，妇女的月经停止并出现恶心反胃，助产士可以用手指检查妇女的子宫颈，如果子宫颈是闭

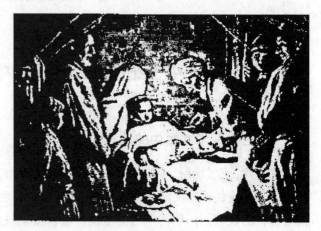

图1-4　中世纪西欧助产士接生

合的，而且感觉柔软，那就证明她是怀孕了……希波克拉底的著作《论妇科疾病》探讨了怀孕妇女可能患上的疾病。胎儿在怀孕母亲腹中应该有正常的胎位，如果胎儿的头部在子宫颈中先出现，接生会进行顺利；如果胎位不正，助产士的接生工作会非常困难，甚至无法进行。他在著作《论生育》（On Pregnancy）中写道：如果胎儿的脚首先出现在子宫颈中，由于子宫的宽度，或者由于母亲在瞬间不能平静，生产将会变得非常困难……母亲将会难产，多数母亲会死亡，或者胎儿死亡，又或者是母子双亡。希波克拉底认为，一旦出现胎位不正的情况，身旁的助产士必须采取措施帮助母亲，转胎位术便应运而生。

11世纪在意大利萨勒诺医学院中出现了一批享有盛誉的具备医学素养的妇女，其中有一位享誉已久的妇产科专家——特罗图拉，她在著作中详细论述了妇女疾病，探讨了妇女分娩以及产后护理时应该注意的问题，同时重点阐述了妇女可能出现的其他疾病，介绍了一些简单实用的治疗妇女疾病的方法，提供了大量妇产科医学知识和一些手术疗法。

特罗图拉使用的医学疗法，虽然不如现代医学疗法那么科学，但在那个时代，她却指出了现代妇产科医学实践的道路，最大程度上应用了当时被人们接受的手术和疗法。

二、助产士学徒制的培养

在中世纪欧洲的家庭中，母亲拥有自己的草药园，种植和收集草药，她们不仅充当家中的药剂师，还担任助产士的角色，为女儿或者邻里接生。她们的接生经验会通过母女关系代代相传。1381 年，纽伦堡出现了第一份有关助产士规章的市政条例，城市中第一位拿薪水的助产士被记录在案。随着规章制度的出现，助产士有了自己的学徒，出现了关于如何培养学徒的规章制度，助产医学的传承走向正规化。15 世纪后，在纽伦堡出现了一套复杂的学徒训练系统或者可以称作"助产士学徒制"的制度，而且这个制度还催生了相关的法律——这是第一份有关助产士训练学徒的资料。因为当时大学医学院排挤女性行医者，助产士从其他有经验的医生那里模仿学习，再凭借自身掌握的助产经验，就能够独立完成接生任务。

中古时期助产技术在母女间代代相传的传承方式，使得助产技能延续下去，但是这种传承方式局限在一定范围内，接生技能一般在每个家庭或者邻里之间延续，而且这种方式缺乏正规的训练系统，使得助产技能无法专业化与规范化。而中世纪末学徒训练制度的出现，弥补了代代相传模式的不足，让助产医学的传承更加专业化和职业化，适应当时社会发展的需求。

20 世纪末，"女性与医学"的课题逐步受到西方医学界的重视。18 世纪，欧洲启蒙时代"医学科学"的一项重大改变是分娩行为与技术的改变。18 世纪妇科医学的最重要发展是助产士开业、医生阶层兴起以及妇幼疾病被纳入正规医学范畴。自 18 世纪中期英国首次出现男性助产士（图 1-5）以来，就陆续有相关研究出现。产婆群体进入西方学者的视野是伴随分娩医疗化的过程而出现的。

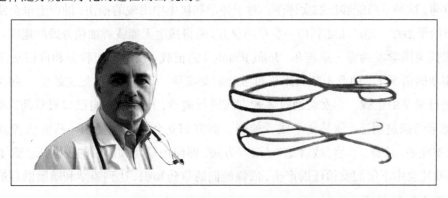

图 1-5　张伯伦是英国首位男助产士，也是产钳的设计者

第四节　中世纪西欧助产医学中的医学技能与实践

一、医学层面的医学技能与实践

（一）助孕与避孕

在中世纪，助产士最常利用的药物就是草药，她们会对草药进行挑选、采集、晒干，并根据古老的药方和仪式准备它们——在哪里或者何时采集草药，草药的叶子或者花朵看起来像什么，或者品尝起来是什么味道——这些都是助产士需要了解的草药知识。对于接生死胎、调节月经、妇女流产、接生中的并发症，尤其是妇女的堕胎问题，草药发挥了重要的作用，成为助产士在妇产科领域常用的医疗药物。

在接生中，胎儿在孕妇腹中死亡，这种情况时有发生，为了避免孕妇受到感染，除了使用当时社会中流行的碎胎术之外，最常见的就是使用草药。助产士在接生死胎时，要立即拿起野芹菜和未熟的芸香油，捶平和碾碎它们，再加上干净的胡椒，把这些配料和酒混合，用薄荷油进行鞭打，把药方紧贴在孕妇腹部，死胎将会顺利产出。有时助产士会给孕妇服用薄荷花，确保腹中胎儿的安全。孕妇用热水服用牛膝草，胎儿可以顺利娩出；即使在孕妇腹中出现胎儿死亡或者腐烂的情况，助产士给孕妇喝下玫瑰酒时，孕妇也会顺利排出死胎。

针对妇女无法怀孕的问题，助产士会专门配制草药秘方解决。特罗图拉认为有些妇女不能怀孕，是因为子宫内部过度的热，在男子的精液没有进入她们体内之前高温杀灭了男子的精子。她指导助产士拿着湿地的锦葵属植物和艾属植物在水里烘煮，配好药后给孕妇熏蒸三到四次，在熏蒸时助产士必须使用阴道栓剂，辅以麝香油。曼德拉草是一种常见的草药，这种草药能够让妇女怀孕。对于怀孕和接生中出现的损伤，助产士也会使用草药配方给予治疗。助产士还利用一些草药秘方，使得接生无痛或者加快分娩的速度。

根据美国学者约翰·里德尔（John Riddle）的记载，在中世纪教会和世俗法律明令禁止避孕的情况下，助产士却利用草药帮助妇女避孕，而且在中世纪文献中一直存在用草药进行避孕的记载。妇女会通过多种方式进行避孕，比如孕妇自己口服草药，或者助产士把草药插进阴道，像是塞子或者栓剂。西方妇女会谨慎地使用一些方法控制出生率，比如晚婚、独身、不孕，或者是"人工"方法，即使用草药和当时的子宫托。到了中世纪，西欧社会中下层妇女信任助产士，依赖她们的草药知识，达到避孕和堕胎的目的。

（二）产前护理

中世纪后期在教会和市政官员颁布的关于助产士接生的誓言中，要求助产士一旦被召唤，她们就必须赶到妇女家中一直等到接生完，照顾好胎儿和母亲之后才能回去。助产士必须携带接生时需要的所有设备赶到产妇家中，然后立即对产妇实施全面检查。教会和市政规定要求助产士履行起职责。

在接生前，助产士会对孕妇进行产前检查，检查孕妇怀孕时的身体状况，检查孕妇的子宫颈，看是否膨胀。如果在接生过程中子宫颈的膨胀速度变得缓慢，助产士便会人工破膜，加快分娩速度，减少孕妇在生产中的痛苦；在分娩变慢或者出现困难的情况下，助产士会建议摇晃孕妇的腿部，震动子宫腔中的羊膜，使得胎儿顺利降生。孕妇的子宫颈膨胀到一定程度时，助产士会帮助孕妇坐在接生凳上。

助产士根据接生情况和孕妇自身需求设计接生凳，接生凳要起到提供平衡和辅助孕妇的作用。助产士根据自身的情况和孕妇的身体状况设计接生凳具有简单、实用的特点。它能够让产妇处于几乎垂直的状态，利用重力作用让胎儿降生。接生凳的制作反映出在接生中助产士丰富的实践经验，她们能够根据现实需求制作简单的器具辅助接生，彰显了她们娴熟的技艺。

（三）熏蒸疗法

熏蒸是中古时期助产士常用的助产方法。助产士会在孕妇的鼻子下方或者私处燃烧已经配好的草药，治疗孕妇在分娩前后患有的妇科疾病。助产士首先要调配好草药，然后通过熏蒸草药产生特殊的气味来治疗疾病。这些气味不能引起孕妇的不适。助产士为了避免在接生时出现措手不及的情况，她们会提前准备这些草药。在接生过程中，助产士会让孕妇口服草药或者用一些草药对即将临盆的妇女进行熏蒸。

（四）胎位倒转术

在中古时期的文献中就有关于胎位问题的探讨。在当时的实际接生过程中，助产士也非常关注这个问题。此问题涉及产妇能否顺利生产。在中世纪，助产士通常会借助自己手部的力量或束腰带的外力，用力推动孕妇的腹部，借助这种力量使得孕妇腹中胎儿慢慢移位，达到矫正胎位顺利生产的目的。但是如果胎儿的头部过大，已经超出孕妇骨盆可以容纳的宽度，这时助产士在孕妇腹部用力推动的话，就会挤压胎儿的头部，孕妇及胎儿都会面临险境。如果胎儿的头部不位于孕妇的子宫口，而是身体其他部位首先出现，助产士该如何处理？在古代的医学文献中，为了解决这个胎位问题，子宫侧倾术和胎位倒转术应运而生。到了中世纪，助产士仍会沿用这种方法。这种方法就是要调整胎位，让胎儿的头部位于孕妇的子宫下段，保证接生的顺利进行。

在伦敦英吉利图书馆中存放了一些关于胎位的文献，这些文献总结了中世纪英格兰妇女出现的16种非正常胎位。文献中提到，如果胎儿的臀部出现在子宫下段，这对孕妇来说是一件相当危险的事，也是助产士在接生过程中要面对的难题。臀部出现在子宫下段会让胎儿无法正常降生，而且他们在子宫中停留时间过长的话，随时面临因窒息而死亡的威胁，面对这种情形助产士就要善于运用胎位倒转术。文献中对胎位倒转术进行了分类，其中一种是助产士的手直接进入子宫腔中纠正胎位，另一种是助产士用手或者束腰带在母亲腹部推动以慢慢调整胎位。

（五）产后护理

助产士接生完后还有一系列的善后工作：她们要剪掉新生儿的脐带，移除母亲腹中的胎盘，缝合出现会阴裂伤孕妇的伤口，清洗新生儿的身体，最后把新生儿裹进襁褓。中世纪医学专家阿维森纳还专门论述了剪脐带的问题，助产士经常使用的剪刀就是用来剪掉脐带的工具。脐带分离之后，阿维森纳建议助产士"用盐水擦拭脐带或者使用草药配方擦拭直到脐带变干"。助产士剪完脐带之后，必须取出滞留在母亲腹中的胎盘，如果胎盘一直滞留在母亲的腹中，母亲会受到感染。助产士必须及时取出胎盘。面对全部或者部分胎盘无法取出的情况，助产士必须借助一定的外力让胎盘顺利产出。特罗图拉建议助产士利用一定的草药配方在母亲的鼻子下方进行熏蒸，通过对呼吸道的刺激，让妇女通过打喷嚏来紧缩腹部的肌肉，用力排出胎盘。

在接生过程中，如果胎儿的头部过大，可能会造成孕妇会阴部位撕裂，接生完成后助产士要对孕妇撕裂的私处进行缝合。

助产士护理完母亲，便要开始进行新生儿的护理工作。助产士要用温水清洗新生儿的身体，在清洗时要注意清洗掉新生儿身上沾有的黏液。水温要适度，即使冬天也要使用温水，水温过高或者过低都会刺激新生儿细嫩的皮肤，护理工作中最重要的是要对新生儿的眼睛采取特殊的保护措施，避免新生儿的眼睛受到强光的刺激。

二、精神层面的医学技能与实践

在中世纪，母亲和胎儿在接生过程中经常会面临危险，碍于当时的医疗水平，助产士和医生通常会借助超自然的力量帮助她们。这里突出的表现就是助产士在接生中使用咒语、护身符以及草药秘方，抚慰孕妇的紧张情绪，加快生产速度。助产士之所以使用这种具有民间色彩的医疗手段，一方面是希望在精神层面给予妇女支撑的力量，达到顺利接生的目的；另一方面，对当时中下层妇女来讲，这种具有民间色彩的疗法能够得到她们的认同和接受。

第二章　我国助产学的发展概况

第一节　我国古代助产医学

远古时候，中国女性多靠自己来完成分娩过程，这被视作母性的本能。她们认为祸福生死全靠天意与命运决定，人类本身束手无策。随着人类社会的发展，一部分有生育经验的妇女开始协助其他妇女处理分娩过程，而且逐渐形成一种职业需求。"稳婆"即"产婆"，最早是为宫廷或官府服役的接生婆，为古代妇人常见的职业之一。她们在中国的起源甚早，自汉代以来，已有"乳医"或女性医疗照顾者，履行看产之职；宋代称为"蓐母""产媪""坐婆"；明代则多称为"稳婆""老娘"；江淮民间亦有称为"收生婆""接生婆"的；北京又称为"姥姥"；绥远地区则唤为"老娘婆"等，其名称不一，不可谓不多。元初赵素将"稳婆"列于"三姑六婆"之列。其后，或因这些"姑""婆"不知自爱，或因同行之间互相竞争，加上"稳婆"经常利用接生的机会盗取胎衣贩卖，更有甚者，她们还经常是溺婴的实际执行者，因此，"三姑六婆"成为士大夫笔下"搬弄是非""道人长短"的代名词，现实生活中世人针对"稳婆"的攻讦也不少。

在我国，助产专业化最初形成于东汉时期。"稳婆"就是最早从事助产行业的妇人，是古代助产士的典型代表。唐宋时期，稳婆作为一种职业已非常盛行。

民间接生一般都由产婆包办（图 2-1）。由于数千年封建迷信思想的影响，孕妇分娩被看成是肮脏而丑陋的事，从而形成一些有害健康的风俗习惯和近乎残忍的接生方式。产妇分娩时不能在干净的居室或床上，一般呈坐姿，阵痛时由产婆抱腰等待分娩，同时产婆常用未经消毒的手伸入阴道，检查胎头下降情况，以掌握出生时间。当胎儿娩出后，多用普通的旧剪刀，也有用碎碗片或竹片，或用烧红的铁铲烫灼脐带断端（图 2-2）。脐带留有一尺多长，打结盘在肚子上撒上香灰、松花粉或艾绒，用棉花和布条包扎，所以常常导致感染发生，新生儿因患破伤风而夭折。

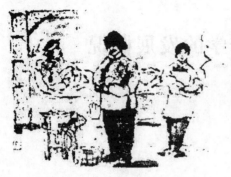 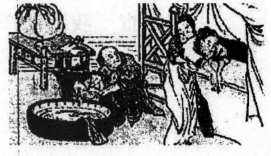

图 2-1　古代产婆　　　　　　　　　　　　图 2-2　产婆接生

　　"稳婆"大都没有专业的医学知识储备，没有正确的理论基础和理论指导，只是利用民间经验帮助产妇分娩，依靠经验从业，故对妇婴来说危险性相对较大，孕产妇因感染或操作不当而致死的人数较多，同时婴幼儿的致畸、致残率和死亡率也较高。但作为一种有广泛社会需求的、趋向职业化的群体，其稳重和大胆、谨慎与精明的职业素质已初见端倪，因而有了助产学的萌芽。

　　中国古代的医学已经发展到一定的程度，在妇科和儿科医学方面，有了许多妇婴保健的知识，在民间也积累了许多经验。汉代以来陆续出现了《黄帝内经》《妇人婴儿方》、《妇人大全良方》《生产符义》等产科专著（图 2-3），对妇女的某些生理现象已有相当精确的

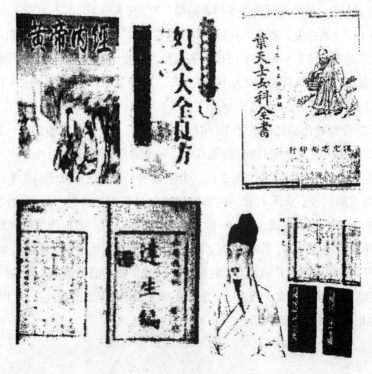

图 2-3　中国古代名医及书籍

描述。唐代名医孙思邈的《千金要方》把妇产科放在临床各科之首，宋代的《十产论》《妇人大全良方》是两部系统的妇产科专著，针对接生时经常出现的问题，提出了具体的解决方法，其中肩产式转胎手法、脐带绕颈处理手法等与后来西医的手法有相似之处，以兔脑入药的"催生丹"，与西医注射催产素的思路相近，中医特有的治疗手段——针灸也被运用于产科。清代名医叶天士在他的《女科全书》中记载了当时我国产科的水平，不仅限于产婆接生的程度，还包括产前保胎、安胎、妊娠恶阻（呕吐）、漏胎（妊娠出血）及分娩时的难产、胎衣不下，产后出血、产褥热，及乳汁分泌异常等的处理，可见产科在当时已经是一门相当复杂的专业学科了。

清朝亟斋居士所著的《达生篇》在 1715 年刊行，内容有原生、临产、真诀条辨等 14 篇及格言、药方等，多为经验之谈。作者主张临产时沉着镇静，掌握"睡、忍痛、慢临盆"六字诀，尽可能不服药或少服药，符合产科卫生和临产规律。

第二节　我国近代助产医学

一、西方助产医学的传入及影响

在传统中国社会，医生职业一直由男子占据，或坐堂开店应诊，或为游方郎中。学医的女子大多都是父兄教授医术，但是从业的女医生或者女郎中少之又少。在"男女授受不亲"的封建思想影响下，女子即使生病了也不会让男性医生诊治，因此很多人延误治疗。

西医的外科、妇科、眼科等手术疗法效果比中医治疗更加立竿见影，鉴于内外分科、男女有别，有些妇女患病诊治时，更多选择向女传教士或者女医生求助；加上大多数的单身女传教士和传教士的妻子也略懂医术，通常做一些辅助性的医疗工作，因此女医生的出现是对女病患体贴入微的表现。1879 年，李鸿章夫人患病几乎死去，延请 17 名中医也没能治好。后来请了英国伦敦传教士马根济和女传教医生赫慧德等人。在马氏等西医的治疗下，李鸿章夫人的病迅速好转并痊愈。这次切身的经历给李鸿章很大的冲击，中医和西医功效的强烈反差对他的观念变化产生了很大的影响。众所周知，李鸿章在晚清社会的地位举足轻重，他信奉现代医学，对于现代医学的推广起了很重要的作用，并且在当时无论对达官贵人还是平民百姓，都产生了很大的影响。

19 世纪初，匈牙利医生沈默卫致力于产房革命，使许多妇女的生命获得解救。1884 年，他在维也纳综合医院的产科部门采取了一些简单的无菌措施，使得医院中产科的死亡率大幅下降。他回到佩斯的圣罗契医院，解除产房中的产褥热问题，使产妇的死亡率大幅降低。他被称为"母亲的救护人"。19 世纪上半期，外科医生开始借助麻醉剂来减轻妇女生产时的疼痛。1841 年 1 月，苏格兰人辛普生用乙醚完成了无痛分娩。后来他继续找寻适合产科使用的麻醉剂，终于发现了氯仿，成功实现无痛分娩。

19 世纪下半叶，氯仿和乙醚在产科临床中广泛应用，产钳适应方法研究成功，机械性扩张子宫引产术出现，并且内外手法的胎儿倒转术也进一步改进，剖宫产死亡率大幅度降低。西医产科出现了革命性变革。近代西方产科医生和护士的职责有了明确区分——医生进行接生和外科手术，而护士则进行清洁、消毒、脐带切除、产妇看护和婴儿护理等工作，从而建立了产科机构组织。

西方妇产科学的进步，大大减轻了妇女生产时的痛苦，提高了西方妇女的卫生保健水平。西方产科学和新法接生术通过传教士传入中国，是一件造福广大中国妇女的好事。尽管西方教会和传教士的这些行为带有宗教目的，但是在推广近代妇产科科学方面，确实产生了积极的影响。

二、中国近代助产的发展

在 20 世纪初的清末，一些政府官员及社会精英认识到西方产科的先进之处，认为中国强国必先强"种"，而中国的接生都交于"无知且粗鲁"的稳婆（近代后也称"产婆"），这是造成中国人体质孱弱、国力不强的原因，并因此提议在天津广仁堂之内建立女婴学堂以遴选广仁堂之内的节妇学习接生技术。

1892 年，J. M. Swan 在我国广东省施行第一例剖宫产术，但产妇因感染而死亡。1896 年，以博爱、慈善为怀的基督教英籍医师 L. Tent 和他的学徒林叨安、余景陀（图 2-4）来到福建莆田开诊所；次年，租用民房作为门诊，开设男科，设床位 40 张，旧门诊改为女科，设床位 20 余张；1898 年开始修建新院舍和医学校舍，医院起名称"兴化圣教医院"（现在的莆田学院附属医院）。首任院长英籍医师 L. Tent 募资建立"双凤医学校"（现在的莆田学院护理学院），并开始招生授课，学制 5 年，L. Tent 兼任校长。

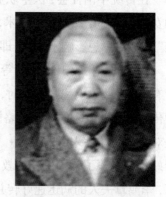

图 2-4 L.Tent 学徒余景陀

1906 年，英国医师 M. C. Poulter 开始创办产科训练班，教授分娩机制等基本知识，于 1911 年建立我国最早的产科病房。

1908 年 7 月，中国第一位留美女医生金雅梅（图 2-5）创办了北洋女医学堂，设有助产和护理两个班，为国人培养了最早的助产士。

1912 年，福建莆田兴化圣教医院改称"莆田圣路加医院"，并设置产科。1915 年，为培养护士、助产人才，院校合一。医院先后附设了圣路加护士、助产学校，学

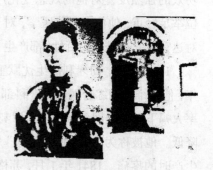

图 2-5 留美女医生金雅梅

制 3 年，男女兼收。男性称"医佐"，女性称"师姐"。医师兼教师，教学计划按照中华护士会规定的要求执行。1918 年，学校向中华护士会申请备案，增设"圣路加医院产科学校"，后称"助产特科"，专收护士毕业女生，学制 1 年，为助产特科生，学生毕业后可以持证开业或到南洋谋生。

1921 年，杨崇瑞医师在（图 2-6）北平开设了中国第一所孕妇检查所。基于当时我国婴幼儿死亡率远远高于发达国家水平的情况，以及当时普遍存在的"保种强国"思潮，1928 年 7 月 9 日南京国民政府"内政部"公布《助产士条例》十四条，规定了颁发助产士执照的核准机关、助产士的任职资格、领取执照的程序、助产士在执业中应尽的责任和义务以及执业行为不当所受的惩罚。

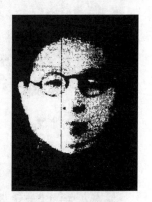

图 2-6　杨崇瑞医师

20 世纪以前，我国几乎没有助产教育，仅在一些教会医院里开始有助产士的训练工作。1928 年，杨崇瑞在中华医学会第七次大会上报告有关创办助产教育的论文，提出助产学为医学下的一门专业，阐述其必要性及产科教育计划，拟每省设立"国立"产科学校及附属医院以供实习。经多方面的努力呼吁及社会有识之士的支持，1928 年国民政府公布《助产学校立案规则》和《修正助产学制及课程暂定标准》，规定了助产士学校成立的条件、申请成立所需要的资料以及助产学校的课程设置、人员配备、经费来源等。国民政府于 1929

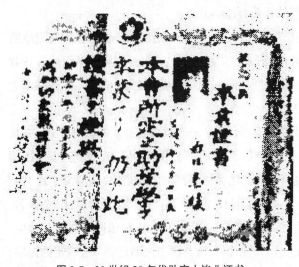

图 2-7　20 世纪 20 年代助产士毕业证书

年 1 月合组中央助产教育委员会，于 11 月成立北平"国立"第一助产学校及附属产院，杨崇瑞被任命为校长，她以"牺牲精神，造福人群"作为该校校训。该校招收高中毕业生，学制 2 年，培养高水平的助产士（图 2-7）。学校同时开办经 6 个月培训的助产士培训班、助产士实习班、护士助产特科等，分别进行不同层次的助产教育。1929 年 3 月 13 日，卫生部公布《助产士考试规则》八条，规定了参加考试的资格。

1930 年，杨崇瑞拟订《助产士管理法》，呼吁新旧助产士一律需登记注册。在她的带动下，全国范围内相继开办了不少助产学校，如建立于 1933 年秋的中央助产学校，附设有产科医院，直属国民党中央卫生部、教育部领导。中国从此有了第一批有文化、有技术的助产人才（图 2-8）。她们大多是有理想的文化人，甚至相当一部分是"大家闺秀"，如我们熟悉的妇产科专家林巧稚先生。

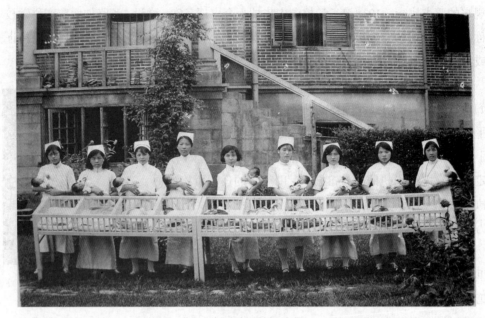

图 2-8　20 世纪 30 年代产科护士与新生儿在华实产科院前合影

1934 年，莆田圣路加护士、助产两校合并，经教育部及省教育厅批准备案，改名"莆田私立圣路加高级护士助产职业学校"，学制 3 年，毕业生经全国统考，合格者由中华护士会颁发毕业证书，自谋职业，学生可以在海外开业行医。

1943 年 9 月 30 日，南京国民政府正式公布《助产士法》三十二条，作为管理和规范助产士活动的基本法律。《助产士法》由资格、开业、义务、惩处、公会、附则六章组成。1948 年 12 月 28 日，《助产士法》最后一次被修正并公布。同年，以弘扬助产教育、促进健康为宗旨的《助产学报》在北京创刊（图 2-9）。

虽然这一时期我国的现代助产专业刚刚起步，但是助产教育是独立的教育模式，并且多以高等教育为主；助产行业规范、完整、清晰，对于助产士考试的要求、助产士证书（图 2-10）的获得、助产士身份的登记以及助产行为的法律法规都很详细完备。据调查，到 1947 年，我国公立、私立助产学校总计 86 所，学生约 1 712 名，全国持助产士证者总计 5 268 名。1949 年，全国已有助产士 139 000 名，但大多数集中在大城市，广大农村依旧是"产婆"接生。产妇死亡率仍高达 7%，婴儿死亡率高达 11%。根据当时英国中央助产委员会规定的标准，中国约需 11 万名助产士方能保证在全国普遍开展妇婴卫生工作。虽然培养的助产士和登记注册的助产士人数不多，但从法律上确立助产行业的社会地位与作用以及随后开始的助产士执业登记制度，助产士专业团体和专业刊物的诞生也表明中国的助产行业有了一个良好的开端。

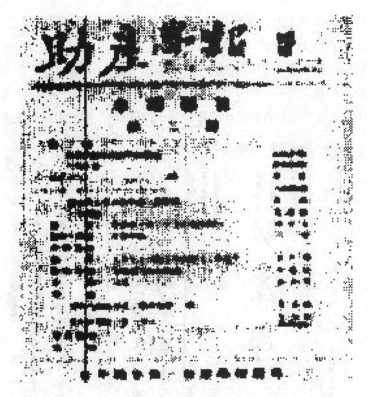

图 2-9 《助产学报》

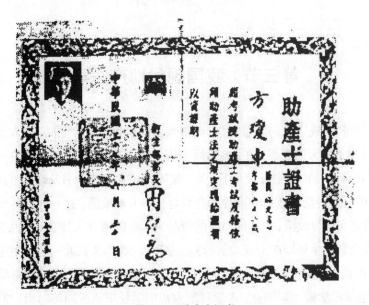

图 2-10 助产士证书

对于传统未受教育之旧式助产士的"稳婆"或"产婆"，南京国民政府"内政部"公布的《助产士条例》，将受过新式训练且考试合格的"稳婆"改称"接生婆"；而对日后接受了西医学正规助产教育者，一律以"助产士"称呼。助产士刷新了助产队伍的历史，赋予了助产工作崇高的意义。这一时期的洪式闾（1934年）、师哲（1936年）先后推出助产学著作（图2-11），还有其他学者的助产或产科著作，在助产发展史上具有里程碑式的意义。

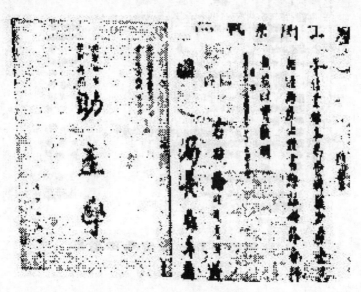

图2-11 《助产学》著作

第三节　我国现代助产医学

中华人民共和国成立后，现代助产专业得到了国家和政府的重视，在人员数量和教育质量方面都得到了极大的发展，在此时期我国政府发布了涉及助产专业的一系列法律法规。例如，1949年2月中共中央发布了《关于废除国民党六法全书及确立解放区司法原则的指示》。民国时期的助产政策和高等助产教育也一并被废除，这一时期各个地方颁布了当地的助产管理和教育政策，以适应当时的情况，例如1950年天津公共卫生局制定了《天津市人民政府公共卫生局助产士管理暂行办法》和《天津市人民政府公共卫生局训练姥姥办法》（天津市政）。福建省人民政府卫生厅颁布《福建省护士助产士教育学制及课程试行办法》，规定助产学校2年毕业，入学程度为初中学校毕业或同等学力。原国家卫生部（现国家卫生健康委员会）于1950年8月20—23日召开全国第一次妇幼卫生座谈会，会议确定"推行新法接生，改造旧式接产"为妇幼卫生的中心任务，在具体方法上采取团结改造旧产婆和大量培训新法接生员，迅速普及新法接生，降低产妇产褥热和新生儿破伤风的发病率及死亡率；严格规定必须选择在群众中有威信又有接生经验的、热心为公众服务的人进行培训。农村的接生状况有了一定的改善，接生人员在公众心目中的地位和受尊重的程度也有很大提高，接生人员开始认识到自己肩负的神圣使命与职责（图 2-12）。此时，教育界和学术界也开始了相关的理论研究，先后出版了《初级助产学》（中央卫生部妇幼卫生局编，1951 年）、《助产学校教本·产科及产科技术》（周梦芬著，1954 年）、《简易助产学》（奚翠岚，1960 年）等著作和教材。具有中国特色的助产管理、教育、培训机制及相关执业法规、制度已初步形成。助产士的培养以 20 世纪 50 年代最多，此后，新中国开始建立健全新的司法体系。在医疗卫生方面，中共中央于 1951 年颁布了《医士、药剂士、助产士、护士、牙科技士暂行条例》，确定了"助产士在接生之业务范围限于处理正常产。如遇难产孕产妇，必须延医救治。但在不可能延医救治的情况下，得量力执行急救处置。助产士对孕产妇及新生儿有保健的责任，如认为孕产妇、胎儿或新生儿有异状时，应告知其家属延医诊治；且应等候医师来诊后，才能离去"。该条例明确将助产士与护士、医师区分开来。护士被认定不得单独执行诊疗任务，而产科医师则运用产科技术对异常孕产妇进行救治。虽然出于各种原因，该条例没有被真正实行，但是就此条例可看出在中华人民共和国成立初期，医师、助产士和护士三者的职责范围不相重复，分工明确，助产士具有独立助产的资格。

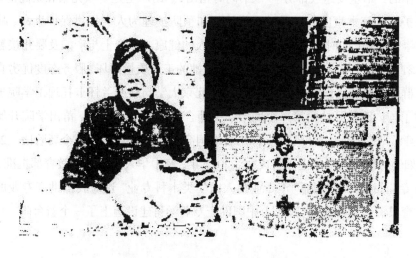

图 2-12　20 世纪 60 年代初乡村接生员

从该条例还可以看出，这一时期的助产士属于在医院内工作的医务人员，这与当时国家为了降低孕产妇及新生儿死亡率而提倡住院分娩有很大的关系。但是，一方面，这种医院内医务人员的身份局限了助产的职责范围，即仅限于正常产妇的生产过程，而没有考虑到助产士的医院外工作内容，即产妇的产前及产褥期的身体和心理护理还没有被纳入职责规程。虽然这也与当时的医学模式为"以疾病为中心"，而不是"以患者为中心"的生物-医学模式有关，但是助产士身份的改变却是一个重要原因。另一方面，医院内人员的身份造成了将分娩看作"医疗事件"而不是"生理事件"，这个问题在之后的很长时间内都使助产不得不依附于医学领域而妨碍了其本身的发展。

但20世纪60年代，全国助产学校均停办，助产士队伍的发展受到极大影响。20世纪70年代末，恢复的卫生行政机构抓的第一件大事就是普及新法接生，各地中级卫生学校也相继开办助产士班和医士助产班，为我国妇幼保健队伍提供中级技术人员。一方面，由于高等院校毕业人数有限，助产士成了基层妇幼保健的主要力量；另一方面，大城市医院助产士不足，大量护士填充到助产士队伍中，致使助产专业的学科属性模糊，从某种意义上限制了助产专业的发展。

随着20世纪70年代围生医学的兴起与发展，以及人们对优生优育的倡导与需求，助产工作已逐步向科学化与现代化方向发展。1993年8月，黄祝玲撰写的我国第一部助产学科方面的专著《助产学》的出版，标志着助产作为一门相对独立的学科在中国已经形成，"助产学"也首次有了明确的定义："助产学是一门范围较广的学科，它以产科的系统理论为基础，包括妇幼保健、产前监护及助产与护理的工作内容、操作技术等，故不同于产科学。它除了研究妇女在受孕、妊娠、分娩及产褥期的各过程时，在体内进行各种特殊的生理和病理变化外，还包括心理学、社会学、遗传学与优生学等综合性内容的一门学科，是妇幼卫生工作的一个重要组成部分。"该书同时指出，"助产士是一项光荣和崇高的职业，除了需具备护士的基本素质——通过治疗护理和预防护理为人类提供保护生命、减轻痛苦和促进健康的服务，同时，还肩负着母婴两代人的健康。助产士与产妇及婴儿接触时间最多，很多诊断和处理都由助产士来完成，因此，她的工作质量好坏、服务态度优劣直接关系到整个人群的健康和民族的素质"。2006年，北京大学与新西兰怀卡托理工学院护理学院合作开发了国内改革开放后第一个助产学中外合作项目。2007年，莆田学院开始招收第一届护理学（助产方向）本科学生，标志着中国高等助产教育进入一个新阶段。2015年5月，中国妇幼保健协会助产士分会成立。2017年，经中华人民共和国教育部批准，在全国高等院校专业目录中首次将助产专业列入医学类本科专业，这对我国助产专业的发展和规范化教育具有里程碑意义，预示着中国助产专业学科建设迈上了一个新台阶。

第三章 助产专业教育与工作模式

第一节 国外助产专业教育与工作模式

根据WHO（世界卫生组织）卫生人力资源部2009年发布的《专业护士和助产士初级教育的全球标准》（*Global Standards for the Initial Education of Professional Nurses and Midwives*）及国际助产士联盟（International Confederation of Midwives，ICM）2011年修正的《助产士国际定义》（*International Definition of the Midwife*），"助产士"的定义为"受过正规助产学教育、顺利完成规定的助产学课程，得到其所在国家的资质认可，已获得注册和/或合法从业证书的人员。助产士被认为是有责任的专业人员，在妇女妊娠、分娩及产后阶段中与妇女协作，提供必要的支持、照护和建议。助产士的职责包括协助分娩，提供新生儿、婴儿照护，具体如提供预防措施，促进正常分娩，察觉母婴并发症，获取医疗、护理或其他适当的援助以及实施紧急措施"。

WHO妇幼健康部主任Wagner在2001年指出：如果以人性化的服务标准来看，目前的助产工作模式可分为三类——一是人性化的照顾，助产士有较高的自主权且较少介入干预措施的国家，如荷兰、芬兰、瑞典及新西兰；二是过度医疗化、高技术，以医师为中心，助产士被忽视的国家，如巴西、捷克、俄罗斯、法国、美国；三是上述两种情况混合的国家，如德国、英国、加拿大、澳大利亚。目前，国际助产模式主要分为两类："产科医生主导"的助产工作模式和"助产士主导"的助产工作模式。

一、英国

英国的助产教育可追溯到1881年英国政府开办的"助产士训练班"，至1902年英国通过《助产士法》成立中央助产委员会，负责管理专业助产士的培育、执业及考核。原本英国的护士和助产士由医院负责培养，直至1986年英国国会发布"20世纪项目"，对护理学和助产学教育进行改革，护理学和助产学教育归入高校，开始有了直接进入制的教育项目。目前约有60所院校开办助产专业教育。最高学历层次为博士，教育项目分两类——为期 3 年的全日制课程和注册护士后短期 18 个月的培训,其中实践课程比例至少占 50%。在完成专业教育后,需通过英国护理助产理事会(Nursing and Midwifery Council, NMC)的能力评估,注册成为助产士。

二、新西兰

新西兰是世界上第一个颁发助产士注册资格证的国家。新西兰助产士必须是在正式助产学校学习,完成国家学历评估框架内新西兰教育评鉴国家级证书三级或以上课程,修满规定学分,或具有同等资格和能力、能独立接生和护理产妇的中级医务人员,并在助产士协会登记注册,合法执业。

1990 年,新西兰《护理修正法案》将助产学独立出来;1992 年起,新西兰根据服务对象、专业人员及教育机构的需求设置了助产学 3 年制学士学位培养项目。目前在新西兰有 4 所学校开设两类助产学教育项目——3~4 年的全日制或业余课程及注册护士后 2 年制助产学课程,另有硕士和博士教育。学生至少完成 2 400 学时的实践,其中可包括 10 周的海外基地实训,学习期间至少为 40 名孕产妇提供服务,完成基本培训后如需去偏远地区从事助产工作或进入医院从事 2、3 级产科护理者需接受额外培训,如硬膜外麻醉护理。新西兰对助产士申请人有英语能力要求,要求英语作为第二语言者需提供雅思 7.5 分的证明,在完成学习后通过新西兰国家助产学考试,在助产学委员会注册成为助产士,证照更新率为每年一次。

1904 年,新西兰的助产士就已经拥有自然接生者的合法地位。但后来,分娩医院化、过多干预的分娩模式逐渐取代了助产士的独立工作模式,让助产士沦为医师的助手。1920—1980 年间,新西兰妇女不断争取希望回到人性化的自然生产,自己来掌控生产的决定权,要求政府恢复传统的"助产士一对一"陪伴的分娩模式。1990 年,新西兰一项法案明确规定:"助产士可以合法提供正常妊娠妇女妊娠、分娩及产褥期的全程照护,且助产士具有一定的处方权,如抽血、超声波检查等,当助产士发现孕产妇有合并症时,可将其转诊给妇产科医生或儿科医生。"从此,医生主导的产科照护模式逐渐被助产士主导的照顾服务模式取代。1996 年,整个助产服务体系被重新设立,政府为了规范服务,也给助产士设立了国家标准。2003 年,新西兰助产协会成立,助产士不再受护理协会的监管。新西兰助产协会负责助产士执业监管、注册和再注册,保障了助产士能提供优质的助产服务。她们有职业自主权和职业能力来提高产妇和婴儿的健康水平。新西兰的助产士分两种:一种是独立执业助产士,另外一种是在医院、生育中心或社区执业的助产士。独立执业助产士可以自己开设诊所,接收孕妇定期检查,在医院生产但仍然由这位助产士接生。医院执业助产士不像独立助产士那样全程跟踪产妇,而是由医院根据人手安排决定由谁作为该孕妇的助产士。在新西兰,每位妇女都有一个主要孕期照顾者,负责协调产妇在整个孕期的一切事情,直到产后 6 周,产妇和她的孩子被移交给卫生服务机构。主要孕期照顾者可以是助产士，或者妇产科医生，或者家庭医生。1999 年，有 86% 的妇女选择由助产士提供照护，助产士被认为是最佳照顾者。政府为妇女和婴儿提供免费的孕期服务。新西兰的助产服务模式的主体是助产士主导模式，与产科医生主导模式不同，该模式强调助产士是孕产妇女孕期主要照顾者。通过助产士给孕产妇女提供连续性照顾的专业医疗服务，能够提高自然分娩率，减少妊娠期的住院时间，减少药物镇痛与产时麻醉，降低会阴侧切率，降低新生儿窒息率，同时也能增加产妇对分娩过程的满意度。助产士被认为是有责任心的专业人员，她们和孕产妇女结为伙伴关系，在妇女妊娠、分娩及产褥期给予必要的支持、照顾和建议。事实证明，孕产妇女可以从连续性照顾模式和产时连续的支持中获益。2003 年的调查数据显示，在新西兰，产妇的自然分娩率达 67.4%，产妇的会阴侧切率仅为 10.2%，全国的剖腹产率只有 11%。

三、美国

在美国，受过不同助产学教育培训的助产人员具有不同的专业认证，包括：

（1）注册助产士（certified midwife, CM）：拥有美国护士-助产士学院助产学专业教育证明的助产士。

（2）注册护士助产士（certified nurse-midwife, CNM）：具有护理学/助产学双重教育证明的助产士。

（3）注册专业助产士（certified professional midwife, CPM）：符合北美注册助产士能力标准的专业助产士，也是唯一被认可在院外独立开业的助产士。

（4）直接进入制助产士（direct entered midwife, DEM）：为直接进入制的助产士。

1955 年，美国护士助产士学院成立，负责 CNM 和 CM 的培训认证。1991 年，美国助产士教育认证委员会建立，负责制定全国性的助产学教育标准。美国另有针对黑人妇女开设的传统助产士（导乐师）培训项目，由传统分娩国际中心（International Childbirth Traditional Center, ICTC）于 2002 年开办 FCD（full circle doula）项目进行培训认证。目前美国大约有 39 个 CNM/CM 培训项目，包括两类——注册护士后助产学教育和直接进入制助产学教育，已有约 82% 的 CNM 获得硕士学位。

美国助产士包括注册 CNM、CM、CPM 三种。CNM 和 CM 的专业学会均为美国护士助产士学会（American College of Nurse-Midwives, ACNM），CPM 的专业协会为北美助产师联盟（Midwives Alliance of North America, MANA）和国家注册专业助产士协会（National Association of Certified Professional Midwives, NACPM）。CNM 和 CM 必须每 5 年重新注册一次，CPM 需要每 3 年重新注册一次。硕士学位是 CPM 或者 CM 被 ACNM 认证的最低要求。

CNM 和 CM 均可以独立提供妇女整个生命周期的卫生保健，包括从青春期到更年期的照护，其综合实践范围见表 3-1。

表 3-1　ACNM 对 CNM 等提出的核心临床能力要求（24 项）

序号	核心临床能力
1	确认、评价、评估和管理产程
2	妊娠史和物理检查
3	骨盆和宫颈检查及评估
4	人工破膜
5	评估妊娠时期孕妇的主述
6	脱水的管理（包括静脉输液）
7	妊娠或分娩情况及并发症的评估和评价
8	处理、咨询、合作及转院能力
9	为阴道感染及破膜患者进行显微镜检查
10	胎儿监护（包括宫内血压导管电极监护）
11	给予处方药物
12	在临产室或手术室实施阴道分娩
13	局部麻醉或者会阴部麻醉
14	接生过程中的体位选择
15	完成治疗后的胎便染色
16	新生儿的及时照护
17	会阴侧切术及修复
18	宫颈监测（包括第三产程的管理和胎盘娩出）
19	产前和产后的巡视观察
20	母乳喂养的评估
21	评估健康状况和联系母亲及婴儿护理单元
22	对有腹部创伤或者发生车祸却没有阴道流血、胎盘早剥或早产的患者进行评估
23	让患者出院
24	进行恰当的医疗记录，必须由上级医师签名
备注	CNM 在所有美国的司法管理局享有处方权，CM 在纽约有处方权。CPM 可以独立提供在家庭或者生育中心中孕妇妊娠、新生儿出生、孕妇产后的照护，但是没有处方权。

四、加拿大

加拿大的助产士早期接受的是海外教育，1993 年加拿大开始开设本土助产学教育，目前加拿大开设的助产专业教育为 4 年制直接进入制的大学层级教育项目。由于加拿大的助产士具有多元化的教育和临床背景,因此在加拿大申请成为助产士需接受加拿大统一的助产学能力评估,以确保从业人员提供安全可靠的母婴服务。目前加拿大有 13 个地区提供助产士认证,助产士需按照各地法律进行注册。

五、瑞典

助产士在瑞典是一个独立的职业,助产士需要大学本科及以上学历的专业教育,能够开展规范、合理、人性化的专业服务,他们享有相应的社会地位和独立服务职能。瑞典的助产学教育是由瑞典大学或学院提供的一项高等教育。在继续教育方面,助产士有资格申请攻读硕士、博士学位,其研究领域涵盖妊娠、分娩、产后护理、母乳喂养、妇科保健、性健康和避孕等方面。瑞典实行独立的助产士注册准入制度,瑞典国家健康福利委员会负责助产士准入登记,同时负责制定有关助产士的纲领性文件。《瑞典医疗健康服务法》《瑞典专业人员义务法》规定了助产士的工作职责。1886 年,瑞典助产士协会成立,积极支持和推动发展专业助产服务技能,促进女性生殖健康及围产期照护。

瑞典助产服务理念崇尚自然分娩,认为妊娠是一个正常的生理过程。助产士是低危孕产妇的专业护理者,为妊娠妇女提供整个孕期的产检服务、分娩准备教育、新父母角色适应教育、母乳喂养宣教以及产后随访、照护等服务。20 世纪末,助产士职责扩展至产前和产后护理、计划生育、新父母教育以及妇女保健。如今,瑞典助产士的工作范畴已涉及整个生命周期的疾病预防和生殖保健,尤其是提供母婴健康安全保障。绝大多数孕妇去社区妇幼保健诊所的助产士处进行免费产前检查,若发现存在高危因素或妊娠合并症等情况,则由助产士将该孕妇转诊至产科医生处,使其得到及时救治。几乎所有的孕妇都选择医院内分娩,由医院的助产士管理正常分娩,产科医生则处理难产。产妇在分娩过程中均有家属在单人房间全程陪伴,产房的责任助产士在观察产程的同时还提供各种药物性或非药物性的分娩镇痛措施,包括听音乐、针灸、热敷、水针疗法、笑气镇痛以及硬膜外无痛分娩等,并鼓励产妇自由选择分娩体位,使其享受到温馨的人性化服务。

六、澳大利亚

澳大利亚是助产学专业的后起之秀,其助产学发展历史、助产士的定义及职责、助产服务模式与新西兰相似。2001 年以前,澳大利亚的助产专业教育只针对注册护士开设,2001 年起,澳大利亚开始开设大学层级以上的助产学专业教育,包括四类教育项目:3 年制助产学学士学位;4 年制护理学 / 助产学双学士学位;1 年或 18 个月的研究生文凭教育;18 个月的助产学实践硕士学位教育。助产士需取得至少学士学位水平以上,目前大约有 19 所院校开设助产教育。在澳大利亚,助产专业教育已发展成为独立的高等专业教育。助产士必须具有本科以上的专业教育背景。澳大利亚助产士课程在澳大利亚助产士学院

（Australia College of Midwives，ACM）的框架下发展并开设。学生需要完成课程内规定的教学实践。该课程要求学生善于解决问题、善解人意、领悟力高，有良好的沟通和领导技能，并喜欢与妇女或者家庭打交道。学生要通过澳大利亚护理和助产委员会注册成为注册助产士。澳大利亚对助产士申请人也有英语能力要求，要求雅思各部分不少于 7 分，或职业英语考试（occupational english test，OET）各项不低于 B 级，完成学习后按照澳大利亚护理学 & 助产学董事会标准进行注册。

1990 年，澳大利亚、新西兰等国实行以助产士为主导的服务模式，推行连续助产服务模式，强调助产士是妇女孕产期主要照顾者，通过提供连续性照顾的专业医疗服务，促进自然分娩。2003 年的调查数据显示，在澳大利亚，产妇的自然分娩率达到 60.8%，而产妇的会阴侧切率仅为 16.1%。近年来，澳大利亚还推行助产士转化实务计划，对新毕业助产士实行 12 个月的实践培训，促使学生将理论、技术和态度在临床实践中融会贯通，促进学生转化为熟练助产士角色。

七、德国

德国是开展助产最古老的欧洲国家之一。公元 1452 年，在德国里根斯堡，助产士就必须签署誓词，方可得到执业许可证。此举虽然当时是出于对助产士的制约，但也从另一个侧面反映了助产的专业化雏形。到 19 世纪，助产已成为独立的专业。1922 年，德国通过法律要求每个妇女都应获得助产服务。20 世纪 30 年代，德国已制定了完善的助产士法和独立于护理的助产教育模式。助产和护理是两个不同的专业，各自拥有独立的教育体系。助产与护理在课程设置、能力要求、责任区分及实践要求的内容都是不同的。20—21 世纪，随着社会发展，国家赋予助产士更多新的职能。助产士的职责范畴比过去要广泛得多。助产士除了接生，还负责对孕妇进行产前辅导咨询，以及产后协助母亲哺育婴儿。德国国家医疗保险体制规定，每位孕妇孕期可接受 8 次由保险公司承担费用的助产士家访，这是一项福利，也是对助产士工作的认同。助产士会帮助解答和解决临产前的各类问题，包括指导孕产妇合理饮食、辅导她们做孕妇操、训练她们生产时正确地呼吸等。助产士通过与孕产妇详细交流，评估母儿状况，传授临产及分娩时的应对技巧，使产妇树立自然分娩的信心。在德国，妇女分娩有多种选择，可以去综合性医院、专门产科医院或在家由助产士接生。助产士的工作地点也可以是综合医院产科、产科医院或专业从事家庭接生。助产士凭借丰富的经验、良好的技术和细致的服务，得到了孕产妇及社会的认同。

八、荷兰

荷兰被认为是欧洲助产发展的典范，在 18 世纪中期就出现了地方医疗机构培训助产士和进行助产士注册考试的记载。1818 年，荷兰政府正式通过第一个《助产士管理条例》，并承认助产士在分娩服务中的合法地位。1865 年，助产士从医学实践中分离出来，成为独立的医疗执业者。1941 年，荷兰制定了区分正常分娩和高危分娩的条例，并且规定那些处于正常条件的孕产妇，只有接受助产士的服务才能获得免费医疗，从而赋予了助产士独特的专业地位，并促进了正常分娩。同时，助产服务属于基层卫生的一部分，法律中对助产专业财政和专业体制管理、教育和培训及助产士角色和功能做了详细规定，并突出了其家庭分娩及护理的特色服务模式，以及助产士在服务中有判断和决定的自主权。助产服务作为社区基层卫生服务的重要组成，突出了社区家庭分娩的助产特色服务模式。这种助产管理体系使荷兰的婴儿死亡率和患病率在世界上处于最低水平。据统计，2002年荷兰社区分娩率达 34%，剖宫产率在 12%～13%。可见，荷兰完善的助产服务体系和助产士独特的专业地位与国家的政策支持是密不可分的。

九、国际助产士联盟（The International Confederation of Midwives，ICM）

国际助产士联盟（The International Confederation of Midwives，ICM）于 1991 年成立，并于 1992 年宣布每年的 5 月 5 日为国际助产士日。ICM 目前拥有 90 个国家的 101 个协会成员。作为助产专业组织的国际权威机构，国际助产士联盟一直致力于推动助产专业的发展，为助产士教育及实践工作提供指导标准。ICM 支持、代表并努力加强全球范围内的助产士专业组织，为确保妇女权益，加强产前、产时、产后助产服务而努力。ICM 强调：助产学在每个国家都应作为一种独立的专业，各国应保证助产士有专业管理体系；给予助产士继续教育的权利，制定适合本国助产士的定义；要认识到独立立法和助产管理系统对改进妇幼保健和公共卫生的重要性；认识到所有妇女有权在分娩时让有能力的助产士陪伴。这种建议被欧美国家广泛接受。实践证明，以助产士为主导的分娩方式是比较安全的，并有利于促进自然分娩、保障母婴安全。

第二节 国内助产专业教育与工作模式

一、国内助产专业教育

（一）香港地区

由于香港曾受英国殖民统治，它的助产士教育与英国早期相似，由医院负责培训。1904 年香港爱丽丝纪念妇产医院开始培训助产士，1911 年开始开设两类培训项目——注册护士后 1 年制培训和 2 年制直接进入制助产士培训，至 1960 年香港共有 8 所医院成为助产学教育中心。1999 年，在遭遇金融危机和民众生育率下降等因素的影响下，不少助产士毕业后不能马上入职，因此医院管理办公室建议医院助产士培训暂停两年。同年，出现高等助产学教育需求，香港中文大学开办第一个助产学硕士项目。香港的助产士教育仍以医院负责为主，共有 22 家单位开办助产士培训，考虑到直接进入制的助产士毕业后没有护士资格，不利于工作调动，因此目前还是以注册护士后 18 个月助产学培训为主。培训期间学生需完成 480 学时的课程训练，临床实习 46 周，母乳课程至少 40 学时，轮转两三所助产医院，之后通过助产士管理局考试，向香港助产士委员会申请注册成为助产士。

（二）台湾地区

1907 年处于日据时期的台湾开设了 1 年制台籍产婆速成科培训，1945 年台湾助产学教育由学徒制训练转为正规专业教育，此后陆续开设了 3 年制助产科和 4 年制、5 年制护理助产科等学制。至 1991 年，台湾医疗专业主体定位及健保制度，改变了民众的就医习惯，政府部门误以为未来无助产制度需求，故发函停办助产教育。但随后由于医院成为生产的主要场所而妇产科住院医师短缺，考虑到以医师助理或护理师取代住院医师提供孕产妇及婴儿照护欠缺安全与合法性，以及借鉴国外研究发现助产人员对于孕产期母婴健康照护及经济考量均有极大的助益，故而在 1999 年台湾助产学教育得以重新恢复。目前台湾助产学教育项目包括辅英科技大学开办的二技大学层级助产学教育，台北护理健康大学的护理助产研究所以及海外大学的助产学专业教育。只要是按照台湾助产人员法取得教育部门或卫生机关认可的助产学教育证书，均可参加考选部的助产师考试获得助产人员证书，然后加入地方公会获得登记注册，证照更新率为每 6 年一次。

（三）大陆

大陆的助产教育可追溯到 1907 年 Poulter 医生在福建开办的产科医生培训和金韵梅创建的北洋女医学堂助产班，之后陆续有私立助产学校开办。1928－1929 年，杨崇瑞在北京建立了国立第一助产学校。1930 年，《助产士管理法》拟定，新旧助产士需按照管理法培训注册。据统计，1947 年全国公立、私立助产学校共有 86 所。然而中华人民共和国成立后原有的助产学教育体系被推翻，1955 年原卫生部将助产专业教育确立为中等卫生教育层次，此后的 1966－1977 年间因政治原因助产教育停办。至 1982 年全国共有 116 所中等医药学校开办助产专业；2007 年，全国共有 253 所助产士学校。2013 年，全国除港台地区外共计 136 所高职、高专院校开办助产专业。目前大陆地区的助产学教育主要为中等职业学校和高职、高专、大专层次，另有徐州医学院与南方医科大学在尝试开办护理学助产方向的本科教育。学生完成助产学专业教育后需通过护士执业考试，获得护士执业证书，而后如从事妇幼保健工作需按《中华人民共和国母婴保健法》取得由县市级卫生部门颁发的母婴保健技术执业许可证和母婴保健技术服务考核合格证书。各地对申请人的要求不一，如武汉地区要求申请人拥有医师执业证书，广东梅州地区申请人拥有医护执业证书均可，而安徽滁州则比较细化，医师、助产士（获得护士执业证书）或普通护士从业 3 年以上均可申请考核。

二、国内助产工作模式

（一）"独立助产"工作模式

在我国助产行业的起步阶段和发展阶段，助产士是以"独立助产"角色进行工作的。20世纪40年代，我国助产士有明确的执业范围，包括产前、产时和产后的助产服务及婴幼儿接种工作。1951年，《医士、药剂士、助产士、护士、牙科技士暂行条例》颁布实施，十分明确地将助产士与护士、医师的岗位职责区分开来。1979年2月23日，原卫生部颁布《卫生技术人员职称及晋升条例（试行）》，将卫生技术人员根据业务性质分为四类，包括医疗防疫人员、药剂人员、护理人员和其他技术人员。其中医疗防疫人员的技术职称为主任医师、副主任医师、主治（主管）医师、医师（住院医师）、医士（助产士）、卫生防疫员（妇幼保健员）。该条例将助产士和医士共同归属于医疗防疫类别，而护士则单属护理人员类别。此时的助产士仍是具有独立助产能力的角色，拥有实施医疗行为的权利，但是该条例对于助产士的晋升途径却缺乏明确的规定。

（二）"亦医亦护"工作模式

1979年8月，就助产士晋升职称问题，原卫生部《卫生政治部关于对当前卫生技术人员晋升工作中几个具体问题的意见》规定：凡以助产或妇幼保健工作为主的可晋升医师，以从事护理工作为主的可晋升护师。该意见出台直接导致助产士的独立助产角色模糊，助产成了医生与护士之间的分界角色，而不是一个独立的职业。正是由于助产士角色定位不清，助产行业由此开启"亦医亦护"工作模式，助产行业职责变得尴尬起来。1980年，原卫生部《妇幼卫生工作条例（试行草案）》将妇幼保健人员分为高、中、初三级，高级人员包括主任医师、副主任医师、主管医师或主治医师、医师，中级人员包括妇幼保健医士、助产士，初级人员包括脱产和不脱产的妇幼保健员、保育员、女赤脚医生、助产员（接生员）等。可以看出，此时虽然助产士角色模糊，却从政策层面规定助产士隶属于医疗防疫人员，是可以沿着医生系列晋升职称并继续发展下去的专业队伍。

（三）"从属护理"工作模式

1982年，《医院工作人员职责》重新界定，将助产士职责规定为：在护士长的领导和医师的指导下负责正常产妇接产工作，协助医师进行难产的接产工作，做好接产准备，注意产程进展和变化，遇产妇发生并发症或婴儿窒息时，应立即采取紧急措施，并报告医师；经常了解分娩前后的情况，严格执行技术操作常规，注意保护会阴及妇婴安全，严防差错事故；做好计划生育、围产期保健和母婴卫生的宣传教育工作，并进行技术指导；根据需要，负责孕期检查外出接产和产后随访工作。此规定出台后，助产士不再具有独立进行医疗行为的身份，我国临床助产工作完全呈现"产科医师主导"的工作模式。助产士职责则更多地被归入了护士职责，享受护士工资待遇。1999年实施的《中华人民共和国执业医师法》明确规定了医师的考试和注册条件，必须从医学专业毕业，并且在医疗、预防、保健机构中试用期达到一定年限。根据此法，助产专业毕业的人员不再可能成为医师。

20世纪90年代初，随着我国对外开放政策的实行，更多启用了北美国家"产科医师主导模式"，以医生和护士取代助产士，助产士逐步被医生和护士"边缘化"。

2008年《护士管理条例》规定：助产专业学生完成专业教育后需先获得护士执业证书，然后需按《中华人民共和国母婴保健法》取得由县市级卫生部门颁发的母婴保健技术执业许可证和母婴保健技术服务考核合格证书方可从事妇幼保健工作。

综上可以看出，我国助产工作模式从起源阶段、发展阶段明确的"独立助产"工作模式，逐渐转变为虽然具有独立助产身份但双向职称晋升的"亦医亦护"工作模式，90年代开始进入丧失拥有医疗行为权利的"边缘化"状态，2008年之后彻底成为"从属护理"工作模式，这样的发展路径越来越背离其职业形成的初衷，越来越不利于专业自身的发展，更无法面对越来越凸显的社会需求，与中国这样一个十分重视生育事件的世界第一人口大国极不相称。

（四）家庭化产科服务模式

现代产科服务模式——以家庭为中心的产科服务模式，是以产妇为中心，重视家庭的支持、参与和选择的重要性，确定并针对个案、家庭、新生儿在生理、心理、社会等方面的需要及调适，向他们提供具有安全性和高质量的健康照护，尤其强调提供促进家庭成员间的凝聚力和维护身体健康的母婴照护。

开展以家庭为中心的产科服务模式有利于孕妇家庭建立养育和亲密的家庭关系；易于完成身份的转变及扮演称职父母的角色；有助于产生积极的生育经验和满足感；在产后最初几个月内，父母及新生儿之间容易建立积极的相互依附关系（亲子关系）；有助于父母树立自信心；减少并发症发生；更重要的是改善整个产科服务的态度和理念，促进家庭成员共同参与，提供安全、高质量的母婴服务，适应母婴及家庭成员的生理和心理需要；同时可充分发挥助产士独立的角色功能，提高助产士的工作成就感。

家庭化产科服务模式的服务内容主要包括：导乐陪伴分娩、家庭化产房和母婴床旁护理。导乐陪伴分娩指由一名有生育经验的妇女，在产前、产时及产后给予孕产妇持续的生理与心理的支持、帮助及安慰，使整个产程在无焦虑，无恐惧，充满热情、关怀和鼓励的氛围中进行，对促进自然分娩起到了积极的推动作用。导乐陪伴分娩不仅是产时服务的一项适宜技术，也是一种以产妇为中心的服务模式，在注重给予产妇全方位的支持，尤其是给予产妇心理和精神上的支持的同时，也减少了产时干预，降低了剖宫产率和难产率，提高了产时服务质量，保证了母婴安全健康。家庭化产房指为母亲、配偶、家庭提供家庭般的、病房化的环境。"待产-分娩-恢复房间"（labor delivery recovery rooms，LDRs），是为了适应母亲和婴儿从待产到分娩和恢复的全过程而设计的配套齐全的设施。家庭化产房就是为了避免孕妇产生对医院环境的不适感，其设施在考虑医疗护理的同时也应体现家庭氛围。母婴床旁护理指助产士严格按照护理程序和操作常规，在床旁对母亲和新生儿进行一对一的护理。母婴床旁护理是推动产科护理新模式的重要方法，也是现代产科护理新模式的核心内容。母亲和婴儿是一个整体，是相互依赖的共体，护理者按照临床判断和评估提供护理干预，制定适合母婴个体身心健康的行为处方，提高产妇及家庭自我管理和新生儿护理能力，使产科护理更人性化、自然化、家庭化。

第四章　我国助产行业发展面临的问题

第一节　"二孩"政策对助产服务提出挑战

2013年12月,党的十八届三中全会决定启动实施"单独二孩"政策("单独二孩"政策,即允许一方是独生子女的夫妇生育两个孩子的政策)。2015年10月,十八届五中全会决定:坚持计划生育的基本国策,完善人口发展战略,全面实施一对夫妇可生育两个孩子政策(亦即全面"二孩"政策,积极开展应对人口老龄化行动,这是实施了30多年的"独生子女"计划生育政策的重大调整,预示着计划生育政策改革的大幕正式拉开)。

国家统计局公布的统计数据显示:2014年我国出生人口1 687万人,比2013年多出生47万人。2015年是中国的羊年,全年出生人口比2014年减少32万,但2015年比2013年第二胎出生数增加141万人。根据2011年的数据,中国大概有1.5亿独生子女家庭。中国人民大学社会与人口学院院长翟振武教授牵头组织的一项样本数近万人的调查显示,符合单独二孩政策的夫妇中有50%~60%愿意生育第二个孩子。截至2014年底,全国符合政策的单独夫妇共有1100万对,共有106.9万对单独夫妇申请再生育,基本符合预期。翟振武教授指出,2012年我国育龄妇女的总和生育率约为1.499,2013年提高至1.513,2014年又提高至1.579,如果按照2015年1 800万的年度出生人口数量推算,2015年我国育龄妇女的总和生育率为1.7左右。总体生育率上升的趋势是十分明显的。

人口学专家、美国约翰·霍普金斯大学生物统计学博士黄文政认为,"全面二孩"政策实施后可能在2017年出现生育高峰。他预测,"全面二孩"政策每年带来的新增人口在300万~800万之间,估计中值为500万。据此预测,2017年出生的总人口在2 000万~2 500万之间,中值为2 100万。从方正证券测算的数据来看,在放开二胎后未来4年内将最多新增5 212万左右个新生婴儿。而自第5年开始,每年新增新生婴儿数量为480万左右。综上预计"十三五"期间每年出生人口将在1 750万~2 100万人之间。

根据国家卫生健康委的调查,我国20~44岁已婚人群平均理想子女数为1.93个,但实际的生育子女数远低于这一数值。国家卫生健康委副主任王培安指出,我国已婚人群实际生育子女数远低于理想子女数，源于家庭压力巨大。未来，国家将构建家庭发展支持体系，解决育龄夫妇想生不敢生的问题。

目前，发达国家的助产士与生育妇女比例为1∶1 000，此前WHO报告，中国助产士与生育妇女比例为1∶4 000，明显低于发达国家，甚至低于几乎所有亚洲发展中国家的助产士比例。我国助产专业人员无论从数量上还是质量上，都难以满足社会需求，加上"二孩"政策带来的更多新需求，助产士至少需要年净增5 000人。

第二节　我国妇幼卫生工作发展亟须加强助产队伍建设

助产士的人力资源短缺以及流失问题引起了有关政府部门的重视，2012年2月，《卫生部关于印发贯彻2011—2020年中国妇女儿童发展纲要实施方案的通知》颁布，强调"强化助产士教育，探索加强助产士队伍建设的有效途径"。

2013年3月，国务院开始将卫生部的职责、人口计生委的计划生育管理和服务职责整合，组建国家卫生和计划生育委员会（简称"卫计委"），这是国务院机构改革和职能转变的一项重要内容，也是为更好地坚持计划生育的基本国策，加强医疗卫生工作，深化医药卫生体制改革，优化配置医疗卫生和计划生育服务资源，提高出生人口素质和人民健康水平的重要举措。国务委员兼国务院秘书长马凯说，我国实行计划生育以来，计划生育事业取得历史性成就，有效缓解了人口对资源环境的压力。新形势下，计划生育工作需要在继续稳定低生育水平基础上更加注重提高出生人口素质。

提到出生人口素质，不得不让我们关注我国的高剖宫产率问题。WHO对剖宫产率设置的警戒线为15%，美、英等国的剖宫产率均在警戒线以下，日本仅为7%。而中国的总剖宫产率为46.5%，超过警戒线2倍多，成为世界上剖宫产率最高的国家之一。根据著名医学杂志《柳叶刀》2010年的数据，中国25%的剖宫产并不是出于医疗需要，即每年有500万例的剖宫产产妇其实可以自然分娩。

众所周知，剖宫产的出血量比自然分娩多，还有可能发生大出血。剖宫产产妇的肠粘连并发症比率高，再次妊娠时也容易出现各种并发症。剖宫产不仅影响产妇本身，还会影响婴儿。相比于正常经产道分娩的胎儿，剖宫产宝宝容易出现触觉感及前庭平衡感的失调，即"感觉统合失调"，日后可能造成动作不协调。导致剖宫产率增高的因素比较复杂，但其中"偏高的生产数量和有限的医疗资源"是普遍的共识。在中国，平均每1 000人只有1.5个护士或助产士；而在英国每1 000人有9.8个护士或助产士。相较于阴道分娩，剖宫产手术需要的护理时间更少。"二孩"政策出台，中国政府鼓励夫妇生育二胎。更多的再次剖宫产手术会进一步提高现在的风险。

哈佛医学院布来根妇女医院的妇产科助理教授苏珊·海勒斯坦（Susan Hellerstein）认

为："自从 20 世纪 90 年代，中国从不到 10% 猛涨到超过 50% 的妇女选择剖宫产手术来生产。这一现象将来很可能得到改善，而且我们必须通过改革中国产科护理系统的某些方面来鼓励阴道分娩。不论为降低剖宫产手术率做何种努力，都必须将安全性和有效性考虑在内，要保证孕产妇和围产期妇女的健康，这一点在当代中国非常重要。"英国妇科杂志的副主编迈克·马什（Mike Marsh）认为："保健系统结构、医院方面和孕妇偏好是导致剖宫产率极高的三个关键因素。"

专家认为，引起日本剖宫产率下降的主要因素有以下几点：第一，分娩期护理质量；第二，助产师技术、能力和态度；第三，健康教育，特别是产前教育，使产妇能自主地选择科学、合理分娩方式的产前教育。我国助产士是否也可以在围产医学保健过程中发挥优势，不但负责正常产妇的接产，协助产科医生处理难产，而且参与完成低危产妇围产期保健指导和妇婴卫生指导，这有待政府相关部门的商榷和推动。

无论如何，中国的高剖宫产率是毋庸置疑的事实。作为公众，了解分娩相关知识，选择最适合的分娩方式对于孕妇和婴儿都至关重要，因为分娩是有风险的。而助产士是降低剖宫产率最有力的专业人群之一，是妇幼健康保障的主力军。建设、发展一支数量足、质量高和素质好的助产队伍对保证孕产妇和围产期妇女的健康至关重要。当"全面二孩"政策铺开，人口红利再度释放变得可期待时，由于医疗资源短缺、抚养成本高等阻碍，这一政策的效果存在一定不确定性。2016 年 1 月，国家卫计委副主任王培安表示，针对生育两孩压力大这一问题，党中央、国务院高度重视，《关于实施全面两孩政策改革完善计划生育服务管理的决定》就是要解决生得出、生得起等问题。为保障孕妇从建档、孕检到最后住院生产过程顺利进行，今后国家要在职称评定、薪酬分配等方面对助产士、产科医师和护士等人群给予倾斜，要提高在这些岗位工作的医护人员的待遇，增加这些岗位的吸引力。国家卫计委法制司司长张春生指出，产科人才确实存在缺口，当前要结合公立医院医疗服务价格改革，建立价格动态调整机制，合理调整提升体现医护人员技术劳务价格的医疗保健服务价格，特别要向妇产科、儿科等科室倾斜。所有这一切让我们看到党中央、国务院医疗卫生体制改革的决心以及更加重视生殖健康服务对助产事业发展、助产队伍建设带来的促进作用。

第三节　借鉴国外成熟的经验促进我国助产事业发展

国际社会对妇幼卫生工作历来高度重视，对助产士地位作用的认知也更清晰。在法国，助产士毕业后取得助产士证书，注册后享有基本的检查、处方权；公立医院内，孕妇孕期的宣教和正常分娩由助产士全程管理；对正常待产或某些病理妊娠产妇的查房由助产士独立完成，她们可以开具医嘱，遇有疑难、重危的患者，助产士会向医师汇报，邀请医师一起查房。

1992 年以来，英国下议院小型特别委员会决定应把助产士的职能扩大到医师的某些职责范围内，助产士可以决定应用催产素和静脉注药的适宜时间以及分娩后的会阴缝合等。因为他们确信对于正常的妊娠和分娩，经过高等教育和培训的助产士完全可以胜任。

新西兰的助产行业近百年来走过了独立、过度医疗化到回归人性化护理的发展历程。新西兰政府要求助产士必须接受 3 年的学士学位课程教育，内容包括临床实习 1 500 小时、至少独立接生 30 个自然分娩产妇，才能授予学位证书正式成为助产士。目前在新西兰有 5 家助产技术大学，大学毕业后还有助产硕士和博士的课程可以进修。新西兰助产士可以独立开业，也可以受雇于医院或其他健康机构。助产士与妇女之间是像伙伴一样的友好服务关系，她们以"支持者"的角色陪伴妇女、提供知识和信息，引导妇女做出决策，目的是要帮助妇女发挥个人潜在的能量，让妇女有安全、正向及自我实现的分娩经验。正常妊娠妇女可自行选择由助产士或产科临床专家提供分娩照护。

芬兰是以低婴儿死亡率而闻名的北欧国家。在芬兰当地，妇女的生育被视为一种自然的生理过程，助产士给予产妇支持性的生产照护，鼓励母亲参与自己的生产决策，促进以家庭为中心的生产经验，当具有明确临床症状才可实施医疗干预。芬兰的生产照护是由医师与助产士共同来完成。一般来说，助产士负责提供整个生育过程中的 10 次产检，医师负责 3 次，遇有高危妊娠孕产妇时，助产士需将产妇转诊到医学中心交由医师处理。妇女产后 3 个月内，助产士会到家中访视 2 次，医师访视 1 次，其余时间若产妇有需要，则可以电话联系助产士。1996 年，芬兰住院分娩的新生儿中，有 85% 是由助产士接生的，全国母乳哺喂率达 95%，而全国的剖宫产率只有 15%。

国外越来越多的国家采用"助产士主导模式"，医生只在分娩异常时才提供帮助和支持，而我国仍采取"产科医师主导模式"，助产士只能是在护士长领导和医师指导下负责正常产妇的接产工作，协助医师进行难产的接产工作。相比于"产科医师主导模式"，"助产士主导模式"通过为产妇提供连续性照护，减少对正常孕产妇不必要的医疗干预，从而提高自然分娩率。国外 Jane 等研究发现，接受"助产士主导模式"的住院产妇更多地选择经阴道自然分娩，会阴切开率以及器械助产率明显下降。这样产妇更能在分娩中主动配合，从而使得产后并发症降低。我国李艳华对 520 例孕产妇进行对照研究，发现助产士在孕产期一对一地对孕产妇进行照护后，孕产妇自然分娩的信心明显增加，产后焦虑和抑郁得到减轻。

最近法国推广助产士"协助返家计划"，鼓励产妇减少住院时间并返家后接受助产士指导。美国也开始呼吁推广"以家庭为中心"的分娩新模式。美国妇产科学院一项调查发现，有计划的在家分娩绝对风险很低。只要孕产妇没有体格问题及产科疾病，就应该把妊娠看作一个普通的生理过程，而且产妇有权选择婴儿的出生地。

在产科，产妇分娩过程中情况变化快，急症多，工作预见性差，每项工作都关系到母婴的生命安全，助产士的许多专业决定和技术操作往往需要一个人独立完成，所以在临床，相比于护士，对助产士的整体素质要求更高。除了过硬的操作技能外，独立的观察产程并及时识别或预见分娩进展梗阻的能力、非医疗干预地解决产程梗阻能力、保护会阴能力、会阴切开与缝合能力都是助产士的基本能力。此外，观察产程进展过程中需要爱心、耐心，处理产科急症需反应迅速、措施及时、准确到位。实际上，"助产士主导模式"对助产士提出了更高的要求。

他山之石，可以攻玉。尽管我国现阶段存在助产士人力资源不足、助产技术水平难以为继的现状，存在助产士"边缘化"、助产人员职责不清的尴尬，存在百年助产教育尚不具备专业特色又没有完整专业体系的欠缺，但我们有世界上众多国家的成功经验可以借鉴，有党和政府特别是国家卫生健康委对助产士工作的高度重视，有14亿人口的世界第一人口大国经过30多年的独生子女政策后重新开启人口红利的决心，我们有理由相信我国助产事业已经迎来新的机遇，发展助产事业的最佳时期已经到来。

第五章　助产学的概念及范畴

"助产"（midwifery）一词是指对生产过程的帮助，而广义的"助产"可以延伸到对妊娠的帮助。因而助产不只是辅助分娩，更深层的意义在于如何保证妊娠安全及良好结局，即母婴安全。助产既要突出正常生理情况的维持，也要体现对有困难分娩的孕妇的帮助以及帮助高危妊娠孕妇化险为夷。助产学是一门研究助产理论知识、发展规律及相关技能的学科，是融合妇产科学和护理学相关知识的一门交叉学科。

第一节　助产与助产士的概念

虽然国际上助产发展相对比较迅速，但是对于助产（midwifery）和助产士（midwife）的定义目前并不是很统一。

"助产"的定义，在 2014 年《柳叶刀》杂志中曾有过比较明确的陈述："助产是指对分娩的妇女、新生儿和家庭提供的熟练的、有知识的和富有同情心的，贯穿于孕前、孕中、分娩、产后和生命最早的几周的连续的照护。核心特征包括优化生殖和生命早期的生理、心理、社会和文化过程；对并发症及时预防和管理、提出建议和转诊；尊重妇女个人的情况与选择；与妇女形成伙伴关系从而加强妇女在照顾自己和家庭中的自我能力。"

比较公认的助产士定义是由国际助产士联盟（International Confederation of Midwives, ICM）提出的："助产士是指接受并完成其所在国认可的、符合国际助产士联盟提出的基本助产核心能力框架和全球标准的助产士教育，获得必需的资格'如注册和（或）具有法律效力的证书'，从事助产士工作，并具有助产士头衔，能在助产实践过程中展现自己能力的人。"助产士是负有责任的专业人员，在孕期、产时和产后与妇女进行合作，提供必需的支持、保健服务和建议，根据助产士的职责帮助分娩，为新生儿提供保健。职责范围应该将产前教育和父母角色准备纳入并且延伸到妇女健康、性健康或生殖健康，以及儿童保健。助产士的工作场所可以包括家庭、社区医院、诊所、学校和其他卫生单位。

这些概念表明助产的发展和助产士的角色功能都还在不断发展和拓展过程中。

第二节　助产士的工作范畴、角色与职能

助产士的专业知识和技术水平关系着母婴的安危，其工作性质决定了助产士需要集助产、产科和护理技术于一身。19世纪，助产士的工作领域得到了扩展，涉及正常产程、分娩的观察处理、新生儿照护及难产护理。20世纪末，随着人们对优生优育的倡导，产科工作逐步向科学化与现代化方向发展。在广度上，助产工作的内容和范畴从医院延伸至家庭、社区；在深度上，助产工作开始走向专业化，其知识、技术向更加先进、复杂、深层发展，助产士职责范围已扩大至产前照护、产后照护、计划生育指导、准父母健康教育及妇女保健。

一、助产士的工作范畴

1992年ICM规定助产士的工作范畴包括：助产士必须能够为妇女提供妊娠、分娩期间及产后所需的照顾，并且能够独立地执行正常分娩的接产工作，照顾新生婴儿。这种护理包括实行各种预防方法、观察母亲及婴儿的异常情况、取得医疗协助，以及在缺乏医疗协助的情况下应对紧急情况。助产士同时以专业人士的角色，参与处理妊娠、分娩及产褥期中复杂、异常的情况，身负向妇女、家庭、社区提供健康指导及教育的重要任务。这方面的工作涉及产前教育、协助服务对象承担为人父母的责任，其职责也涉及若干妇科、家庭计划及幼儿护理等。助产士可以在医院、诊所、医护机构内执业，或出外接产，或在任何其他医疗服务机构工作。

二、助产士的角色与职能

（一）角色

随着现代医学模式的改变，助产士以往单一的角色也向多重角色转变，其担任的角色也延伸至更广的领域。

1. 照护者（care giver）

即应用自己的专业知识及技能满足服务对象或患者的生理、心理、社会文化、情感、精神等方面的需要，并帮助服务对象或患者最大限度地保持及恢复健康，预防疾病，减轻病痛，控制感染，减少服务对象或患者对疾病的各种压力反应等。

2. 决策者（decision maker）

指助产士应用专业的知识及技能，收集服务对象或患者的有关资料，判断其健康问题及原因或诱因，做出护理诊断，并根据服务对象或患者的具体情况制订出护理计划，执行计划并判断及评价。在整个照护活动中，助产士是服务对象或患者健康问题的判断者及照护的决策者。

3. 计划者（planner）

护理程序本身就是一连串经过计划的步骤与措施，以有效地满足服务对象或患者的需要，解决患者的健康问题。在这一系列的计划过程中，助产士必须运用自己扎实的专业知识及敏锐的观察与判断能力，为服务对象或患者做出符合需要及特征的整体性的护理计划。

4. 沟通者（communicator）

包括收集资料及传递信息。为了提供适合服务对象或患者情况的个性化的整体护理，助产士必须与服务对象或患者、家属、医生、同事及其他健康工作者沟通，以更好地了解服务对象或患者的情况，使各种健康服务人员更加明确服务对象或患者的需要及疾病的发展过程，最大限度地满足服务对象或患者的需要。

5. 管理者及协调者（manager and coordinator）

助产士有责任做好产妇及产房的管理，当产妇出现消极情绪时，助产士应想方设法提供专业技术及知识，以帮助产妇树立自然分娩的信心，并注意协调产妇分娩过程中与各人员之间的关系，以保证产妇顺利分娩。

6. 教育者及咨询者（teacher and counselor）

助产士必须运用自己的知识及能力，根据服务对象或患者的具体情况对服务对象或患者及家属实施健康教育或提供咨询，更要帮助他们识别和应对心理应激或社会问题，包括提供情感和认知等方面的心理咨询和服务。助产士鼓励和帮助服务对象或患者分析不同行为，明确自己的选择，以获得对自己行为的控制感。

7. 合作者（cooperator）

助产士主要负责正常产妇接产，协助产科医师处理难产并负责计划生育、围生期保健和妇婴卫生的宣教及技术指导。助产士是所照护的孕产妇及其家属、医师、护士、实验室人员、特殊临床资源供应人员和管理人员等的合作者。

8. 代言人及保护者（advocator and protector）

助产士应为服务对象或患者提供一个安全的环境。采取各种预防措施以保护服务对象或患者免受伤害及威胁。在服务对象或患者自己没有能力分辨或不能表达自己的意图时，助产士应为服务对象或患者辩护。当助产士发现有任何不道德、不合法或不符合服务对象或患者意愿的事情时，应坚决保障服务对象或患者的安全及利益。

9. 研究者及著作者（researcher and author）

开展助产科研，促进助产专业的发展，提高助产质量，进一步丰富助产理论及专业基础知识；同时将自己的科研结果写成论文或专著，在会议上交流或在专业杂志上发表。

（二）职能

1. 国外

一些西方国家的助产士注册后享有基本检查、处方权，常规的孕期随访和检查，正常自然分娩可以由助产士全程管理；医院的产科医生主要负责对高危孕产妇的管理。

瑞典助产士在降低孕产妇病死率方面尤为突出，其角色职能主要体现在保障生殖健康和提供公共卫生服务两大方面。一名注册助产士可选择在不同的医疗卫生机构工作，如妇产科医院、初级卫生保健中心或私人诊所，也可选择在大学进行教学研究或培训工作。其主要职能如下：

（1）围生期护理：负责孕前健康咨询，正常妊娠期、临产分娩期和产褥期的管理及新生儿照护。经过超声技能培训后的助产士还可以为孕妇进行超声检查。

（2）计划生育工作：助产士有基本的检查权，为妇女放置或取出宫内节育器，开避孕药处方，介绍不同避孕方法等。

（3）妇科保健：提供妇科体检，采集巴氏涂片，筛查宫颈癌，指导如何自我检查乳房和处理更年期问题等。

（4）其他：如为青少年提供性健康教育，开展助产专业的研究，发展工作。

2. 国内

香港助产士的主要职能包括以下内容：围生期护理、全力提倡母乳喂养、多元化健康教育、心理辅导服务和出院后随访等。

内地助产士的主要职能如下：

（1）孕前健康咨询：可承担孕期检查、无痛分娩、孕期卫生、婴儿保健知识和避孕的健康指导和一般的护理与处置工作。

（2）正常妊娠期和临产分娩期的管理：

①观察正常产程，正常产接产，处置新生儿，负责送产妇返回病房休息，新生儿母婴同室。必要时充当难产助手，或承担一部分难产急救工作。

②提供支持性护理，协助产妇选择适当的非药物减痛方法缓解产痛，给予饮食、排泄生活照顾，给产妇及其家人提供信息和精神上的支持。

③在待产室对已进行镇痛的产妇做产前处置，指导及帮助进行无痛分娩，并注意观察产程进展和变化情况。

（3）产褥期管理：

①注意观察产妇回产后休养室后的子宫收缩情况，以及是否有产后出血现象，预防交叉感染。

②负责母乳喂养指导及新生儿的护理工作。

③观察产妇膀胱充盈情况。

（4）其他：

①负责室内物品、器械的清洁保管，保持室内环境安静、整洁，注意室温与通风的调节。

②负责分娩室内应用物品的准备，并及时补充。

③在护士长的领导下,协助完成对助产专业学生的临床教学及实习带教。

第三节　助产学知识体系与专业特征

一、助产学的知识体系

助产学从中世纪初的女性医学开始,虽然经历了一百多年的实践,但其服务对象明确——妇女和新生儿,而人类具有生理、心理和情感的特征,因此在知识体系的构成上,助产学应包含自然科学、医学、人文及社会科学等方面的知识。随着科学技术的不断发展和助产服务领域的不断拓展,服务对象除了孕产妇、胎儿、新生儿外,还常常需要面对服务对象的丈夫及其他家庭成员,更需要有人际沟通的能力。由于我国助产专业仍从属于护理工作模式,因此护理学也应成为助产专业知识体系的内容。目前的助产学知识体系包括:

(一)基础知识

(1)自然科学知识:如生物学、遗传学等。

(2)医学基础知识:如人体解剖学、人体形态学、组织学、胚胎学、生理学、病理学、药理学、微生物学等。

(3)人文社会科学知识:如哲学、美学、心理学、伦理学等。

(4)护理学知识:如护理学基础、妇产科护理、儿科护理、护理管理等。

(5)其他方面:如计算机应用、数理统计等。

(二)助产专业知识

(1)助产学基础理论:助产学导论、助产学(产科学)基础等。

(2)产科学:正常妊娠、正常分娩、异常妊娠、异常分娩、异常产褥等。

(3)妇幼保健:孕期管理、产后访视、母乳喂养指导、新生儿照护、计划生育等。

(4)助产研究与教育:健康教育、助产科学研究等。

助产学知识体系并非固定不变,随着助产学科体系的不断完善,其知识体系也必将不断调整、发展与丰富。

二、助产工作的特点

1.照顾对象的特殊性

助产士面对特殊时期的女性。妇女在妊娠、分娩及产褥各期,除了全身各器官发生明显的生理变化外,由于家庭及社会各种因素的影响,也会出现各种心理变化。部分妇女可能表现出紧张、焦虑、恐惧或抑郁,这些不良因素可能诱发流产、难产、产时与产后大出血、产后抑郁等异常情况的发生。因此,助产士要熟悉特殊服务对象的生理与心理变化,无论产前、产时及产后均应"以母婴的健康为中心",既要重视孕产妇的健康安全,还应考虑胎儿在子宫内的安危和出生后新生儿的健康问题。助产士等医务人员均应加强对孕产妇的身心照顾和护理。

2. 服务内容的完整性

在产科学的基础上,助产学的内容还包括妊娠、分娩、产褥各期,其间孕产妇均有可能合并或并发内科、外科等疾病,因此,助产士不仅要掌握医学与护理学基础、预防医学与相关学科及人文社会学科知识,而且要综合运用到临床助产实践中,针对服务对象开展个性化的助产服务,同时在工作中不断积累经验。

3. 工作性质的特殊性

临床产科的特点是"危""急""快"。患者多,周转快,产妇、胎儿及新生儿病情变化快,医疗抢救和护理措施能否及时到位,不仅关系到母婴两个生命的安危,甚至关系到孕产妇家庭的幸福、社会的稳定。因此,助产士要做到监测仔细、思维清晰、反应敏捷、判断准确、技能熟练与相互配合密切,采取切实有效的措施,保证母婴生命安全。

4. 手术操作的规范性

助产学是一门技术性、实践性很强的学科。助产士在临床工作中要明确自己的岗位职责与专业能力,在职责范围内的手术操作要严格遵守操作规程,熟悉服务对象或患者的适应证,熟练掌握有关手术操作的步骤;在职责范围外或能力有限时,不可越级或盲目实施手术操作,而应在第一时间上报医生。因此,助产士要有预见性,要按照临床工作指南,在医生的指导下开展相应工作。

【课后练习】

思考题

1. 不同国家助产士入职要求有哪些异同？
2. "二孩"政策给助产服务带来了哪些挑战？
3. 国内外助产士的职能有哪些？请比较异同。

（魏碧蓉　李彩凤　胡飞英　林雪芳）

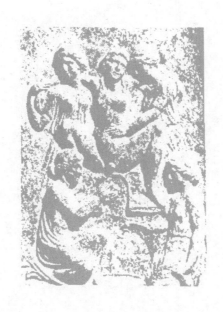

第二篇

助产与护理

第六章　助产学理论

助产这个职业伴随着人类的生育繁衍而不断成熟，并在长期的助产实践中逐渐成为一门独立的学科。通过不断总结助产实践中的现象和本质的规律，描述、解释并预测可能出现的助产现象，助产学理论不断丰富，并指导助产实践、助产管理，为助产学研究和教学等提供科学的依据。

第一节　助产学理论概述

一、助产学理论的萌芽与发展

自 20 世纪 50 年代起，助产学理论在助产实践的过程中逐渐萌芽。20 世纪 60 年代初随着助产专业教育的不断完善及助产专业化进程的加速，助产研究者对助产实践中出现的现象及本质规律进行了不断的探索。到 20 世纪 90 年代，助产学理论初具雏形。至 21 世纪初，助产学理论得到了进一步的深化和发展。

助产学理论最早是由美国著名的护理理论家之一、注册护士助产士（CNM）威登贝克（E. Wiedenbach）提出，她基于长期的助产护理工作的观察和实践，于 1958 年出版了《以家庭为中心的产科护理》，提出了"帮助的需求"这一概念。她将"帮助的需求"定义为："个体在其所处环境下，会对能提升其自身能力的措施或行为具有一定的需求，通过满足这些需求使个体能达到有效应对所处环境的目的。"它提醒 CNM：当照护对象有需求时，会通过他们的生理、情绪或心理等行为表现出来。因此 CNM 要具备良好的洞察力去获取信息，并通过分析来理解和揭示这些信息所涵盖的深层次的意义。但是，在助产实践中照护对象的需求可能被 CNM 感知，但并不等于被有效识别。当照护对象的需求被识别，并被照护对象所证实时，CNM 需要确认其产生需求的原因，并提供适当的措施和帮助。这就是助产理论的雏形。

而另一位美国助产士 Ela-Joy Lehrman 又通过助产实践，归纳总结出了 6 个概念：连续性照护、灵活的照护、以家庭为中心的照护、参与照护、将教育和辅导作为照护的部分照护者权益、非干涉性的照护时间。此后，助产学家们在各自的实践研究中开始不断构建和发展助产学理论，其中具有代表性的理论包括：①美国助产护理理论家 Reva Rubin 在 20 世纪 60 年代末提出的母性角色塑造理论（attainment of the maternal role）；②美国产科护理理论家 Ramona T. Mercer 在 20 世纪 80 年代末提出的产前压力理论（theory of antepartum stress）和母性角色的获得理论（maternal role attainment）；③英国护理理论家 Rosamund Bryar 在 20 世纪 70 年代末和 20 世纪 80 年代初提出的组织管理以及助产实践的行动研究理论（the action approach to organizations and midwifery practice）；④英国助产理论家 Jean Ball 在 20 世纪 80 年代末提出的母亲情绪健康躺椅理论（the deckchair theory of maternal emotional wellbeing）。

进入 21 世纪以来，随着医疗技术的飞速发展，如何有效促进正常分娩、减少生育过程中不必要的医疗干预、改善分娩结局、保障母婴安全与健康，越来越受到全球有关专业领域学者的关注。指导助产学科发展的新理论也成为助产学家在实践中的研究重点之一。英国助产学家 Soo Downe 基于复杂性理论和健康生成论，从新的视角对生育、分娩进行了一系列研究，认为生育过程会受到诸多因素的交互影响，并不是一个简单的、线性的过程，具有复杂的动态变化特征。这些研究对生育和产科服务的本质和结果进行了全新的解释，对助产的核心概念进行了重新定义，开启了助产学理论的新时代。

二、助产学理念及其核心概念

（一）助产学理念

ICM 在 2005 年对助产学理念的内涵进行了如下界定：

（1）妊娠与分娩是正常的生理过程。

（2）妊娠与分娩对孕产妇及其家庭是一段不平凡的经历，对其所处的社区也具有重要的意义。

（3）助产士是生育女性最适合的照护者。

（4）助产服务要促进、保护和支持妇女的人权以及性生殖健康的权利，尊重种族和文化差异。助产服务要遵循公平和维护人类尊严的伦理原则。

（5）助产服务是整体的、连续的，是以对妇女的精神、心理、情绪、社会、文化和生理状况的了解为基础的。

（6）助产服务保护和提高妇女的健康状态和社会地位，帮助其应对分娩过程树立自信心。

（7）助产服务是以与妇女建立伙伴关系的方式进行的，尊重妇女自我决策，是一种个性化、连续性、非主观式的服务。

（8）通过正规的、持续的助产教育、科学研究以及实践应用，来指导助产服务，保证助产服务的伦理性。

（二）助产学核心概念

在助产学中，助产学理念的内涵包含助产学的核心概念："人、环境、健康、助产以及自我认知。"

1. 人（person）

人作为一个开放系统，与周围环境持续不断地发生互动，交换物质、能量与信息。每个人都是一个独特的个体，具有思考、判断、选择及适应的能力。作为助产的服务对象，人是助产专业最为关注的因素。助产核心概念中的人主要是指孕产妇、胎儿和婴儿，也可延伸至其家属和社区。

2. 环境（environment）

环境主要包括自然环境和个人、家庭及社区共同组成的社会支持系统。人在与环境互动的过程中确立自我角色与行为方式，并与他人及环境保持协调一致。人与环境维持着动态的平衡状态，两者相互作用、相互依存。因此，助产士需要关注环境对于孕产妇、胎儿和婴儿及其家庭的影响作用，为孕产妇提供有助于生育的有利环境。

3. 健康（health）

WHO 提出："健康不仅指没有疾病或虚弱，而且包括个体在身体、精神和社会适应等方面都处于良好的状态。"健康是一个动态持续的过程，而非静止不变。助产士要考虑如何为个体维持健康提供支持，同时也要认识到，个体具有维持自己生命、健康及幸福的能力。生育是正常的生理过程，助产服务的核心就是促进服务对象的健康和幸福。

4. 助产（midwifery）

助产是健康科学中一门独立的学科，在促进孕产妇及其家庭、健康提供预防措施和协助他们自我角色转变中起到重要的作用，是促进正常分娩、保障母婴安康的重要手段。其核心理念是以"妇女为中心"，视妊娠分娩为正常的生理过程，相信妇女具有正常分娩的能力，尊重妇女的尊严和自主权，在生育过程中为妇女提供连续性的、整体的、个性化的支持、照护和咨询。助产学通过专业教育、科学研究、实证支持等，来保障高质量的助产服务，适应和满足不断发展的社会需求。

5. 自我认知（self-knowledge）

自我认知是指助产士所具有的个人信念和立场、专业知识、自身经验以及源于生活的价值观和态度的整合。自我认知和以上四个核心概念相互影响、互为支撑，对助产士在助产实践中的态度和行为起着重要的影响作用。

由于不同学者在其研究中有不同的研究重点，因此他们通过研究所形成的理论中对以上五个核心概念有着各自的侧重点，而这种侧重点的变化也在一定程度上反映了生育模式和助产实践中的变化。

第二节 助产学理论

一、母性角色塑造论

母性角色塑造论（attainment of the maternal role）起源于美国 CNM 的 Reva Rubin 早期进行的一项关于母亲身份与母性体验的研究。她认为女性在其一生不同的阶段承担着不同的角色，在同一时期可能会身兼数种角色，如同时兼任女儿、母亲或妻子的角色。不同的角色通过展现其特定的行为活动来呈现其角色定位。个体需要通过一系列的学习、活动来实现其特定的角色。Rubin 的研究旨在明确女性是如何呈现（学习）母亲的角色（母性角色）的，其研究的目的是寻找哪些因素会对这种学习的过程起到积极或消极的影响。母性角色塑造论认为女性成功塑造母性角色需要完成 4 项任务，助产学者 Josten 将这 4 项孕期及产后过程中的行为任务概括为：①确保孕妇自身和胎儿安全度过妊娠期和分娩期；②确保母婴的社会支持系统能够接纳她和她的孩子；③对婴儿的依恋；④理解母性的复杂性。

（一）母性角色塑造论中的核心概念

1. 人

在该理论中，人是指一个女性从女孩到母亲再到社会成员身份角色的发展，即母性角色的积极实现。在实际操作中，可以通过体检评估妇女是否能够确保她自身和胎儿的健康；评估妇女的社会支持系统、经济水平和住宿条件等判断妇女能否使她的孩子融入家庭，从而评价女性是否能够成功地塑造好母亲的角色。

2. 健康

健康主要是指妊娠过程中确保母亲与胎儿安全。母性角色确立的过程包含了理想形象、自我形象和躯体形象三个方面。而在孕期躯体形象的变化一定是最受关注的。因此在躯体发生令人焦虑或是从未经历过的变化时，女性对于自身和胎儿健康变化的感知就变得非常重要。

3. 环境

Rubin 观察到母性行为作为一种社会活动，实际上是女性社会系统中人与人之间关系的一种反映。通过评估妇女和她的孩子、家庭、朋友、同事及医疗卫生人员间的互动关系，可以评价孕期妇女实现母性角色转变的程度。

4. 助产

这一理论认为，妊娠中的女性处于一种动态的成长和发展过程中，女性始终占主导地位，她首先会找到自己的角色榜样，综合这些角色模型从而形成自己的母性角色。助产士通过采取干预措施及提供支持，促使女性完成母性角色的塑造。例如助产士在孕期提供营养和运动方面的知识信息，为女性角色行为的模仿提供参照标准。通过提供不同分娩方式的信息，使女性通过行为内化来选择适合其自身的分娩方式。在分娩照护过程中，助产士协助妇女实现安全的分娩结局。

（二）母性角色塑造论对助产实践的意义

该理论模型强调的占主导地位的人始终是妇女本身，而非助产士或其他医疗卫生人员。每个妇女都是独特的个体，她们在经历和体验自己的生育过程中通过各个阶段的努力，使他们塑造出一个独一无二的母性角色。因此在助产实践中，助产士应关注的是如何在妇女角色转变过程中的每个阶段为她们提供帮助，而不是去干预和替代妇女做出决策。

二、躺椅理论

躺椅理论（the deckchair theory of maternal emotional wellbeing）是英国助产士 Jean Ball 在 20 世纪 80 年代对不同产科服务模式下产妇的结局和产后妇女的需求等问题做的一系列研究。在研究中她提出，孕期和产后阶段是妇女经历身心转型，适应"母亲"这个新角色的关键期，任何产科服务的目的都是促使妇女能够成功转型为母亲这一角色。 Ball 在产后护理角色塑造论、变革理论、压力理论、支持和应对系统论等理论基础上对妇女的个性、生活经历、个体与家庭环境、与分娩相关的因素以及分娩过程，妇女对照护支持及情绪健康的认知等方面进行了深入研究，最终提出了该理论。

（一）躺椅理论的构建

Ball 提出的研究假设为：随着分娩过程的推进，妇女可能会产生相应的情绪变化，这些情绪反应主要受妇女自身个性的影响，同时来自家庭和社会支持系统的支持状况也会影响到情绪反应的变化。在产后阶段，妇女伴随着分娩所产生的这些情绪反应主要受助产所提供的照护方式的影响而变化。也就是说，妇女的产后健康取决于妇女的个性（如自信心、产后 7 天内对哺乳的感受、产后的积极体验等）、妇女的个人支持系统（如生活事件包括搬家、婚姻状况、工作状况、家庭的支持等）以及产科服务系统所提供的支持（如第四产程的照护、责任护士、产后单元的氛围、个体照护计划、哺乳支持等）的影响。Ball 将这些因素间的相互关系形容成一张折叠躺椅。躺椅的底部是产科服务系统，侧支是妇女的个性和个人经验等，家庭及同伴的支持是中心支柱，妇女的健康则是这张躺椅的座位表面（图 6-1）。

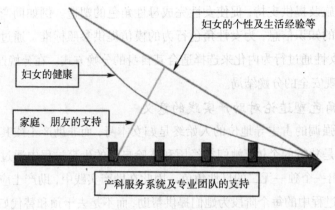

妇女的个性及生活经验等

妇女的健康

家庭、朋友的支持

产科服务系统及专业团队的支持

图 6-1　躺椅理论模型图

妇女的个性及生活经验来自家庭、朋友的支持和产科服务系统的支持,三者互为支撑,如果三者没有合理地构建起来,那么妇女的健康就会像折叠躺椅上的帆布一样得不到支撑而塌陷。

(二)躺椅理论中的核心概念

1. 人

人主要指女性个体及她们在分娩过程中获得的成就感和在社会、心理上的发展。

2. 健康

健康主要指的是确保妇女顺利转型成母亲角色,包括躯体上的以及情绪、社会和心理上的健康转型。

3. 环境

环境指社会环境和产科机构环境,以及支持系统和产后护理服务的形式,这些都是影响女性健康的重要因素。

4. 助产

该理论证实了助产护理在促进产后妇女健康特别是心理健康方面的作用,并为助产士实际开展干预工作提供了方向,如改变护理模式、为妇女选择哺乳方法提供支持、协助哺乳及提供个性化护理计划等。

5. 自我认知

自我认知指助产士通过支持和帮助妇女,使之有信心胜任母亲这一角色,助产护理服务的模式和内容应根据妇女的需求而变化,以妇女为中心提供的照护,需要助产士不断倾听、学习和改变。

此外,Ball 的研究结果中还涉及了诸如焦虑、生活经验、情绪健康等概念,这些因素都会影响到妇女的健康。而这些因素间的相互关系以及如何在助产实践中加以控制或利用,从而去影响妇女的健康需要进一步的研究。

（三）躺椅理论对助产实践的意义

通过 Ball 的理论研究可发现妇女的整个生育过程不仅是妇女个人做出转变的一个过程，还需要社会、家庭、产科服务体系等多方面的综合配合来实现，任何因素的过强或缺失都有可能使"躺椅"结构的不稳定而导致塌陷。妇女的个性和生活经验很难去改变，那么就需要产科服务系统和作为支撑的社会支持系统建立良好的架构，为妇女在生育过程中获得良好的转变提供坚实的后盾，包括对产科服务系统的改革，促进产科服务人员与妇女社会支持系统间的良好沟通和合作，等等。产科服务应以孕产妇为中心，根据孕产妇需求的变化及时做出与之相适应的改变，才能确保孕产妇女的健康。

第三节　助产学的支持性理论

一、健康本源论

健康本源论（salutogenesis）或健康生成论，最早由美国医学社会学教授安东诺维斯基（Aaron Antonovsky）于 1979 年提出。Antonovsky 在他的"人们是如何管理压力并保持良好状态的？"研究中发现压力是无处不在的，但并不是所有人都会因为压力而影响其健康状态。相反，一些人在潜在的致命压力影响下反而维持着良好的健康状态。

（一）理论的构建

Antonovsky 在 1979 年出版的《健康、压力与应对》一书中，描述了他对人们是如何生存、适应和克服严峻的生活压力这个问题的研究。传统医学通常会从发病机制的角度去探索疾病，而健康本源论则从健康促进的角度，去探索影响人类维持健康和良好状态的因素。更具体来说，健康本源论模型的形成与健康、压力和应对三者间的关系有着密切联系。在健康本源论中，Antonovaky 认为人们一方面持续不断地消耗着力量与困难做斗争；另一方面，一些资源比如金钱、自我力量和社会支持系统可以帮助人们有效地应对困难，或提供一定的心理防御机制。对此 Antanovsky 提出了"心理一致性"（sense of coherence）这一概念。当个体的心理一致性不够强大，不足以应对压力时，就会导致个体患病，甚至可能导致个体死亡。反之，如果这种心理一致性强大到足以应对压力，则压力因素对于个体来说不一定是有害的。例如，同样是面对恋爱失败，有些人会采取积极的态度去应对，但有些人可能就会表现为极端的消极行为。

（二）"心理一致性"的三大支柱

Antonovsky 认为，心理一致性的构建源于个体早期的经历，个体和自身、家族及社会间的联系是心理一致性构建的必备元素，构成良好的心理一致性有以下三大支柱：

1. 可理解性

相信事件的发生是有序的和可预测的, 具备理解生活中所发生的事件并且合理预测将来可能发生的事件的能力。

2. 可管理性

相信自身具备一定的技术或能力, 可以支持、帮助或运用必要的资源来控制事物。相信外界发生的事件都是可以控制的, 个体有能力对其进行掌控。

3. 富有意义

相信生活中所发生的事件是有趣的, 是能带来满足感的。这些事情的发生是有其意义和价值的, 因此也有充分的理由去关心到底发生了什么。

Amiomnsy 认为以上三点对于个体来说至关重要。如果一个人认为没有理由坚持和生存下去, 没有理由面对挑战, 那么他将会失去理解和管理事件的动力。因而通过评价个体的心理一致性情况可以预知其健康状况。

(三)健康本源论对助产实践的意义

当代助产学所研究和服务的主要对象是具有正常身心结构和功能的妇女、新生儿及其家庭社区人群。妇女的生育过程是人类正常生命进程中的一部分, 是一个特殊的生理过程, 对于妇女自身及其家庭来说也是一个重大的事件, 而非一种疾病状态。因此不应以研究疾病发生发展的传统医学模式来指导助产工作和开展助产研究。从健康本源论的理论视角出发, 探索影响健康的因素, 研究如何通过有效利用资源来指导助产服务, 从而促进以母婴为主的人群健康。

助产专家 Soo Downe 借鉴健康本源论理论对助产实践中常见的现象进行了探讨, 例如当一位妇女有过期妊娠的家族史或者曾有长时间分娩的经历, 那么当此次妊娠超过了40周或者在分娩时产程进展缓慢, 但是母亲和胎儿状况都良好的情况下, 或许就不应该以处理其他人的方式去对其进行干预。而对于患有严重糖尿病的孕妇来说, 当由她熟悉的助产士来为她控制血糖时, 孕妇会显得很安心和放松, 如果改由她不熟悉的但具有高技术水平的专业人员采用高科技手段来监护她的血糖情况时, 孕妇反而可能会陷入紧张不安的状态。

再从构成良好心理一致性的三大支柱出发反观助产实践, 我们或许应从提高服务对象对生育的理解性、提升服务对象对生育事件的可控性和使生育事件对于服务对象来说变得更富有意义这三大方面来构建服务对象对于生育的心理一致性, 从而促进自然分娩, 使服务对象最终获得满意的分娩经历和结局。

1. 提高服务对象对生育的理解性

在助产服务中可以通过引导, 使服务对象从生理的角度去认识和理解生育的整个过程, 而不是把这一过程视为疾病。当服务对象的认知角度发生转变时, 她们就会开始认识到伴随着生育过程所出现的躯体变化都是一种正常的生理改变, 开始了解生育的整个过程是有迹可循的, 是按一定规律发展的, 是可被预测的。因此, 这可在一定程度上缓解服务对象因未知和不解所产生的不安和恐惧。

2. 提升服务对象对生育事件的可控性

通过多种途径和方式使服务对象逐渐相信自身所具备的能力或所拥有的资源可以使她们掌控好自己的生育过程。信心与信任对于在这一特殊阶段的女性及其家庭都是极为重要的内在力量。可以使她们沉着应对生育过程中所发生的各类事件，不至于受到严重的伤害。

3. 使生育事件变得更富有意义

生育是令人愉悦的，是人生中重要的生活事件之一，而非恐怖、消极的。生育是自然赋予女性的特殊能力而非惩罚，当服务对象认识到繁衍生命的伟大意义时，可在一定程度上提升他们对于生育事件的心理一致性，使她们以更积极的态度去应对在生育过程中可能遇到的种种挫折。

二、需要层次论

长期以来心理学家、哲学家等对人类的需要和动机等问题开展着各种研究。这些研究所形成的理论主要阐释了人的需要是如何产生的、需要的类型以及这些需要会怎样影响到人的行为和活动。在这些理论中最受认可和影响较广泛的理论是由美国人本主义心理学家马斯洛（A. H. Maslow, 简介见图 6-2）提出的需要层次理论。他认为，人的一切行为都是由需要引起的，需要的满足是人类发展的一个最基本的原则。他把人的需要从低到高进行了排列，依次为：生理需要（physiological needs）、安全需要（safety needs）、爱与归属的需要（love and belonging needs）、尊重的需要（esteem needs）、自我实现的需要（self-actualization needs），见图 6-3。

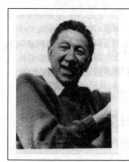

马斯洛简介

马斯洛（Abraham Harold Maslow），1908年出生于纽约市布鲁克林区，1926年进入康奈尔大学，1929年转至威斯康辛大学攻读心理学，1934年获得博士学位后留校任教。1935年在哥伦比亚大学任桑代克学习心理研究工作助理，1937年为纽约布鲁克林学院副教授，1951年被聘为布兰戴斯大学心理学教授兼系主任。

图 6-2　马斯洛简介

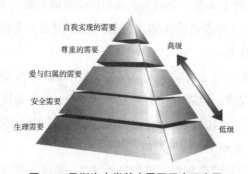

图 6-3　马斯洛人类基本需要层次示意图

（一）需要层次理论的主要内容

（1）生理需要：人类维持自身生存的最基本的需要，是最低级的需要。主要包括呼吸、水、食物、睡眠、排泄、性等方面的需要。生理需要是推动人类行为发生的最首要动力。

（2）安全需要：人类保障自身安全的需要。主要包括人身安全、财产安全、健康保障、事业保障、家庭稳定等方面的需要。整个有机体形成一个追求安全的机制，人的感受器官、效应器官、智能和其他能力都是寻求安全的工具，甚至可以把科学和人生观都看成是满足安全需要的一部分。

（3）爱与归属的需要：感情上的需要。主要包括两个方面：一是人与人之间相互融洽的关系、相互关心和照顾、爱与被爱的需要；二是个体归属于一个群体的感情，成为一个群体中一员的需要。这个层次的需要比生理需要更加细腻，它和人的生理特性、经历、教育、宗教信仰等都有关系。

（4）尊重的需要：内部的自我尊重和来自外部的尊重。内部的自我尊重表现为个体希望能胜任各种不同的情境，充满信心、独立自主。外部的尊重是指个体有地位、有威信，受到人的尊重、信赖和高度评价。尊重需要得到满足，能使人对自己充满信心，对社会有满腔热情，体验到自己活着的价值。

（5）自我实现的需要：实现个人的理想、抱负，最大限度地发挥个人的能力，达到自我价值实现的境界，接受自己与他人，善于独立处事，能完成与自己的能力相称的一切事情的需要。是需要的最高层次。

（二）需要层次理论的基本观点

（1）层次性：人的需要是从低级到高级像金字塔一样逐级上升的，但是根据个体情况的不同，需要层次的排列次序并不是完全相同且固定的，而是可能出现相应变化的。

（2）升级性：当低级层次需要得到满足后，人就会向更高层级的需要发展。但是不是所有层次的需要都能够得到满足，一般来说层次越高的需要就越难满足。

（3）优势性：在同一时期个体可能存在着多种需要，但总有一种需要占支配地位，对行为起到决定性的作用。

（4）相互性：任何一种需要都不会因为更高层次需要的发展而消失，而是相互依存的。

（5）与发展相关：个体的需要层次结构与其所处的国家社会经济、文化背景、科技水平以及个体自身的成长有关。

需要层次理论在一定程度上反映了人类需要的发展趋势，需要与行为之间的关系、行为与心理活动间的共同规律。但随着社会的发展和变化，人作为社会环境中的一员，其需求也不可避免地受到外界环境的影响而变化，因此关于这个理论还需进一步探索和研究。

（三）需要层次论在助产中的应用

需要层次理论对助产实践存在着一定指导的意义，通过学习需要层次理论，助产人员能够更好地分析孕产妇的需求，提供适当的帮助和支持，有利于构建和谐的合作关系，从而更有针对性地为孕产妇提供个性化的服务。

（1）生理需要：评估和满足孕产妇及其胎儿的基本生理需求，包括氧气、营养、休息等。

（2）安全需要：在整个孕产期能够有针对性地提供个性化的健康指导及决策信息，使孕产妇及其家庭做好生育的心理准备，为孕产妇提供安全、舒适的环境，以利于促进自然分娩等。

（3）爱与归属的需要：生育不仅是妇女个体的事件，也是家庭乃至社会的重要事件。妇女需要爱与关注来增强她们对分娩的信心，也需要得到来自家庭及社会支持系统的认可，而新生儿更需要爱与关注来开启他们在世界上的全新旅程，具有融入家庭和社会的需要。

（4）尊重的需要：随着妊娠的进程，孕产妇会产生多种身体上的改变，以及伴随而来的心理和情绪上的改变，作为助产士应了解这些变化产生的原因，给予孕产妇及其家庭足够的尊重。同时不同社会文化背景会影响到妇女及其家庭对于生育、分娩的认知，作为助产士应具备跨文化的服务理念，尊重孕产妇的文化差异。

（5）自我实现的需要：生育的整个过程尤其是分娩阶段是妇女体现自身价值的重要阶段，助产士应及时发现并妥善协助妇女顺利地度过这一过程，实现其自我价值。

三、一般系统论

一般系统论由美籍奥地利理论生物学家贝塔朗菲（图6-4）提出。20世纪60年代以后，一般系统论得到了广泛的发展，其理论与方法已经渗透到许多自然和社会科学领域，产生了日益重大的影响。

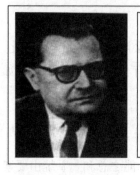

贝塔朗菲简介

贝塔朗菲（Ludwig Von Bertalanffy），1901年9月19日生于奥地利首都维也纳，一般系统论的创始人。1926年获维也纳大学哲学博士学位，在该校任教。1937年起，先后在美国芝加哥大学、加拿大渥太华大学、阿尔贝塔大学、纽约州立大学等地任教。1932年发表开放系统论，20世纪60年代提出应用开放系统论于生物学研究的概念、方法与数学模型等，奠基了系统生物学，并引领了系统生态学、系统生理学的学科体系发展。

图6-4　贝塔朗菲简介

（一）系统的概念

系统（system）指由若干相互联系、相互作用的要素所组成的具有特定结构及功能的有机整体。这个概念包含了两层含义：一是指系统是由一些要素（子系统）所组成，这些要素间相互联系、相互作用；二是指系统中的每一个要素都有自己独特的结构和功能，但这些要素集合起来构成个整体系统后，它又具有各孤立要素所不具备的整体功能。

（二）系统的分类

1.按组成系统的要素性质分类

系统可分为自然系统和人为系统。自然系统指自然形成、客观存在的系统，如人体系统、生态系统等。人为系统指为某种特定目标而建立的系统如护理质量管理系统、教育质量评价系统。现实生活中，大多数系统为自然系统和人为系统的综合系统，称复合系统，如医疗系统、教育系统等。

2.按系统与环境的关系分类

系统可分为闭合系统和开放系统。闭合系统指不与周围环境进行着物质、能量和信息交换的系统，绝对的闭合系统是不存在的，只有相对的、暂时的闭合系统。开放系统指与周围环境不断进行物质、能量和信息交换的系统。大部分系统都为开放系统，如人体系统、医疗系统等。开放系统和环境的联系，是通过输入、输出和反馈来完成的（图6-5）。

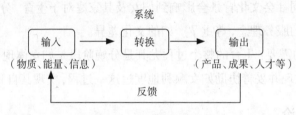

图6-5　开放系统示意图

3.按组成系统的内容分类

系统可分为实体系统和概念系统。实体系统指以物质实体构成的系统，如机械系统；概念系统指由非物质实体构成的系统，如信息系统。

4.按系统的运动状态分类

系统可分为动态系统和静态系统。动态系统指系统的状态会随时间的变化而变化，如生物系统；静态系统指系统的状态不随时间的变化而改变，具有相对稳定性的系统，如一个建筑群。但是，绝对的静态系统是不存在的。

（三）系统的基本属性

1.整体性

系统的整体性主要表现在系统的整体功能大于系统各要素功能之总和。系统由要素组成，每个要素都有自身特定的功能，系统功能又不是各要素功能简单的相加。系统将其要素以一定方式组织起来构成个整体后，整体内部各要素之间相互联系，整体外部与环境间相互作用。整体就产生了孤立要素所不具备的整体功能。

2.目的性

每个系统都有其特定的目的，系统的结构应是按照系统的目的和功能组成的整体。系统的最终目的在于维持系统内部的平衡和稳定，求得生存与发展。

3. 层次性

每个系统都是一个具有复杂层次的有机体。对于一个系统来说,它既是由某些要素(子系统)组成,同时,它自身又是组成更大系统(超系统)的一个要素(子系统)。例如,家庭是各个成员的超系统,同时家庭又是社区的子系统(图6-6)。

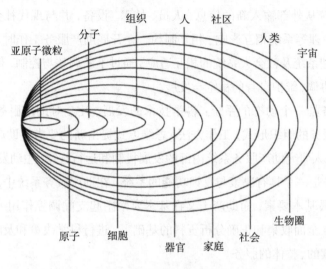

图6-6 一般系统示意图

4. 相关性

系统的各要素之间是相互联系、相互制约的,其中任何一个要素的功能发生变化,都会引起其他各要素乃至系统整体功能的相应变化。

5. 动态性

动态性指系统随时间的变化而变化,具体反映在系统的运动、发展与变化过程中。系统为了生存与发展,总在不断地调整自己的内部结构,并与环境进行物质、能量和信息的交换,维持自身的生存和发展。

(四)一般系统理论在助产服务中的应用

1. 用系统的观点看待生育女性

(1)生育女性是一个自然开放、动态的系统:生育女性生殖活动的基本目标是维持机体内外环境的协调与平衡,保障母婴安康。这种协调与平衡既依赖于体内各要素结构和功能的正常及相互关系的协调,又依赖于自身对外环境变化的适应性调整。

(2)生育女性是具有主观能动性的系统:一方面机体拥有自然的免疫监控机制;另一方面思想意识上的主动性,使生育女性对生殖和自身健康的活动具有选择调节和维护的能力。

2. 用系统的观点看待助产服务

(1)助产服务是一个具有复杂结构的系统:助产服务系统包括医院临床助产、助产管理、助产教育和助产科研等系列相互关联、相互作用的子系统。各子系统内部又有若干层次的子系统。它们之间的关系错综复杂,功能相互影响。要发挥助产服务系统的最大效果,必须具有全局观念,运用系统的方法,不断优化系统的结构,调整各部分之间的关系,协调发展,高效运行。

(2)助产服务是一个开放的系统:助产服务系统是国家医疗卫生系统的重要组成部分。助产服务系统从外部输入新的信息、人员、技术、设备,并与现代社会政治经济、科技,特别是医疗护理等系统相互影响、相互制约。在开展助产服务工作时,要考虑助产服务系统与医疗护理系统及社会大系统的相互适应,通过不断调整与控制,保持助产服务系统与外部环境的协调,维护自身的稳定与发展。

(3)助产服务是一个动态的系统:科学技术的发展、社会对助产服务需求的不断变化,必然对助产服务的组织形式、工作方法、思维方式提出新的要求。助产服务系统要适应变化,就必须深入研究助产服务系统内部的发展机制和运行规律,主动发展,开拓创新。

(4)助产服务是一个具有决策与反馈功能的系统:在助产服务系统中,助产士和生育女性构成系统的最基本要素,而助产士又在基本要素中起支配调控作用。母婴的安全健康依赖于助产士在全面收集和正确分析资料的基础上,进行科学决策和及时评价反馈,为生育女性提供连续的、整体的服务。

四、压力与适应理论

面对纷繁复杂、竞争激烈的现代社会,每个人都会历经各种各样的压力,不同的个体会采用不同的适应方式。如何降低压力对健康的影响,也是助产人员关注的问题。

(一)压力与适应的概念

1. 压力的概念

压力(stress)又称"应激",意为紧紧地捆扎或用力提取。不同的学科对压力研究的侧重点不同,对压力的解释看法也不相同。目前普遍认为,压力是个体对作用于自身的内外环境刺激做出认知评价后,产生的一系列生理及心理紧张性反应状态的过程。

压力源(stressor)又称"应激源",指任何能使人体产生压力反应的内外环境的刺激。常见的压力源有以下几类:

(1)生理性压力源:如饥饿、疲劳、疼痛、疾病等。

(2)心理性压力源:如焦虑、恐惧、生气、挫折、不祥的预感等。

(3)社会文化性压力源:如孤独、人际关系紧张、学习成绩不理想、工作表现欠佳、从一个熟悉的文化环境到另一个陌生的文化环境而出现的紧张、焦虑等。

(4)生物性压力源:如细菌、病毒、寄生虫等。

(5)物理性压力源:如高温、强光线、噪声等。

(6)化学性压力源:如空气污染、水污染,药物不良反应等。

2. 适应的概念

适应（adaptation）是指"生物体以各种方式调整自己以适应环境的一种生存能力及过程"。适应是所有生物体的特征，是应对的最终目的。个体在遇到任何压力源时，都会试图去适应它，若适应成功，身心平衡得以维持和恢复；若适应不良，就会患病。

（二）压力与适应理论的内容

1. 压力的反应

当压力源作用于个体时，个体会产生一系列的身心反应。

（1）生理反应："压力学之父"汉斯·塞利认为压力的生理反应包括全身适应综合征（general adaptation syndrome，GAS）和局部适应综合征（local adaptation syndrome，LAS）。GAS 是机体面临长期不断的压力而产生的一些共同的症状和体征，如全身不适、体重下降、疲乏、倦怠、疼痛、失眠、胃肠功能紊乱等。这些症状是通过神经内分泌途径产生的。LAS 是机体应对局部压力源而产生的局部反应，如身体局部炎症而出现的红、肿、热、痛与功能障碍。汉斯·塞利认为 GAS 和 LAS 的反应过程分为三个阶段：警告期，抵抗期和衰竭期。机体储存的适应能量是有一定限度的，如果能量被耗竭，机体缺乏适应压力的能力，最终的结果将导致死亡。

压力是维持正常生理和心理功能的必要条件，适当的压力有助于提高机体的适应能力；长期压力作用对健康产生消极作用，如削弱心理健康、影响社会功能、引起身心疾病等。汉斯·塞利认为，适应在疾病中起着相当重要的作用，适应不良即可引起疾病。适应不良有两种情况：防卫不足与防卫过度。防卫不足可引起严重感染或溃疡等，而防卫过度可导致过敏、关节炎、哮喘等。

（2）心理反应：面对压力，人们产生的心理反应主要有：

①认知反应：包括积极的和消极的反应。积极的反应可以使人保持适度的警觉水平，注意力集中，对事物的敏感性增加，提高个体的判断能力及解决问题的能力；消极的反应可以使人的情绪过度激动或抑郁，认知能力下降，机体不能正确评价现实情形，致使不能选择有效的应对策略。

②情绪反应：包括焦虑、恐惧、抑郁、愤怒、敌意等。③行为反应：包括渴望、隐退、躲避、饮食习惯改变、采取拖延政策、频频吸烟、滥用药物，乃至做出自杀行动等。

2. 压力的防卫

人们为了对抗压力源常采用以下防卫机制，以主动应对压力，避免严重的压力反应。

（1）身心防卫：生理防卫包括遗传素质、一般身体状况、营养状态、免疫功能等。如完整的皮肤可以防止体内水分、电解质和其他物质的丢失；健全的免疫系统可以抵御病毒和细菌的侵害。心理防卫指心理上对压力做出适当反应的过程。心理防卫能力取决于个体过去的经验、受教育程度、生活方式、社会支持、经济状况、出现焦虑的倾向及性格特征等。身心防卫是对抗压力源的第一道防线。

（2）自救：对抗压力源的第二道防线。当一个人处于压力源较强，而第一道防线相对较弱时，会出现身心两方面的应激反应。如反应严重，就必须采取自救，以减少发展为疾病的可能。自救的内容包括：①正确对待问题；②正确对待情感；③利用可能得到的支持；④减少生理影响。

（3）专业辅助：当强烈的压力源导致身心疾病时，就必须寻求医护人员的帮助，获得药物治疗、物理治疗等，或经心理治疗掌握各种应对技巧。这是对抗压力源的第三道防线。这一道防线非常重要，若专业辅助不及时或不恰当，则会使病情加重或演变成慢性疾病，如高血压、胃溃疡、抑郁症等，这些疾病又可以成为新的压力源，进一步影响身心健康。

3. 压力的适应

人类的适应较其他生物体更复杂，所涉及的范围更广，包括生理、心理、社会文化和技术四个层次的适应。

（1）生理适应：指机体通过调整体内生理功能来适应外界环境的变化，包括代偿性适应和感觉适应。代偿性适应指当外界的刺激发生改变影响人的内稳态时，个体以代偿性的生理变化来应对刺激的过程。例如，进行长跑锻炼，开始时会感到肌肉酸痛、心跳加快，但坚持一段时间后就会逐渐消失。感觉适应指人体对某种固定情况的连续刺激而导致的感觉强度的减弱。这些感觉如"入芝兰之室，久闻而不知其香"。

（2）心理适应：人在遭遇心理压力时，通过调整自己的认识、态度和情绪来应对压力以恢复心理上的平衡。一般可运用心理防卫机制或学习新的行为如放松技术来应对压力。

（3）社会文化适应：社会的适应是指调节个体的行为以适应社会的法规、习俗及道德观念的要求。文化的适应则指调节自己的行为，使之符合特殊文化环境的要求。"入乡随俗"就是一种社会文化适应。

（4）技术适应：指对日常生活和工作中涉及的知识、使用的设备技术等方面的适应，如现代网络技术的应用。

（三）压力与适应理论在助产服务中的应用

压力可成为众多疾病的原因或诱因，疾病又可成为机体新的压力源：学习压力与适应理论可以帮助助产士识别孕产妇和患者的压力，进而协助其缓解和解除压力，同时还可以帮助助产士认识自身压力并减轻工作中的压力刺激。

1. 孕产妇常见的压力源

（1）环境陌生：孕产妇对医院环境不熟悉，对医院的饮食不习惯，对作息制度不适应，对负责自己的医生、助产士和护士不了解等。

（2）病痛困扰：产妇分娩时会经历阵痛，产程进展也有不确定性；异常分娩的产妇感受到疾病的痛苦，担心胎儿及自身安全。

（3）与外界隔离：产妇与家庭成员分离或与他人隔离，不能与亲朋好友谈心，与室友无共同语言，感到自己没有受到医务人员的重视等。

（4）信息缺乏：产妇对自己产程进展的情况、需要注意的事项不了解；对医务人员口中的医学术语理解困难，提出的问题得不到答复等。

（5）自尊丧失：产妇分娩过程中，需要暴露隐私部位；妊娠使妇女的自理能力下降，进食、如厕、洗浴、穿衣等都需要别人协助。

（6）遭遇忽视：若助产士缺乏敏锐的观察力和熟练的技术，对产程或病情变化未能及时发现和处理；助产服务工作中对环境的安排不够妥当，如不够私密、安静，光线过强，温度不适宜；助产服务过程中忽视了言行的一致等。

2. 协助孕产妇和患者适应压力的方法

（1）提供适宜的休养环境：环境能影响一个人的心理活动，洁净、舒心、私密的环境使人心情愉悦，是促进母婴安全健康的必要条件。因此助产士应力求为孕产妇创造一个温馨、舒适、安全的住院环境，减少陌生环境中的不良影响。

（2）有针对性地解决问题：孕产妇是一个社会生物体，助产士应认真地评估其压力源，并有针对性地帮助解决。如对于环境不熟悉者，应着重为其介绍医院环境；对于担心医疗费用高难以承受者，应尽量考虑用成本低的治疗方案；对于惧怕疼痛者，运用药物和非药物镇痛方法，为其减轻疼痛。

（3）及时提供相关信息：助产士应及时向孕产妇提供有关诊断检查和治疗护理等相关信息，以消除不必要的担心与恐惧，增加安全感。

（4）指导运用恰当的应对方式：产妇在分娩期，可能随着产程的进展而产生不同的需要，对助产人员所提供的措施有不同的反应。助产士应鼓励产妇表达自己内心的真实想法与感受，理解其宣泄情绪的行为，运用多种措施来促进产妇的舒适与放松，如鼓励产妇采取自由体位待产与分娩，运用拉玛泽呼吸法缓解宫缩而带来的阵痛等。

（5）调动社会支持系统：社会支持系统是个体在压力状态下一种良好的社会资源，助产士应积极利用这种资源。例如，鼓励丈夫参与妻子的分娩过程，向妻子表示自己的关怀，助产士要给予准爸爸言语上的肯定，并告诉他有他陪伴在身边，即使只是紧紧握住妻子的手或是对妻子说几句赞扬、鼓励的话，都可以让产妇感到安全与舒适。

（6）给予足够重视：产妇在待产过程中，因诸多的不适和不确定因素，内心很脆弱，往往会感到焦虑不安，得到专业人员的支持和肯定是非常重要的。助产士必须随时观察产妇的行为改变，提供适宜的护理措施，以满足其需要，如尽可能地陪伴在产妇身边表示关心，详细解答产妇及家属的问题，及时给予她们鼓励。通过这些手段增加产妇的信心，能够帮助其排解压力顺利度过产程，促进自然分娩，保障母婴安全健康。

五、沟通理论

详见第三篇。

第七章　助产相关护理理论与知识

案例导入

案例描述：

　　肖女士，30 岁，孕 1 产 0，妊娠 40 周，因腹部阵痛 10 小时入院。产科检查：宫高 33 cm，腹围 96 cm，胎方位 LOA，胎心 150 次/分，宫缩（40″～50″）/（2′～3′），阴道检查宫口扩张 5 cm，胎头"S=0"，左枕前，骨盆内诊无明显异常。

请思考：

（1）如何进行护理评估？

（2）列出主要的护理诊断。

（3）制订相应的护理措施并进行评价。

　　助产与护理都是古老的职业，彼此之间有着密切的联系。助产与护理的服务对象都是人，但是助产专业的服务对象是特殊时期的人——生育女性，她们大都处于特殊的生理阶段，有时也会遭遇病理过程。因此，助产士必须知晓疾病与健康的概念，掌握促进健康的相关知识；了解护理学的发展内涵与发展历程；学习和借鉴护理模式和护理程序，指导助产教学、管理和实践。

第一节　健康与疾病

　　健康与疾病是人类生命活动本质状态和质量的一种反映，是医学科学中两个最基本的概念。助产士、护士只有了解健康和疾病的关系，深入研究、学习健康和疾病的相关问题和知识，采取有效的护理策略，才能完成助产、护理的基本任务，促进服务对象保持最佳的状态。

一、健康

　　健康（health），是人类追求的永恒目标，是一个包含生理、心理、社会及精神等多维度的概念。

（一）健康的概念

在不同的历史条件和文化背景下，人们对健康有不同的理解和认识。

1. 古代健康观

西方医学认为，生命是由水、火、气、土四元素组成，这些元素平衡即为健康。我国古代哲学家认为，健康是人体阴阳的平衡与协调。

2. 近代健康观

"健康就是没有疾病""健康是身体的良好状态"，这种对健康的认知是生物医学模式的产物，忽略了人的精神、心理的作用，具有局限性和片面性。

3. 现代健康观

WHO 于 1948 年将健康定义为"健康不但是没有疾病和身体缺陷，而且还要有完整的生理、心理状态和良好的社会适应能力"。1989 年，WHO 组织又提出了有关健康的新概念，即"健康不仅是没有疾病，而且包括躯体健康、心理健康、社会适应良好和道德健康"。

（二）亚健康

WHO 认为亚健康是介于健康与疾病之间的中间状态，也称"第三状态"。中华中医药学会认为：亚健康是指人体处于健康和疾病之间的一种状态。处于亚健康状态者，不能达到健康的标准，表现为自我感觉不适，一定时间内的活力降低、功能和适应能力减退的症状，表现为躯体疲劳、易感冒、出虚汗、食欲下降、头痛、失眠、焦虑、人际关系不协调、家庭关系不和谐、性功能障碍等，但又不符合现代医学有关疾病的临床诊断标准。人体处于亚健康状态时，通过强化营养、心理、伦理、家庭和社会等对人体健康的正面影响因素，可以促进个体回归健康（第一状态），否则，亚健康状态进一步发展成为疾病（第二状态）。人体亚健康状态可能是疾病无症状现象的更早期形式，人们要引起足够的重视。

（三）影响健康的因素

人们生活在自然环境和社会环境之中，其健康状态受到诸多因素的影响，从生物—心理—社会医学模式来看，影响健康的因素包括：生物因素（如病原微生物、遗传因素、个体生物学特性等）、心理因素、环境因素（自然因素、社会因素）、个人行为与生活方式以及医疗条件等。其中有些因素是可控制的，而有些因素则是难以控制的。

二、疾病

（一）疾病的概念

1. 古代疾病观

远古时代，人类的认识能力落后，认为患病是鬼神附体，是神灵对罪恶的惩罚，因而出现了一系列与鬼神做斗争以治疗疾病的方法。公元前 5 世纪，希波克拉底创立了"体液学说"，认为疾病是体内血液、黏液、黄胆汁和黑胆汁 4 种元素失衡所致。中国古代将人体分为阴、阳两部分，阴阳失衡则发生疾病。

2. 近代疾病观

（1）疾病是不适、痛苦与疼痛：疼痛与不适只是疾病的一种表现，并非疾病的本质与全部。

（2）疾病是社会行为（特别是劳动能力）丧失或改变的状态：此定义是以疾病带来的社会后果为依据，目的在于唤醒人们努力消除疾病、战胜疾病的意识。

（3）疾病是机体功能、结构及形态的异常，这是生物医学模式下的疾病观，过分强调患病部位的结构、形态及功能的改变，而忽视了全身整体的功能状态。

（4）疾病是机体内稳态的紊乱：认为所有生命都以维持内稳态的平衡为目的，当内稳态平衡被打破，机体则表现为疾病。这是整体观指导下对疾病的认识。

3. 现代疾病观

（1）疾病是机体的整体反应过程：疾病是发生在人体一定部位、一定层次的整体反应过程，是生命现象中与健康相对立的一种特殊征象。局部损伤一定会影响整体，而整体的反应又是以局部损伤为表现。

（2）疾病是人体正常活动的偏离或破坏：是机体功能、代谢、形态结构异常，以及由此而产生的机体内部各系统之间和机体与外界环境之间的协调发生紊乱。

（3）疾病不仅是人体内的病理过程，而且也是内外环境适应的失调，是内外因素作用于人体并引起损伤的客观过程。

（4）疾病不仅是躯体上的疾病，也包括精神、心理方面的疾病，完整的疾病过程，常常是身心因素相互作用、相互影响的过程。现代医学的大量研究证明，精神、心理因素是影响健康的重要因素，也是构成健康的重要部分。

综上所述，疾病（disease）是机体在一定的内外因素作用下而引起一定部位的功能、代谢和形态结构的变化，表现为损伤与抗损伤的病理过程，是内稳态调节紊乱而发生的生命活动障碍。

（二）疾病对患者与社会的影响

疾病对患者、家庭乃至社会都会带来不同程度的变化和影响。

1. 对患者自身的影响

（1）生理改变：患病后身体组织器官病理生理的改变，使患者产生不适感，如疼痛、咳嗽、高热和呼吸困难等，影响进食和休息，严重者甚至无法正常工作和生活，危及生命安全。

（2）心理改变：病情越严重，持续时间越长，患者的心理反应越激烈，如焦虑、恐惧、抑郁、否认、愤怒、退缩、失望感和无能为力感，甚至产生放弃治疗的念头。

（3）自我概念的改变：包括个体对自己躯体、需要、角色和能力的感知。患病后，会出现身体某部分或功能的缺失、疼痛、依赖他人、经济困难、参与社会活动能力减弱或家庭和社会的角色弱化，自我概念也随之发生较大改变。

（4）生活方式的改变：由于疾病，特别是慢性病，患者常改变原有的不良生活方式，尽量避免或减少致病因素，如改变饮食习惯、活动、锻炼、休息和睡眠模式。

2. 疾病对家庭的影响

（1）家庭角色改变：疾病发生时，家庭成员需要尝试适应病症带来的家庭角色的改变。如果父母中的一员因患病不能承担日常家务，通常年长的孩子就会扮演父母的角色。这种角色颠倒给年长的孩子带来压力，使其出现责任冲突或决策矛盾。如果家庭角色的改变对家庭的影响是短期的，则家庭成员容易适应；如果是较长时期的，家庭及个体成员则均需要专业性的咨询和指导才能适应改变。

（2）家庭运作过程改变：家庭运作过程包括家庭日常活动的运行、家庭事务的决策和分配、家庭成员相互的支持、应对变化和挑战的过程。如果父亲或母亲患病时，其他家庭成员无力或拒绝承担其角色责任，就可能导致家庭的某些活动或决策停止或推迟，此时家庭运作过程就会发生紊乱。

（3）家庭健康行为改变：对如原发性高血压、糖尿病、抑郁症和癌症等各种家族遗传病或有遗传倾向的疾病的确诊，可以提高家庭乃至整个家族的警惕性，从而促使家庭健康行为的改变，做到及早预防、及早发现和治疗。

3. 疾病对社会的影响

（1）对社会生产力的影响：每个人都有其社会角色，对社会做出某种贡献，当人患病转变为患者角色后，暂时或长期免除了其社会责任，必定降低社会生产力。

（2）对社会经济的影响：诊断和治疗疾病都要消耗一定的社会医疗资源，疾病对整个社会经济会造成巨大的影响。

（3）对社会健康状况的影响：某些传染性疾病，如艾滋病、肺结核、肝炎等，如不采取适当的措施，会在人群中传播，影响他人的健康。一些传染性疾病的出现甚至会对整个社会的健康状况造成危害，引发社会恐慌。

（三）疾病的预防

疾病预防，又称健康保护，是指采取特定行为避免健康受到各种因素威胁的过程。提倡"未病先防、已病防变、病后防复"，即三级预防。

1. 一级预防

一级预防（primary prevention）又称病因预防，是采取各种措施消除或控制致病因素，从而防止疾病的发生，是低成本且有效的预防措施。WHO 提出的健康四大基石"合理膳食、适量运动、戒烟限酒、心理平衡"是一级预防的基本原则。

2. 二级预防

二级预防（secondary prevention）又称临床前期预防，强调在疾病的临床前期早期发现、早期诊断和早期治疗，也称为"三早"预防。目的是预防疾病的发展。如病例筛查、疾病普查、健康检查、治愈性和预防性检查，传染病传播的预防、并发症和后遗症的预防等。

3. 三级预防

三级预防（tertiary prevention）又称临床期预防，主要是对症治疗、防止伤残和积极康复。目的是通过适时有效的处置，防止疾病恶化，减少并发症和后遗症的发生，促进功能恢复，提高生活质量。通过三级预防，将患者健康问题的严重程度降到最低。

三、健康促进

（一）健康促进的概念

1986年，WHO提出，健康促进（health promotion）是促进人们维护和提高他们自身健康的过程，是协调人类与他们所处环境之间的策略，规定了个人与社会对健康各自所负的责任。

（二）健康促进的原则

关注全社会的人群，强调公众有效的参与、从事卫生保健的专业人员在健康促进中的作用、针对影响健康的决定性因素，采取多种形式和途径等。

（三）健康促进的五项策略

制定促进健康的公共政策、创造支持性环境、强化社区行动、发展个人技能、调整卫生服务方向。

（四）促进健康的行为

1. 基本健康行为

基本健康行为包括合理营养、平衡膳食、适量休息和积极锻炼等。

2. 保健行为

保健行为指正确合理地利用现有卫生保健资源，维护自身健康的行为，如定期体检、预防接种、患病后及时就诊和遵从医嘱等。

3. 避免对环境有害的行为

避免对环境有害的行为，包括自我调适、主动回避、积极应对等，如离开污染的环境、采取措施减少环境污染、积极应对引起人们心理应激和精神紧张的生活事件等。

4. 戒除不良嗜好行为

戒除不良嗜好行为，如戒烟、不酗酒、不滥用药物等。

5. 预警行为

预警行为通常指对可能发生的危害健康的事件先给予警示，从而预防事件发生，并能在事件发生后正确处理的行为，如乘坐飞机或汽车时系安全带，溺水、车祸、火灾等的预防等。

6. 求医及遵医行为

求医及遵医行为指个体觉察到自己有某种病患时寻求科学可靠的医疗帮助，并能积极地遵从医嘱、配合医疗护理的行为。

（五）促进健康的护理活动

1. 开展健康教育

健康教育是通过信息传播和行为干预，帮助个体和群体掌握卫生保健知识、树立健康观念、自愿采纳有利于健康行为和生活方式的教育活动和过程。其目的是降低影响健康的危险因素、预防疾病，促进健康和提高生活质量。健康教育的最终目标是促进个体或群体改变不良行为和生活方式

2. 满足生理需要

依据马斯洛的人类基本需要层次理论，首先做好生理护理，满足服务对象的基本生活所需，使其有生理舒适感。包括：

（1）减轻疼痛与不适，如安置患者舒适的体位，遵医嘱适当应用镇痛药、运用松弛疗法、指导适量运动等。

（2）提供安静、舒适的环境，保证患者有足够的休息和睡眠。

（3）满足需要，根据患者的具体情况，满足其饮食、饮水、排泄等方面的需要。

3. 做好心理护理

详见第三篇第十章。

4. 提供社会支持

充分发挥患者社会支持系统的作用。例如鼓励患者家属及与其有重要关系的人经常探望和陪伴患者，给予患者更多温暖和支持，使其获得感情上的满足感，有利于早日恢复。

第二节　护理学概述

一、护理学发展史

护理学（nursing）是一门以自然科学与社会科学为理论基础，研究有关预防保健、治疗疾病、康复过程中的护理理论、知识、技术及其发展规律的综合性应用科学。护理学的形成及发展与人类的文明进步及健康需求密切相关。回顾历史，护理学经历了漫长的发展过程，从早期简单的清洁卫生护理到以疾病为中心的护理，再到以患者为中心的整体护理，直至现代以人的健康为中心的护理。通过不断的实践和理论研究，逐渐形成了特有的理论和实践体系，成为医学科学中一门独立学科。

（一）近代护理学的诞生

1. 南丁格尔与近代护理

护理学的历史源远流长，在经历了漫长的人类早期的护理、中世纪的护理和文艺复兴时期的护理后，到19世纪中叶，护理有了突破性的发展。由南丁格尔首创了护理专业，进

而护理学开始步入科学的发展轨道，这是护理学发展的一个重要转折点，也是护理专业化的开始。

弗洛伦斯·南丁格尔（Florence Nightingale，图7-1），英国人。1820年5月12日生于其父母旅行之地意大利佛罗伦萨。其家族是当时英国的名门望族，她从小受到良好的教育，精通英、法、德、意、希腊及拉丁语，并擅长数理统计，由于受其母亲仁慈秉性的影响，她从小就表现出很强的慈爱之心，乐于助人，接济贫困人家，并立志长大后要成为一个为别人带来幸福的人。她曾在1837年的日记中写道："我听到了上帝在召唤我为人类服务。"当时在英国从事护理工作的除修女之外，就是一些为了生计的贫困妇女，护士的社会地位很低。她的想法理所当然地受到了家人的种种阻挠。

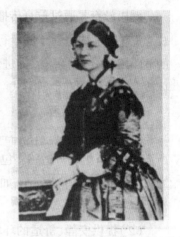

图 7-1　南丁格尔像

而她却利用随家人到世界各国旅行的机会，参观、考察各地的孤儿院、医院和慈善机构等，了解各地护理工作的状况。1850年，她只身去了德国的凯斯维特参加护士训练班，接受了3个月的护理训练，开始了她的护理职业生涯。

1854—1856年，英、法等国与俄国爆发了克里米亚战争。当时英国的战地救护条件十分落后，医院管理不善，负伤英军的死亡率高达42%，这个消息引起了英国民众的强烈不满。南丁格尔获悉后立即申请参加战地救护工作。1854年10月，她被任命为"驻土耳其英国总医院妇女护士团团长"，率领38名优秀护士奔赴战地医院。她以顽强的毅力，克服重重困难，带领护士们改造医院病房环境和改善伤病员膳食，为伤员清洗包扎伤口，配合外科手术，消毒物品。还设法建立了阅览室和娱乐室，并抽空替伤病员书写家信，使全体伤病员获得精神慰藉。每夜她独自提灯巡视病房，亲自安慰那些重症伤员和垂危士兵，因而受到士兵们的爱戴和尊重，亲切地称她为"提灯女神"（图7-2）和"克里米亚天使"。由于南丁格尔和护士们艰苦卓绝的工作，在短短的半年时间内，伤病员的死亡率迅速下降至2.2%。她们的成效和功绩受到人们的普遍赞扬，不仅震惊了全英国，也改变了人们对护理的看法。1856年南丁格尔回到英国，英国政府授予她勋章，发给她奖品、奖金等，但南丁格尔将其全部捐献给了护理事业。南丁格尔献身护理事业，一生未婚，1910年8月13日逝世，享年90岁。

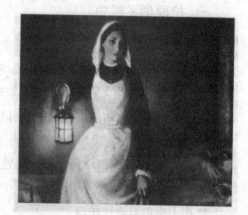

图 7-2　提灯女神像

2. 南丁格尔对护理发展的主要贡献

南丁格尔一生致力于开创护理事业，功绩卓著，被誉为近代护理学的创始人。她对护理事业的献身精神成为世界各国护士的楷模。

（1）创立了世界上第一所护士学校：1860 年南丁格尔在伦敦的圣托马斯医院创办了世界上第一所正规的护士学校——南丁格尔护士训练学校，成为近代科学护理教育的开端。

（2）著书立说指导护理工作：南丁格尔一生撰写了大量的日记和论著，其中最著名的是《医院札记》和《护理札记》。在《护理札记》中阐明了自己的护理思想及对护理的建议，精辟地指出了环境、个人卫生、饮食对患者的影响，被认为是护士必读的经典著作。直至今日，她的护理学理念和思想对护理实践仍有指导意义，南丁格尔的论著奠定了近代护理专业的理论基础。

（3）开创了科学的护理专业：她认为护理是一门艺术，需要有组织性、务实性及科学性。她确定了护理学的概念和护士的任务，提出了公共卫生的护理思想，重视患者的生理及心理护理，并发展了自己独特的护理环境学说。同时，由于她的努力，护理逐渐摆脱了教会的控制及管理而成为一门独立的职业。

（4）创立了一整套护理制度：南丁格尔首先提出了护理要采用系统化的管理方式，使护士担负起护理患者的责任。授予护士适当的权利，以充分发挥护士的潜能。在护理组织的设立上，要求每个医院必须设立护理部，由护理部主任负责全院的护理管理工作。此外，她还制定了关于医院设备及环境方面的管理要求，促进了护理工作质量和效率的提高。

（5）提出了护理伦理的思想：她强调人道主义护理理念，要求平等地对待每位患者及不分种族、贫富，给患者平等的护理。

南丁格尔以她渊博的知识、卓越的远见和高尚的品德，投身护理工作，对开创护理事业做出了杰出的贡献。1912 年，国际护士会建立了南丁格尔国际护士基金会，设立奖学金奖励各国优秀护士进修学习之用，并将她的生日——5 月 12 日定为国际护士节。同年，国际红十字会在华盛顿召开的第九届大会上正式确定设立南丁格尔奖章，作为各国优秀护士的最高荣誉奖，每两年颁发一次。我国从 1983 年开始参加第 20 届南丁格尔奖的评选活动，截至 2017 年共有 80 人获此殊荣。

（二）现代护理学的发展

现代护理学的变化和发展经历了三个阶段。

1. 以疾病为中心的阶段（1860 年至 20 世纪 40 年代）

此阶段人们对健康的概念是没有疾病就是健康，对疾病的认识也十分有局限性，认为只有生物学的原因才会引起疾病。一切医疗活动都以治疗疾病为目的，即生物医学模式。护理的重点是协助医生治疗疾病。护理的工作中心是护理住院患者，护士的主要工作场所是医院。

这一时期的护理特点是护理是一个专门的职业，从事护理的人要受过专门的培训。没有专门的护理理论及科学体系，但从实践中形成了一套较为规范的疾病护理常规及护理技术常规。

2. 以患者为中心的阶段（20世纪40至70年代）

二战以后，随着科技的发展及人们生活水平的不断提高，人们对健康与疾病的认识发生了很大的改变，开始重视社会心理因素及生活方式对健康与疾病的影响。1948年美国学者布朗（Brown）对护理如何适应人们的健康要求提出了许多建议，并在原有的护理中加入了健康人也是护理对象的新概念，指出在护理教育中应该增加一些人文及心理课程以进一步增强护士对人的全面理解及护理。

这一时期的护理特点是吸收了其他学科的相关理论，逐步形成了护理学的知识体系以作为专业的理论基础，应用科学的护理工作方法即"护理程序"对服务对象实施整体护理，但仍然以住院患者为护理的主要对象，护士的主要工作场所仍然是医院。护理教育建立了以患者为中心的教育模式，课程设置形成了护理自身的理论知识体系。

3. 以人的健康为中心的阶段（20世纪70年代至今）

由于科技的进步和人类健康水平的提高，疾病谱发生了很大变化。过去威胁人类健康极大的传染病已得到了有效的控制，而与人的行为和生活方式相关的疾病，如心脑血管疾病、恶性肿瘤、糖尿病、意外伤害等，成为威胁人类健康的主要问题。同时，人们的健康观念也发生了根本改变，由原来的有病才寻求健康服务转变为主动寻求。1977年，美国罗特大学的恩格尔教授提出新的医学模式，认为在研究疾病的发生及发展过程中，要将生物因素、心理因素及社会因素密切地结合起来考虑，这种新的医学模式被称为"生物-心理-社会医学模式"。医学模式的转变带动了护理模式的转变，要求护士在为人提供护理时应将服务对象看成一个具有生理及社会心理需要的整体，而不是只重视服务对象的生理或病理反应的局部。1977年，WHO提出"2000年人人享有卫生保健"的战略目标，对护理工作的发展也产生了巨大的推动作用，使以人的健康为中心的护理成为必然。

这一时期的主要特点是护理学已经发展成为一门为人类健康服务的独立的应用学科。护理的服务对象为所有年龄段的健康人及患者，服务场所从医院扩展到了社区、家庭及各种机构，并以护理理论指导护理实践。主要的代表人物如罗杰斯（Martha Rogers）对护理的定义为：护理服务的对象是整体的人，是协助人们达到其最佳的健康潜能状态。凡是有人的场所，就需要护理服务。

（三）中国护理学的发展

1. 古代护理的孕育

我国医学历史悠久，早期的医学及医药互为一体，强调"三分治七分养"，养即护理。中医药学为护理学的起源提供了很好的理论和技术基础。如《黄帝内经》中的"肾病勿食盐""怒伤肝、喜伤心"等，明确了饮食、情绪因素与疾病的关系；唐代医学家孙思邈所著的《备急千金要方》中提出"凡衣服、巾、栉、枕、镜不宜与人同之"，强调了隔离预防的知识；宋代名医陈自明的《妇人大全良方》中，对孕妇产前、产后护理提供了许多宝贵资料。

2. 近代护理的形成

鸦片战争前后，随着各国军队、宗教和西方医学的传入，我国的护理逐渐兴起。1888年，美籍约翰逊女士在福州开办了我国第一所护士学校。1909年，中国在江西牯岭正式成立。1914年，担任中华护士会副理事长的钟茂芳女士认为从事护理工作的人员应该具有必要的科学知识，故将"nurse"一词译为"护士"，一直沿用至今。1922年国际护士会正式接纳中国为第10个会员国。在战争年代，1931年，在江西河州开办了"中央红色护士学校"；1941年和1942年，毛泽东同志先后为护士题词："护理工作有很大的政治重要性""尊重护士，爱护护士"。

3. 现代护理的发展

（1）护理教育：

①中等护理教育：1950年在北京召开了第一届全国卫生工作会议，将中等专业教育确定为培养护士的唯一途径。

②高等护理教育：1980年，南京医学院率先在国内开设了高级护理专修科，恢复了高等护理教育。1983年天津医学院开设了5年制本科护理专业，学生毕业后获得学士学位。

③硕士、博士教育：1992年，北京医科大学护理系开始招收护理硕士生；2004年协和医科大学及第二军医大学分别被批准为护理学博士学位授权点。目前我国已形成了多层次、多渠道的护理学历教育体系。

④继续护理教育：1987年，国家发布了《关于开展大学后继续教育的暂行规定》。1997年，原卫生部继续医学教育委员会护理学组成立，标志着我国护理学继续教育正式纳入国家规范化管理。

（2）护理实践：1950年以来，我国临床护理工作一直受生物医学模式的影响，医护分工明确。1980年以后，随着改革开放政策的实施，国内外护理学术交流加强，国外新的护理理念和护理理论也逐渐引入，加之医学模式转变，临床护理转变为注重探讨以人的健康为中心的整体护理模式。

（3）护理管理：

①建立健全护理管理系统：1982年原卫生部医政司设立了护理处，负责全国的护理管理，制定了相关政策法规。

②建立护士执业考试与注册制度：1993年原卫生部颁发了《中华人民共和国护士管理办法》，考试合格者取得护士执业证书方可申请注册。

③建立晋升考核制度：1979年国务院批准原卫生部颁发的《卫生技术人员职称及晋升条例（试行）》，明确规定了护理专业人员的技术职称等级。

④护理立法，维护护士合法权益：2008年国务院颁布实施《中华人民共和国护士管理条例》，明确护士的义务、权利和法律地位，规范护士执业行为，建立职业准入制度。

（4）护理科研和学术交流：1980年以来，伴随着我国改革开放政策的实施，中华护理学会逐步开展了国际护理学术交流，并与许多国家建立了良好护理学术联系。通过国际学术交流，开阔了视野，活跃了学术氛围，给中国护理事业带来了新的发展契机。

二、护理学任务、范畴和工作方式

（一）护理学的任务

1978 年 WHO 指出："护士作为护理的专业工作者，其唯一的任务就是帮助患者恢复健康，帮助健康人促进健康。"因此，护理学的主要任务是促进健康、预防疾病、恢复健康和减轻病痛。

（二）护理学的范畴

1. 理论范畴

（1）护理学研究的对象、目标和任务：护理学研究对象是整体的、社会的人；研究的主要目标是人类健康；研究的主要任务是应用护理理论、知识和技能，开展促进健康、预防疾病、恢复健康和减轻痛苦的护理实践活动。

（2）护理学理论体系：20 世纪中叶，护理理论与概念模式开始形成并逐渐成熟，如奥瑞姆的自理理论、罗伊的适应模式、纽曼的保健系统模式等。这些理论的应用，对提高护理质量起到了积极的推动作用。

（3）护理学与社会发展的关系：主要研究护理学在社会中的作用、地位和价值，研究社会对护理学的影响及社会发展对护理学的要求等。

（4）护理学的分支及交叉学科：随着现代科学的高度分化和广泛综合，护理学与自然科学、社会科学和人文科学等多学科相互交叉渗透，形成了许多新的综合型、边缘型的交叉学科，如护理心理学、护理美学等；派生了老年护理学、社区护理学和急救护理学等众多的分支学科，大大地推动了护理学科体系的构建和完善。

2. 实践范畴

（1）临床护理：服务对象是患者，包括基础护理和专科护理。①基础护理：应用护理学的基本理论、基本知识和基本技能来满足患者的基本生活、心理、治疗和康复的需要，如膳食护理、病情观察等，是各专科护理的基础。②专科护理：以护理学及相关学科理论为基础，结合各专科患者的特点及诊疗要求，为患者提供护理。

（2）社区护理：以临床护理的理论、技能为基础，根据社区的特点，对社区范围内的居民及社会群体开展疾病预防，如妇幼保健、家庭护理、预防接种等，以帮助人们建立良好的生活方式，促进全民健康水平的提高。

（3）护理教育：以护理学和教育学理论为基础，适应现代医学模式的转变和护理学发展需要，以满足现代护理工作的需求为目标，培养德、智、体、美全面发展的护理人才。

（4）护理管理：运用现代管理学的理论和方法，对护理工作的诸要素——人、财、物、时间、信息等，进行科学的计划、组织、人员管理、指导与控制等，保证护理工作正确、及时、安全、有效地开展。

（5）护理科研：运用观察、科学实验、调查分析等方法揭示护理学的内在规律，促进护理理论、知识、技能和管理模式的更新和发展。

（三）护理工作方式

1. 个案护理

个案护理是由一名护士护理一名患者，即由专人负责实施个体化护理，适用于抢救危重患者或临床教学。

2. 功能护理

功能护理指以完成医嘱和执行各项常规的基础护理为主要工作内容，依据工作性质机械性地将护理工作分配给护士。护士被分为办公室护士、治疗护士、巡回护士等，是一种流水作业的工作方法，适用于护理人力资源缺乏、工作任务繁重科室患者的护理。

3. 小组制护理

小组制护理指以分组的形式对患者进行整体护理。小组成员由不同级别的护士组成，组长负责制定护理计划和措施，安排小组成员完成工作任务，共同实现护理目标。

4. 责任制护理

责任制护理指由责任护士和辅助护士按护理程序对患者进行全面、系统的整体护理。方法是以患者为中心，每名患者由一名责任护士负责，对患者实行 8 小时在岗、24 小时负责制的护理。

5. 综合护理

综合护理指一种通过有效地利用人力资源，恰当地选择并综合运用上述几种工作方式，为患者提供低成本、高质量、高效率护理服务的工作方式。

三、护理理论中的基本概念

任何一门学科的形成都是建立在一定的理论基础之上的，而理论则是由相关的概念来表达。人、环境、健康和护理构成了现代护理的框架概念。它的形成反映了护理知识体系的发展和完善，使护理向着自主性、科学性和独立性的方向发展，并为护理实践、教育、科研和管理提供了科学依据。

1. 人

人是由生理、心理和社会三方面组成的统一整体。人作为一个开放系统，积极调适机体内环境以适应外环境的变化，具有生物与社会的双重属性。此外，护理学所研究的服务对象已扩展到全人类，包括个体、家庭、社区和社会四个层面。

2. 环境

环境是人类赖以生存和发展的空间及外部条件，分为内环境和外环境。内环境是影响机体生命和成长的内部因素，由生理环境和心理环境组成；外环境是影响机体生命和生长的所有外界因素的总和，由自然环境和社会环境构成。对环境的调控、改善是护理活动的重要内容。

3. 健康

健康是机体的一种安适状态。1989 年 WHO 提出了健康的新概念，即"健康不仅是没有疾病，而且包括躯体健康、心理健康、社会适应良好和道德健康"。护理活动的最终目标是提高全人类的健康水平。

4. 护理

1859 年，南丁格尔提出"护理的独特功能在于协助患者置身于自然而良好的环境下，恢复身心健康"。护理的概念随着护理专业的形成和发展而不断变化和完善。综合若干护理理论家的观点，可将护理的内涵概括为：护理是一种帮助性专业；护理是一种艺术；护理是一门科学；护理是照护；护理以患者为中心；护理是整体的；护理是适应；护理关心的是健康促进、健康维持和健康恢复。

第三节　护理理论和模式

一、奥瑞姆的自理理论

自理理论由美国当代著名的护理理论家奥瑞姆于 1971 年提出（图 7-3），该理论主要阐述了什么是自理、个体什么时候需要护理以及如何提供护理，以帮助人们提高自理能力，满足其自理需要。

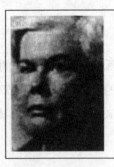

奥瑞姆简介

奥瑞姆（Dorothea Orem）是美国著名护理理论家，出生于美国马里兰州，1930 年从护校毕业，1939 年获护理学士学位，1945 年获护理教育硕士学位。从事护理临床、护理教育、护理管理的工作。1971 年，他出版了 *Nursing：The Concept of Practice* 一书，详细阐述自理理论及三个相关理论结构。

图 7-3　奥瑞姆简介

（一）自理理论的内容

自理理论的内容包括自我护理理论、自理缺陷理论和护理系统理论。

1. 自我护理理论

自我护理是个体为维持自身的生命健康和幸福所着手并采取的系列活动。包括以下三个方面：

（1）一般的自理需求：主要包括对空气、水、食物，排泄，维持活动与休息平衡，维持独处与社交平衡，避免有害因素，维持正常的感觉状态，维持正常的功能和发展这7方面需求。

（2）发展的自理需求：包括不同时期特殊的需求，如怀孕期、儿童期、青春期、更年期的自理需要；失去至亲时的调整；对新工作的适应等。

（3）健康不佳时的自理需求：指个体在疾病、创伤或在诊断、治疗过程中产生的需求，包括寻求专业帮助、实施规定的治疗、改变自我观念、学会适应疾病和治疗状态下良好的生活等。

2. 自理缺陷理论

奥瑞姆认为，在某一特定的时间内，个体有特定的自理能力及治疗性自理需要，当这种护理需要大于自理能力时就需要护理照顾。治疗性自理需要是指需要进行护理活动的自理需要。当一个人不能或不完全能进行连续有效的自我护理时，就需要护理照顾和帮助。

3. 护理系统理论

奥瑞姆根据患者的自理需要和自理能力以及护士提供的帮助将护理系统分为三类。

（1）全补偿护理系统：指患者完全没有自理能力，需要护士给予全面的照护。

（2）部分补偿护理系统：指患者有部分自理能力，尚不能完全满足其自理需要，需要护士提供部分护理照顾以弥补其不足。

（3）支持-教育系统：指患者能够满足自理需要，但需要护士提供支持、教育以及指导等服务才能够完成。

护士应按照以上三种护理系统的适用人群进行合理选择。护理系统的选择并不是固定不变的，针对同一患者，可根据患者自理能力及治疗性自理需求的变化选择不同的护理系统提供帮助。针对不同护理系统、护士的职责以及护士与患者的角色行为，设计了3个护理系统，示意图如图7-4所示。

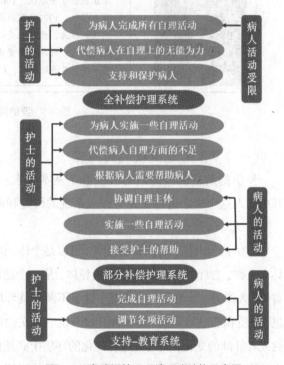

图7-4　奥瑞姆护理系统理论结构示意图

（二）在护理和助产中的应用

奥瑞姆的自理理论在实践中经过不断的发展和完善，得到了广泛的应用，为护理学科的完善和发展做出了杰出的贡献。在临床护理和社区护理中，自理理论指导护士科学地评估患者，合理设计护理系统，安排护理计划，从而提高护理质量。特别是针对一些无特殊治疗手段而仅靠康复治疗的患者，更有必要教会患者自我管理疾病、调整生活方式的方法，提高自理能力，适应自我护理的需要。在护理教育方面，自理理论已成为各层次护理教育领域关注的热点。

在助产工作中，特别是在产后照护阶段，助产士由简单重复的技术操作者变成了健康的宣传者，使产妇了解生育知识，适应母亲角色，掌握护理孩子的技能。产妇回到家后，能更好地对自己的宝宝进行护理和观察，促进母乳喂养的成功。

二、罗伊的适应模式

适应模式由美国护理理论家罗伊于1970年提出（图7-5），该模式围绕"人是一个整体的适应系统"这一观点出发，着重探讨了人作为一个整体面对环境中的各种刺激的适应层次和适应过程。

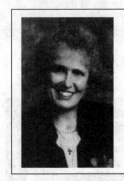

罗伊简介

罗伊（Sister Callista Roy）出生于美国加利福尼亚州，1963年获护理学士学位，1966年获护理硕士学位，1973年获社会学硕士学位，1977年获社会学博士学位。罗伊的适应模式引用系统论的观点，假设人是一个具有复杂适应能力的系统，能够不断适应内、外环境的变化。人适应环境变化的过程也与其他系统一样，是通过输入、控制、输出和反馈来完成的。

图7-5 罗伊简介

（一）罗伊的适应模式的内容

罗伊的适应模式的内容涉及五个基本要素：人、护理目标、护理活动、健康和环境。其中对人这个概念进行了尤为深入系统的研究和阐述。

1. 人

罗伊认为人作为护理的接受者，可以是个体，也可以是家庭、群体、社区或者社会。人是具有生物、心理和社会属性的有机整体，是一个适应系统。它包含了适应和系统两个概念。首先，人作为一个有生命的系统，处于不断与其环境互动的状态，在系统与环境间存在着信息、物质和能量的交换，是一种开放系统。其次，由于人与环境间的互动可以引起自身内在的或者外部的变化，而人在这种变化的环境中必须保持完整性，因此每个人都需要适应。故人被认为是一个适应系统。罗伊用图7-6具体说明人作为一个适应系统的适应过程。

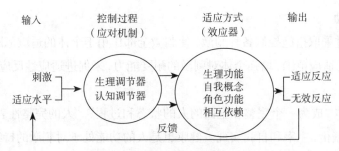

图 7-6 罗伊的适应模式示意图

刺激和人的适应水平构成适应系统的输入。刺激是指来自外界环境（如空气、光线、声音、温度等）或人体内部（如疾病、疼痛、体温、血压等）的可以引起反应的一个信息、物质或能量单位。罗伊认为刺激可分为三类：主要刺激、相关刺激和固有刺激。主要刺激是指人当时所面临的、引起人产生行为变化最主要的、直接的刺激；相关刺激是指除主要刺激以外对人的行为变化有影响的内在或外部刺激；固有刺激是指原有的、构成本人特征的刺激（如文化背景、以前的经历等），这些刺激可能对当前的行为有影响，但影响作用不确定或者未得到证实。适应水平是指在人能在多大程度上承受刺激并做出适应性反应。适应水平因人而异，并受应对机制的影响而不断改变。

人的行为是适应系统的输出。输出的行为包括内部和外部行为，这些行为都是可以被观察、测量并记录的。罗伊将输出分为适应性反应和无效反应。适应性反应可促进人的完整性，并使人得以生存、成长、繁衍、主宰及自我实现。无效反应则不能达到这些目的。

罗伊用应对机制来说明人这个适应系统的控制过程。她认为有些应对机制是先天获得的，如对抗细菌入侵的白细胞防御系统，罗伊称其为生理调节器。而有些应对机制则是后天习得的，如应用消毒剂清洗伤口，称认知调节器。生理调节器通过神经—化学物质—内分泌途径来进行应答，而认知调节器则是通过感觉、加工、学习、判断和情感等复杂的过程来进行应答。为了维护人的完整性，生理调节器和认知调节器常需协调一致共同发挥作用。

机体通过生理调节器和认知调节器对刺激做出适应的活动称为适应方式，又称效应器，表现形式有 4 个方面：生理功能、自我概念、角色功能及相互依赖。生理功能包括氧合功能、营养、排泄、活动、休息、防御、感觉、水电解质平衡、神经与内分泌功能 9 个方面。自我概念涉及个人在特定时间内对自己的看法与感觉，包括躯体自我与人格自我两部分。角色功能是指个体履行所承担的社会义务的情况。相互依赖是指个人与其重要关系者及社会支持系统间的相互关系。通过对以上 4 个层面个体行为的观察，护士可以判断个体所做出的反应是适应性反应还是无效反应。

2. 护理目标

促进人在 4 个适应层面上的适应性反应，是对健康有利的反应，它可使人得以生存、成长、繁衍、主宰及自我实现。

3. 护理活动

护士可通过采取措施控制各种刺激,使刺激全部作用于个体的适应范围之内;同时也可通过扩展人的适应范围,增强个体对刺激的耐受能力,来促进适应性反应。

4. 健康

健康是个体"成为一个完整和全面的人的状态和过程"。人的完整性表现为有能力达到生存、成长、繁衍、主宰和自我实现。健康也是人的功能处于对刺激的持续适应状态,若个体能不断地适应各种改变,即能保持健康,故可认为健康是适应的一种反映。

5. 环境

环境是"围绕并影响个人或群体发展与行为的所有情况、事件及因素"。环境中包含主要刺激、相关刺激和固有刺激输入这个适应系统。

(二)在护理和助产工作中的应用

罗伊的适应模式在临床护理、护理教育、护理研究、助产领域得到广泛应用。

(1)在临床护理领域,适应模式可以指导护士应用观察和交谈技术对护理对象的适应方式、刺激因素等做出个性化评估,制订个性化的护理计划,采取针对性的护理措施,调控影响护理对象的各种刺激,扩大护理对象的适应范围,提高应对能力,促使护理对象适应性反应。

(2)在教育领域,罗伊的适应模式用于指导制定各层次护理课程设置的概念化框架,使得学生明确护理的目的是要促进和改善不同健康、疾病状态下的人在生理功能、自我观念、角色功能和相互依赖四个方面的适应能力与适应反应。

(3)在研究领域,罗伊的适应模式被用作理论框架来开发研究工具、探索多种类型患者及其家属的体验和反应。

(4)在助产工作中,助产士也可以借鉴罗伊的适应模式,为孕产妇制订个性化的分娩计划和产后康复计划,从而提高分娩满意度和延续性生育助产服务的品质。

三、纽曼的健康系统模式

健康系统模式由美国杰出的护理理论家纽曼(图7-7)于1972年提出。该模式是用整体观、系统观探讨压力对个体的影响,以及个体的调节反应和重建平衡能力的护理理论。

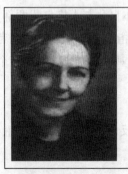

纽曼简介

纽曼(Betty Neuman)1924年出生于美国俄亥俄州,1957年获护理学士学位,1966年获精神保健硕士学位,1985年获临床心理学博士学位。纽曼在精神保健护理领域开创了独特的护理教育和实践的方法,为系统模式的发展奠定了基础,1972年首次公开发表自己的护理学说,1989年再版的*The Neuman Systems Model: Application to Nursing Education and Practice*比较完善地阐述了她的护理观点。

图 7-7　纽曼简介

（一）纽曼的健康系统模式的内容

1.人

纽曼的系统模式中，人被定义为一个与环境持续互动的开放系统，并用围绕着一个核心的一系列同心圆来表示其结构（图7-8）。

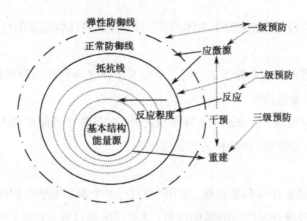

图7-8 纽曼的系统模式示意图

（1）基本结构：又称能量源，位于核心区域。它包括生物体的基本生命维持因素，如基因类型、解剖结构、生理功能、认知能力、自我概念等。基本结构受到个体的生理、心理、社会文化、生长和精神5个变量的功能状态及其相互作用的影响。当能量源储存大于需求时，个体保持稳定和平衡。

（2）抵抗线：为紧贴基本结构外层的一系列虚线圈，其功能是保护基本结构的稳定、完整及功能正常和恢复正常防御线。抵抗线包括免疫功能、遗传特征、适应性生理机制、应对行为等，个体抵抗线的强弱因人而异。当应激源入侵防御线时，抵抗线被激活。一旦抵抗线被侵入，个体能量耗竭，甚至死亡。

（3）正常防御线：是位于抵抗线外围的一层实线圈，是机体防御系统的主体，它是个体在生长发育以及与环境持续互动的过程中对环境中的应激源的不断调节、应对和适应后形成的。该防线的强弱由个体的生理、心理、社会文化、生长和精神5个变量对应激源的适应和调节程度所决定。正常防御线是动态的，可扩展和收缩的，但其变化比弹性防御线慢得多。这种动态变化反映了个体的健康状态或稳定、适应状态。一旦应激源入侵正常防御线，个体发生应激反应，表现为稳定性降低和患病。

（4）弹性防御线：是最外层的虚线圈，它是一个保护性缓冲器，常处于波动之中，可以因受一定变量的影响在短的时间内发生急速变化。一般而言，弹性防线越宽，距正常防线越远，其缓冲保护作用越强。弹性防御线受个体生长发育状况、身体状况、心理状况、认知能力、社会关系、文化习俗、精神信仰等多种因素的影响。例如，在营养不良、严重焦虑、家庭变故等情况下，弹性防御线会削弱。弹性防御线的主要功能：防止应激源入侵，缓冲与保护正常防线。

2. 应激源

纽曼将其定义为：能突破机体防线，引发紧张和威胁个体稳定和平衡的所有刺激。应激源分以下 3 类。

（1）个体内部应激源：指来源于个体内部，与个体的内环境相关的应激源，如疼痛、愤怒、自尊受损等。

（2）人际间应激源：指来源于 2 个或 2 个以上个体之间的在近距离内作用的应激源，如护患冲突、家庭关系危机等。

（3）个体外部应激源：指来源于个体系统之外，并且作用的距离比人际间应激源更远的应激源，如物理环境改变、社会相关政策变化等。

3. 护理

纽曼强调护理的整体性和系统性，她用"重建"这个概念来阐明护理干预活动。重建是指个体对来自内外部环境的应激源的应对，达到适应的过程，护理干预活动的目的即控制应激源或增强人体防御系统的功能，以帮助护理对象个体系统保持平衡和稳定。

（二）在护理和助产工作中的应用

在临床护理实践中，纽曼的系统模式指导护士针对个体的基本结构和各防线特征以及个体内部、人际间以及个体外部的应激源进行评估，运用三级预防进行护理干预。在护理教育领域，系统模式已被用于多个国家和地区的各个层次的护理教育，其整体观、三级预防概念为护理教学提供了有效的概念框架。在护理科研中，系统模式是应用最广泛的理论模式之一，可以作为相关护理现象的质性研究以及评价护理干预效果的量化研究的理论框架，或直接运用于改善患者的应激反应的护理研究。在助产工作中，助产士在产妇分娩过程中采取措施缓解其疼痛、给予人文关怀以达到减少产妇个体内部应激源的目的。在整个生育过程中，助产士除了要关怀孕产妇，还要维护好她的家庭对她生育事件的态度，促进积极的支持系统以减少人际应激源的产生。开设温馨产房、家庭化产房，进行家人陪产，有助于减少环境因素带给孕产妇的不良刺激，以减少外部应激源。

第四节　护理程序

一、护理程序的概念和特征

（一）概念

护理程序（nursing process）是一种有计划、系统而科学的护理工作方法，目的是认识和解决服务对象对现存或潜在健康问题的反应。护理程序同时也是一个综合、动态、决策和反馈性的思维及实践过程。综合指要运用多学科的知识来处理服务对象对健康问题的反应；动态指护理措施应根据服务对象健康问题的不断发展而随时调整；决策指针对服务对象的健康问题决定采取哪些护理措施；反馈指实施护理措施后的结果又决定和影响下一步制订护理措施。因此，护理程序是以增进和恢复人类健康为目标所进行的一系列护理活动，包括评估服务对象的健康状况，列出护理诊断，制订护理计划，实施计划和对护理效果进行评价。

（二）特征

护理程序具有以下几个方面的特征：

（1）目标性：护理程序以识别及解决服务对象的健康问题，以及对健康问题的反应为特定目标，全面计划及组织护理活动，目的是满足服务对象生理、心理、社会等方面的整体需要，帮助服务对象减轻痛苦，提高生存质量，达到最佳健康状态。

（2）个体性：护理程序的主要特征是根据服务对象的具体情况和需求设计护理活动。服务对象的健康问题不同，预期目标也不同，护理活动也因人而异。

（3）系统性：护理程序以系统论为理论基础，指导护理工作的各个步骤系统而有序地进行，每一项护理活动都是系统中的一个环节，保证了护理活动的连续性。

（4）科学性：护理程序不仅体现了现代护理学的理论观点，而且运用了其他学科的相关理论，如控制论、需要论等学说为理论基础。

（5）动态性：运用护理程序并非限于某特定时间，而是随着服务对象反应的变化随时进行。当服务对象情况变化时，护理诊断、护理计划应随之改变。

（6）互动性：在运用护理程序过程中，需要护士与服务对象、同事、医生及其他人员密切合作，以全面满足服务对象的需要。

（7）普遍性：护理程序适合在任何场所、为任何护理服务对象安排护理活动。无论护理服务对象是个人、家庭，还是社区，无论其工作场所是医院、家庭病房、社区诊所，还是保健康复机构，护士都可用护理程序组织工作，这种有目的、有计划的科学工作方法，为实施整体护理和提高护理质量提供了保障。

二、护理程序的步骤

护理程序由护理评估、护理诊断、护理计划、护理实施和护理评价五个步骤组成，这五个步骤之间相互联系，互为影响（图7-9）。

（1）护理评估（nursing assessment）：护理程序的第一步，收集服务对象生理、心理、社会方面的健康资料并进行整理，以发现和确认服务对象的健康问题。

（2）护理诊断（nursing diagnosis）：在评估基础上确定护理诊断，以描述服务对象的健康问题。

（3）护理计划（nursing plan）：对如何解决护理诊断涉及的健康问题做出决策，包括排列护理诊断顺序、确定预期目标、制订护理措施和书写护理计划。

（4）护理实施（nursing intervention）：按照护理计划执行护理措施的活动。

（5）护理评价（nursing evaluation）：将服务对象对护理的反应与预期目标进行比较，根据预期目标达到与否，评定护理计划实施后的效果。必要时，应重新评估服务对象的健康状况，引入护理程序的下一个循环。

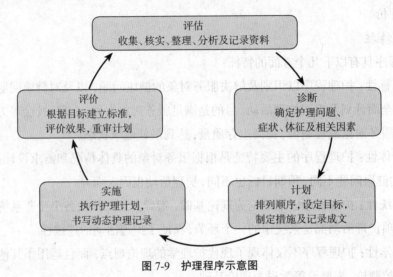

图 7-9　护理程序示意图

（一）护理评估

护理评估是指有组织地、系统地收集资料，并对资料进行分析及判断的过程。评估的主要目的是明确护理对象所要解决的护理问题或护理需要。评估是一个动态的、循环的过程，贯穿于护理程序的各个步骤，是确立护理诊断和提供有效护理措施的基础，也是评价护理效果的参考。

1. 评估的内容

评估内容主要包括一般资料、生活状况及自理程度、健康检查及心理社会状况等。

（1）一般资料：①患者姓名、性别、年龄、职业、民族、婚姻、文化程度、住址等；②此次住院的情况，如主诉、现病史、入院方式、医疗诊断及目前用药情况；③既往史、家族史、有无过敏史。

（2）生活状况及自理程度：

①饮食形态：包括服务对象饮食的种类、营养搭配及摄入情况、食欲、咀嚼及吞咽情况。

②睡眠休息形态：服务对象在睡眠、休息后的体力恢复情况以及是否需要辅助睡眠。

③排泄形态：服务对象排便、排尿情况以及有无排便异常。

④健康感知与健康管理形态：服务对象保持健康的能力以及寻求健康的行为、生活方式、保健知识及遵守医嘱的情况。

⑤活动与运动形态：服务对象生活自理能力、活动能力、活动耐力的情况以及躯体有无活动障碍。

（3）健康检查：包括生命体征、身高、体重、各系统的生理功能及认知感受形态。

①神经系统：包括意识状态、定向力和语言能力。

②皮肤黏膜：包括皮肤的颜色、温度、干燥程度、弹性、完整性、伤口外观，眼睛和口腔黏膜等。

③呼吸系统：包括呼吸的节律、频率，有无呼吸困难及咳嗽、咳痰情况，呼吸方式及呼吸音是否正常。

④循环系统：包括心率、心律、心音、有无杂音、组织有无水肿，脱水以及足背动脉搏动情况。

⑤消化系统：包括有无消化道症状如恶心、呕吐、腹痛、腹胀等反应，腹部有无肌紧张、压痛、反跳痛，有无引流管、造瘘口及引流液的颜色、性质及量等。

⑥性生殖系统：包括月经周期及月经量是否正常，外阴、阴道及乳房有无异常，性生理及心理情况等。

⑦肌肉骨骼系统：包括骨骼发育情况、活动能力、活动耐力、步态等。

⑧认知感受形态：服务对象的感受性如有无疼痛、眩晕、麻木、瘙痒等；感觉如视觉、听觉、嗅觉、味觉、触觉有无异常；认知过程，如思维活动、记忆能力等有无障碍。

（4）心理社会方面的资料：

①自我感知与自我概念形态：服务对象有无焦虑、恐惧、沮丧、愤怒等情绪反应；是否有负罪感、无用感、无能为力感、孤独无助感、自我否定等心理感受。

②角色与关系形态：包括就业状态、角色问题和社交状况。

③应对与应激耐受形态：服务对象近期有无重大生活事件，应对能力，应对方式，应对效果及支持系统等。

④价值信念形态：服务对象的人生观、价值观、宗教信仰等。

2.评估的方法

（1）交谈。通过与服务对象和家属的交谈来了解服务对象的健康状况，一般可分为正式交谈：是指事先通知服务对象，有目的、有计划的交谈，如入院后的采集病史。非正式交谈：是指护士在日常护理工作中与服务对象的交谈，以及时了解服务对象的真实想法和心理反应。交谈时护士应注意沟通技巧的运用，对一些敏感性话题应注意保护患者的隐私。

（2）观察。观察是收集有关服务对象护理资料的重要方法之一。护士与服务对象的初次见面就意味着观察的开始，一般观察可以与交谈同时进行。观察时应注意服务对象的外貌、体位、步态、个人卫生、精神状况和反应等。在整个护理过程中，护士应及时对服务对象进行观察，特别应注意服务对象的非言语表现，以收集支持或否定护理诊断的资料，修改补充护理计划，观察实施护理措施后的效果。

（3）体格检查。护士应掌握一定程度的体检技能，能够为服务对象进行身体评估，以及时了解病情变化和发现服务对象的健康问题。

（4）阅读，包括服务对象的病历、各种护理记录，以及有关文献等。

除以上收集资料的方法外，也可以用心理测量及评定量表对服务对象进行心理社会评估。

3. 收集资料的途径

（1）服务对象。服务对象是资料的主要来源。服务对象所提供的资料是其他途径无法得到的。只要服务对象意识清楚，精神稳定，又非婴幼儿，就应通过观察、会谈、体格检查的方法来向其获取资料。

（2）服务对象的亲属及有关人员。服务对象的亲属及有关人员经常能提供重要资料，尤其是在服务对象无法提供时，如语言障碍、意识不清、智力不全、精神障碍等，更需要从服务对象的亲属及有关人员处获得资料。

（3）其他医务人员。包括服务对象的医师、营养师、放射科医师、化验师、药剂师以及其他护士等，都可提供重要资料。

（4）服务对象的病历和记录。病历记录有服务对象既往疾病史和现有疾病的情况，如症状、病程及治疗等，同时也有许多辅助检查的客观资料，如 X 线、实验室检查、病理检查等。记录包括社区的卫生记录和儿童的预防接种记录等。病历和记录上已有的资料不需要重复询问服务对象，只有存在疑问时，才需要澄清。

（5）医疗护理文献。护理学及其他相关学科的文献可为服务对象的病情判断、治疗和护理等提供理论依据。

4. 护理评估的步骤

（1）收集资料：可根据各医院设计的入院资料评估表进行收集。资料应包括服务对象生理、心理、社会等方面的整体资料，对所收集到的各种资料应进行详细、客观的记录。

（2）整理和分析资料：将所收集到的资料进行分类、核实、筛选、分析和记录的过程。

1）分类。常用的有以下几种方法：

①按马斯洛需要层次进行整理分类：

a. 生理需要：体温 39℃，心率 120 次/分，呼吸 32 次/分，腹痛，稀便等。

b. 安全的需要：对医院环境不熟悉，夜间睡眠需开灯，手术前精神紧张，走路易摔倒等。

c. 爱与归属的需要：患者害怕孤独，希望有亲友来探望等。

d. 尊重与被尊重的需要：如患者说："我现在什么事都不能干了""你们应该征求我的

意见"等。

e. 自我实现的需要：担心住院会影响工作、学习，生病不能实现自己的理想等。

②按戈登的功能性健康形态整理分类：

a. 健康感知—健康管理形态：指服务对象对自己健康状态的确认，以及维持健康的方法。

b. 营养代谢形态：与代谢需要有关的食物、液体消耗的状况，以及局部营养供给情况。如营养、液体、组织完整性、体温调节以及生长发育等的需求。

c. 排泄形态：包括肠道、膀胱以及皮肤的排泄状况。

d. 活动—运动形态：指服务对象运动、活动、休闲与娱乐状况。

e. 睡眠—休息形态：指服务对象睡眠、休息以及精神放松的状况。

f. 认知—感受形态：指服务对象的认知能力及感官功能。

g. 角色—关系形态，指服务对象从事的角色任务及人际关系的互动情况。

h. 自我感受—自我概念形态：指服务对象对于自我价值与情绪状态的信念与评价。

i. 性—生殖形态：指服务对象的性态度及生殖器官功能。

j. 应对—压力耐受形态：指服务对象的压力程度、应对与调节压力的状况。

⑪. 价值—信念形态：指导服务对象进行选择及决策的价值观。

③按北美护理诊断协会的人类反应形态分类：

a. 交换：包括营养、排泄、呼吸、循环、体温、组织的完整性等。

b. 沟通：服务对象与人沟通的能力。

c. 关系：包括角色功能、亲子关系、社会互动能力、家庭关系、性功能及性活动等项目。

d. 价值：包括个人的价值观、信念、宗教信仰、人生观及精神状况。

e. 选择：包括个人及家庭应对压力的能力、寻求健康所表现的行为及遵从行为。

f. 移动：包括身体活动能力、休息、睡眠、娱乐及休闲状况，日常生活自我照顾能力，生长发育状况等。

g. 感知：包括自我概念（身体形象、自尊、自我实现、自我确认）及感觉功能（视觉、听觉、嗅觉、触觉、味觉及位置感），有无绝望或无力感。

h. 知识：包括对健康的认知能力、学习状况及思考过程。

j. 感觉：包括有无疼痛、舒适、情绪状况（焦虑、哀伤、恐惧、暴力、创伤后反应）。

2）核实。对一些不清楚或有疑点的资料重新调查确认，补充新资料。同时，要保证收集的资料没有错误、偏见和误解。

3）筛选。将所收集的全部资料加以选择，剔除对患者健康无意义或无关的部分，以利于集中注意于要解决的问题。

4）分析。目的是发现健康问题，做出护理诊断。可采取下列方法：与正常值做比较；

与患者健康时状态做比较；主观资料与客观资料比较；注意并预测潜在性问题。

（3）记录资料。记录资料是完整评估的最后部分。目前，资料记录并无统一格式，一般可根据资料收集时分类的方法，自行设计表格记录或在已设计好的护理入院评估单上进行填写，但无论以何种格式记录，均应全面、客观、准确、及时，符合医疗护理文件书写要求。

（二）护理诊断

1. 护理诊断的类型

护理诊断的类型分为现存的、潜在的、健康的、综合的和可能的几种类型（附录一）。

（1）现存的护理诊断（actual nursing diagnosis）是指服务对象评估时正感到的不适或存在的反应。书写时，通常将"现存的"省略。例如，"清理呼吸道无效"和"焦虑"即为现存的护理诊断。

（2）潜在的护理诊断（potential nursing diagnosis）是指服务对象目前尚未发生问题，但因为有危险因素存在，若不进行预防处理就一定会发生的问题。用"有……的危险"进行描述如"有感染的危险"即为潜在的护理诊断。

（3）健康的护理诊断（healthy nursing diagnosis）描述的是个人、家庭或社区人群具有的能进一步提高健康水平的临床判断。例如，"母乳喂养有效"。

（4）综合的护理诊断（comprehensive nursing diagnosis）是指一组由某种特定的情境或事件所引起的现存的或潜在的护理诊断。

（5）可能的护理诊断（possible nursing diagnosis）是指已有资料支持这一诊断的提出，但目前能明确该诊断的资料尚不充分，需要进一步收集资料以确认或排除该护理诊断。

2. 护理诊断依据

诊断依据（defining characteristics）是做出护理诊断的临床判断标准。诊断依据常常是患者所具有的一组症状和体征，以及有关病史，也可以是危险因素。对于潜在的护理诊断，其诊断依据则是原因本身（危险因素）。

诊断依据依其在特定诊断中的重要程度分为主要依据和次要依据。

（1）主要依据：形成某一特定诊断所应具有的一组症状和体征及有关病史，是诊断成立的必要条件。

（2）次要依据：在形成诊断时，多数情况下会出现的症状、体征及病史，对诊断形成起支持作用，是诊断成立的辅助条件。

例如，便秘的主要依据是"粪便干硬，每周排大便不到三次"，次要依据是"肠鸣音少，自述肛门部有压力和涨满感，排大便时极度费力并感到疼痛，可触到肠内嵌塞粪块，感觉不能排空"。

3. 护理诊断相关因素

相关因素（related factors）是指造成服务对象健康状况改变或引起问题产生的情况。

常见的相关因素包括以下几个方面：

（1）病理生理方面的因素：与病理生理改变有关的因素。例如，"体液过多"的相关因素可能是右心衰竭。

（2）心理方面的因素：与服务对象的心理状况有关的因素。例如，"活动无耐力"可能是因患病后服务对象处于较严重的抑郁状态。

（3）治疗方面的因素：与治疗措施有关的因素（用药、手术创伤等）。例如，"语言沟通障碍"的相关因素可能是使用呼吸机时行气管插管。

（4）情境方面的因素：环境、情景等方面的因素（陌生环境、压力刺激等）。例如，"睡眠形态紊乱"可能与住院后环境改变有关。

（5）年龄因素：在生长发育或成熟过程中与年龄有关的因素，如婴儿、青少年、中年、老年各有不同的生理、心理特征。

4. 护理诊断的形成

护理诊断的形成过程包括三个步骤：分析资料；确认健康问题、危险因素和服务对象的需求；形成护理诊断。

完整的护理诊断通常由三部分构成——健康问题（problem）；原因（etiology）；症状或体征（symptoms or signs），又称 PES 公式，例如：

营养失调（P）；肥胖（S），与进食过多有关（E）；排便异常（P）；便秘（S），与生活方式改变有关（E）。

目前临床上趋向于将护理诊断简化为两部分，即 P＋E 或 S＋E。例如，皮肤完整性受损（P），与局部组织长期受压有关（E）或便秘（S），与生活方式改变有关（E）。

还有一种用于健康的护理诊断，例如执行治疗方案有效（P）。

无论是三部分陈述还是两部分陈述，原因的陈述不可或缺，只有明确原因才能为制订护理计划指明方向，而且原因的陈述常用"与……有关"来连接，准确表述健康问题与原因之间的关系，有助于护士确定该诊断是否成立。

5. 护理诊断与医疗诊断的区别

护理诊断和医疗诊断虽然同为"诊断"，但功能却大不相同。护士可依据护理诊断制订满足患者需要的护理计划，帮助其解决所面临的健康问题。而医疗诊断是医疗团队治疗疾病的依据。护理诊断与医疗诊断的区别见表 7-1。

表 7-1　护理诊断与医疗诊断的区别

护理诊断	医疗诊断
对个体、家庭及社区的健康问题或生命过程反应的临床判断	对个体病理生理变化的临床判断
描述个体对健康问题的反应	描述一种疾病
现存或潜在的	多是现存的

续表

护理诊断	医疗诊断
护士	医疗人员
属于护理职责范围	属于医疗职责范围
适用于个体、家庭、社区的健康问题	适用于个体疾病
可同时有多个	通常只有一个
随健康状况变化而改变	一旦确诊不会改变

（三）护理计划

1. 护理计划的种类

护理计划从与服务对象刚接触开始，直到因服务对象离开医疗机构终止护患关系而结束。计划的类型可分为：

（1）入院护理计划：护士经入院评估后制订的综合护理计划。评估资料不仅来源于书面数据，而且来源于服务对象的身体语言和直觉信息。护理计划应在入院评估后尽早开始，并根据情况及时修改。

（2）住院护理计划：护士根据获取的新评估资料和服务对象对护理的反应，制订较入院计划更为个体化的住院护理计划。住院护理计划也可在护士接班后制订，主要确定本班为服务对象所提供的护理项目。根据住院评估资料，护士每日制订护理计划，以达到以下目的：①确定服务对象的健康状况是否发生改变；②排列本班护理活动的优先顺序；③决定本班需要解决的核心问题；④协调护理活动，通过一次护理活动解决服务对象多个问题。

（3）出院护理计划：总体护理计划的重要组成部分。有效的出院护理计划的制订从第一次与服务对象接触开始，护士以全面而及时地满足服务对象需要的信息为基础，根据服务对象住院和出院时的评估资料，推测如何满足服务对象出院后的需要而制订。

2. 护理计划的过程

护理计划包括四方面的内容：护理诊断的排序，确定预期目标，制订护理措施，护理计划成文。

（1）护理诊断的排序：由于护理诊断往往有多个，在计划阶段应首先明确处理护理诊断提出问题的先后次序。即将所列出的护理诊断按重要性和紧迫性排出主次，一般情况下，对服务对象生命威胁最大的问题排在最前面，其他的问题依次排列。护士根据问题的轻、重、缓、急，确定护理的重点，先后采取行动，做到有条不紊。问题可分为首优、中优和次优。

①首优问题：指那些对生命威胁最大、需要立即采取行动予以解决的问题。如心输出

量减少、气体交换受损、清理呼吸道无效、不能维持自主呼吸、严重体液不足、组织灌流量改变等问题。

②中优问题：指那些虽然不直接威胁生命，但对服务对象的身心造成痛苦，严重影响服务对象健康的问题，如急性疼痛、组织或皮肤完整性受损、体温过高、睡眠形态紊乱、有受伤的危险、有感染的危险、焦虑、恐惧等。

③次优问题：指那些个人在应对发展和生活变化时所遇到的问题，如社交孤立、家庭作用改变、角色冲突、精神困扰等，这些问题虽然不如生理需要和安全需要问题迫切，但并非不重要，同样需要护士给予帮助，使问题得到解决，以便服务对象达到最佳健康状态。

护理诊断排序应遵循的原则有：

①按照马斯洛的人类基本需要层次论进行排列。生理需要未满足的问题首先解决。对生理功能平衡状态威胁最大的问题排在最前面，如对氧气的需要优先于对水的需要，对水的需要优先于对食物的需要。

②注重服务对象的主观感受。服务对象认为最为迫切的问题，如果与治疗、护理原则无冲突，可考虑优先解决。

③关于潜在的问题。一般认为现存问题应优先解决，但有时潜在的和需协同处理的问题并不都是首优问题，有时后者比前者更重要。护士应根据理论知识和临床经验对问题进行全面评估。例如大面积烧伤处于休克期时，有体液不足的危险，如果不及时预防，危及服务对象生命，就应列为首优问题。

（2）确定预期目标：预期目标也称预期结果，是指服务对象通过接受护理照顾之后，期望能够达到的态度或行为的改变，也是护理效果评价的标准。

①短期目标：是指在较短的时间内（几天、几小时）能够达到的目标，适合于住院时间较短、病情变化快者。

②长期目标：是指需要相对较长时间（数周、数月）才能够达到的目标。

（3）制订护理措施：护理措施是有助于实现预期目标的护理活动及其具体实施方法。护理措施的制订必须针对护理诊断提出的问题，结合服务对象的具体情况，运用护理知识和经验做出决策。制订护理措施的注意事项：

①护理措施必须具有一定的理论依据：护士应以循证护理为基础，运用最新、最佳的科学证据，结合个人技能和临床经验，以及服务对象的实际情况，选择并制订恰当的护理措施。

②护理措施应有针对性：针对护理诊断提出的问题而制订，其目的是达到预期的护理目标。

③护理措施切实可行、因人而异：选择护理措施不仅从护士的数量、业务水平和医院设施的实际情况出发，而且要符合服务对象的病情、年龄、性别、体力、愿望及要求。

④护理措施应保证患者的安全：护士为服务对象提供护理过程中，应始终把服务对象的

安全放在首位,例如协助冠心病患者下床活动时,应循序渐进,避免活动过度而诱发心绞痛。

⑤护理措施要具体、细致:护理措施的描述应准确、明了。一项完整的护理措施应包括日期、具体做什么、怎样做、执行时间和签名。

⑥鼓励服务对象参与制订护理措施:在制订护理措施过程中,允许服务对象或家属参与,能使其乐于接受与配合,保证护理措施的最佳效果。

(四)护理实施

护理实施(nursing implementation)是将护理计划付诸行动的过程。通过具体实施,可以解决护理问题,并可以验证护理措施是否切实可行。实施阶段不仅需要护士具备丰富的专业知识,还需要护士具有熟练的操作技能、良好的人际沟通能力,关心体贴患者,才能保证护理计划协调进行,使患者得到高质量的护理。

1. 实施前准备

(1)重新评估。由于服务对象的病情不断发生变化,因此评估应贯穿于护理程序的全过程。无论何时护士与之接触都可能收集到有关服务对象健康状况的资料,如果这些资料具有临床意义,护理计划就需要修改。因此在实施前护士必须重新评估。

(2)检查和修改护理计划。针对新入院者制订的护理计划,不可以立即执行,在执行护理措施之前,应该核对服务对象的健康状况,注意所制订的护理计划是否适合服务对象现阶段的情况与临床情景、护理诊断是否改变、预期目标是否合适。如果发现计划与服务对象情况不符合,需要立即修改护理计划。

(3)准备实施护理措施所需要的知识和技能。

(4)决定是否需要其他人员的帮助。护士实施护理计划时,经常出现人手不够的情况。例如,护士为处于昏迷状态、体型肥胖的服务对象更换体位时,就需要其他人员的帮助。当服务对象的病情加重或需要特殊治疗、护理时,也需要其他人员的帮助。

(5)准备服务对象及环境。在实施护理措施之前,应让服务对象了解将要接受哪些护理措施、使用哪些设备、结果会如何、而且最好在服务对象身心较为舒适的情况下进行。根据预期目标和护理计划,准备适合执行护理措施的环境,如谈论情绪问题时,应选择较为隐私且不被打扰的地点和时间。

2. 实施过程

(1)将所计划的护理活动加以组织,任务落实。

(2)执行医嘱,保持医疗和护理有机结合。

(3)解答服务对象及家属的咨询问题。

(4)及时评价实施的质量、效果,观察病情,处理突发急症。

(5)继续收集资料,及时、准确地完成护理记录,不断补充和修正护理计划。

(6)与其他医务人员保持良好关系,做好交班工作。

3. 实施护理计划的常用方法

（1）操作：护士运用各种相应的护理技巧来执行护理计划，如输液、口腔护理等。

（2）管理：将护理计划的先后次序进行安排、排序，并委托其他护士、其他人员执行护理措施，使护理活动能够最大限度地发挥护士的作用，使患者最大限度地受益。

（3）咨询：由护士本人或其他医务人员回答患者及其家属关于疾病和康复的问题。

（4）教育：对患者及其家属进行疾病的预防、治疗、护理等方面的知识教育。

（5）指导：指导患者进行自我护理或家属、辅助护士对患者的护理。

（6）沟通：运用沟通技巧，评估患者的情况，并及时反映护理措施的执行情况。

（7）记录：详细记录护理计划的执行情况。

（8）报告：及时向医生报告患者出现的身心反应、病情的进展情况。

4. 护理实施的动态记录

护理记录是护理实施阶段的重要内容，是交流护理活动的重要形式。做好护理记录可以保存重要资料，为下一步治疗护理提供可靠的依据。护理记录要求及时、准确、可靠地反映患者的健康问题及其进展状况；描述确切客观、简明扼要、重点突出；体现动态性和连续性。

护理记录的主要内容包括：实施护理措施后服务对象、家属的反应及护士观察到的效果，服务对象出现的新的健康问题与病情变化，所采取的临时性治疗、护理措施，服务对象的身心需要及其满足情况，各种症状、体征、器官功能的评价，服务对象的心理状态等。

（五）护理评价

护理评价（nursing evaluation）是护理程序的最后一个步骤，是一种有计划、有目的和不断进行的活动。护理评价按预期目标所规定的时间，将护理后服务对象的健康状况与预期目标进行比较并做出评定和修改。

1. 护理评价的目的

（1）了解服务对象对健康问题的反应。护理的主要功能是帮助服务对象处理对健康问题的反应。护士通过护理评价，可以了解服务对象目前的健康状态，以及生理、心理和行为表现是否朝向有利于健康的方向发展。

（2）验证护理效果。通过护理评价，可以了解实施各项护理措施后，服务对象的需要是否满足，健康问题是否解决，预期目标是否达到。

（3）调控护理质量。护理评价是护理质量调控的重要方法。护士通过对护理工作的自我评价、接受同行和护士长或护理部主任的评价等，不断改进护理服务内容和方法，以达到提高护理质量的目的。

（4）积累护理经验。护理评价可以了解护理诊断是否正确、预期目标是否可行、护理措施执行情况及各种护理措施的优缺点等，护士通过对护理评价的记录，可积累护理经验，为护理研究和发展护理理论提供资料。

2. 评价过程

（1）建立评价标准。计划阶段所确定的预期目标可作为护理效果评价的标准。

（2）收集资料。为评价是否达到预期目标，护士应收集服务对象的相关主、客观资料。有些主、客观资料要证实，如确认客观资料疼痛时，需经其他护士证实服务对象得不到休息的程度确实已经发生了改变。又如确认主观资料恶心或疼痛时，护士需依据服务对象的主诉，或该主观资料的客观指标（如脉搏、呼吸频率减慢，面部肌肉放松等可作为疼痛缓解的客观指标）。所收集资料应简明、准确地记录，以备与计划中的预期目标进行比较。

（3）评价预期目标是否实现。即评价通过实施护理措施后，原定计划中的预期目标是否已经达到。评价分两步进行：

①列出实施护理措施后服务对象的反应（服务对象实际行为的变化）。

②将服务对象的反应与预期目标比较，了解目标是否实现。预期目标实现的程度可分为三种，即预期目标完全实现、预期目标部分实现、预期目标未实现。

（4）重审护理计划。在评价的基础上，对目标部分实现或未实现的原因进行分析，找出问题之所在。

护理评价虽然是护理程序的最后步骤，但是并不代表必须到护理的最终阶段才能评价。实际上，从收集资料开始评价就不停地进行。评价可按时间分为以下几类：

①及时评价：护士实施护理程序的每一个步骤或每一项护理措施后，根据服务对象的反应及病情变化进行评价。

②阶段评价：主管护士进行了一个阶段的工作之后进行的评价。如同级护士互评、护士长的定期查房等。

③最终评价：服务对象出院、转科或死亡后的总体评价。由此可见，评价过程贯穿于护理程序的始终。

护理程序是护士通过科学地解决问题的方法确定服务对象的健康状态，明确健康问题的身心反应，并以此为依据，制订适合护理对象的护理计划，采取适当的护理措施以解决确认的问题的过程。其目的是帮助护理对象满足其各种需要，恢复或达到最佳的健康状态。运用护理程序不仅能提高护理质量，促进服务对象的健康得到恢复，而且能培养护士的逻辑思维，增强其发现问题和解决问题的能力，使业务知识和技能水平得以提高，护患关系也会因此得到改善，同时运用护理程序中完整的护理记录将为护理科研与护理理论的发展奠定基础。

第五节　护患沟通

护患沟通（nurse-patient communication）是指护士与服务对象或患者在特定环境中交流互动所形成的一种特殊人际关系的沟通，是护士与服务对象或患者之间有关各种思想、感情、愿望及要求等方面的信息交流过程。它是心理护理的核心，是整体护理不可分割的重要组成部分。

一、护患沟通的目的与特征

（一）护患沟通的目的

良好的护患沟通不仅有利于进行正常临床护理工作，提高护理工作质量，促进服务对象或患者康复及减少护理差错事故与医疗纠纷的发生，而且能真正体现"以人为本，以患者为中心"的整体护理，满足服务对象或患者的需求。良好的护患沟通技巧更能增加服务对象或患者对护理工作及医院的信任，只有抓住服务对象或患者沟通的契机，选择不同的沟通方式、方法，来适应不同的服务对象或患者，才能增强护士与服务对象或患者的沟通效果，达到帮助服务对象或患者预防并发症，促进服务对象或患者的身心健康及全面康复，提高护理质量——这也是现代护理所必需的。

（二）护患沟通的特征

（1）专业性、目的性、工作性的沟通，有特定的内容及要求。

（2）沟通信息涉及服务对象或患者的健康及生命的安危。

（3）沟通渠道多，涉及范围广，不仅涉及护患沟通，也涉及护士与服务对象或患者家属、护士与医生及其他的健康工作人员的沟通。沟通的内容涉及服务对象或患者身心康复的各个方面。

（4）在沟通时需要护士应用护理学、社会心理学、人文学、医学等知识与服务对象或患者沟通。根据服务对象或患者的年龄、文化程度、社会角色等特点来组织沟通的内容，并采用相应的沟通方式。

（5）信息的沟通有时涉及服务对象或患者的隐私，具有一定的法律及道德意义。

（6）需要护士以服务对象或患者为中心，对服务对象或患者尊重、信赖、坦诚、同情、理解及关怀。

二、护患沟通的技巧

(一)日常护理工作的沟通技巧

1. 把握良好的语言技巧

当患者询问病情时，护士应逐一耐心地做出解释，做到恰如其分地告知病情，又能让服务对象或患者满意。要求护士针对服务对象或患者的思想知识水平、个体心理特征，用不同的安慰性、解释性和暗示性语言，由浅入深地让服务对象或患者了解病情，对特殊疾病如癌症，应遵循保护性的医疗制度，不可直言相告，可用委婉的用词把"癌"字说成"溃疡"或"肿块"等，避免服务对象或患者产生恐惧心理。运用语言进行交流沟通时，语气要柔和，音量应适中，使人听后感到温馨、悦耳。也可根据不同场合、谈话内容来确定讲话的音量，如进行心理护理时，音量宜小，以使谈话显得亲切，服务对象或患者更容易接受。

2. 巧用非语言沟通

除了使用语言，非言语信息也是其中很重要的一部分。有心理学家认为一个信息总的效果等于 7% 的语词、38% 的语气、55% 的面部表情之和。护士与服务对象或患者除了依靠语言性沟通外，还要善于用敏锐的观察和非语言进行沟通，以了解服务对象或患者情况。非语言沟通体现在护士的一个眼神、一个动作和一些举止上，这些往往是"此时无声胜有声"。感官反应：面部的表情和眼睛的运动，可以表达出喜怒哀乐。目光是眼睛的语言、心灵的窗户，为服务对象或患者送去亲切自然的目光，可使服务对象或患者感到舒适、轻松。双眼应平视服务对象或患者的双眼，对视时间应根据沟通内容而定，但不宜过久，这样服务对象或患者才可觉得被重视。表情是情感的语言，面带微笑是护患交流时最常用的表情，它虽无声但可体现尊重、友好的情感，使患者感到亲切、安全。

3. 利用温情增强沟通效果

护士要从服务对象或患者的角度去思考和感受，理解他们的情感。在护理工作中，服务对象或患者有很多生理和心理方面需要，其中最强烈的需求是被人理解、同情，温情可使服务对象或患者减少陷于困境的感受。如当服务对象或患者了解到自己最后的诊断为某种癌时，护士以同情的面部表情和语气去安慰、鼓励他，使他感觉到你非常理解他的身心痛苦与处境，因此他会很乐意与你沟通。

4. 营造温馨的环境

营造温馨的环境，实现环境治疗。住院环境的好坏对于服务对象或患者来说极为重要，要尽一切力量改善病房的硬件设施，尽可能地创设一流的住院环境。另外，还要开展相应的健康教育宣传活动，发放一些健康教育宣传资料，普及健康教育知识，提高服务对象或患者的自防自护能力，增强环境治疗的功效。

5. 采用有效的提问方法

用封闭式问题，这种提问方式将答案限定了，服务对象或患者只能做"是"或"否"的回答。如您家中有人患糖尿病吗？通过这种方法可以在很短的时间内获取所需的信息。适时提出开放式问题：护士在进行心理护理时采用此方式，可诱导患者说出自己的观点、想法和感受，回答范围广泛，使服务对象或患者宣泄内心的真实情感，达到心理平衡。这样使服务对象或患者有较大的自主权，同时护士获取大量信息，使沟通更有针对性。

6. 做好入院宣教

治疗护理前，护士应做好解释宣教工作，消除服务对象或患者的紧张、恐惧感。操作中，要不断地询问和关注服务对象或患者的感觉和要求，如"您认为这种饮食如何？"等，以增加亲切感、信任感和安全感。如果服务对象或患者因疼痛而烦躁不安，护士应耐心地解释、劝慰和疏导。

7. 对不同文化层次的服务对象或患者采用不同沟通方式

服务对象或患者来自四面八方，年龄的差异、文化程度的不同，要求我们每名护士在护患沟通中要对服务对象或患者有所了解，才能采取不同的方法，抓住契机和服务对象或患者进行沟通。在临床护理中，经常能遇到很多患同样疾病的患者，但由于文化程度的不同，他们对疾病的认知程度差距非常大。这是因为文化程度高的患者经常阅读关于自身所患疾病的书籍，而且他们对自己所服药物的作用、不良反应了解得非常清楚，因此，对每日更改治疗药物非常敏感，护士应抓住这一时机，给这类患者讲解所更改药物的作用及不良反应，并且就患者提出的问题进行准确的回答。

然而，对文化程度较低的患者，在与患者沟通中，应抓住患者对所患疾病不了解、不知道经常诱发疾病的原因，及更想知道自己预后的这一心理，耐心地讲解一些患者能接受的医学知识，引导患者提问，针对患者的提问进行回答，让患者树立战胜疾病的信心。和文化程度较低的患者或老年人沟通要尊重他们，而且回答要通俗易懂，必要时可重复。在回答患者提问时，应以实事求是的态度，知道多少回答多少，不知道的，查阅有关资料后再回答。

与同龄患者沟通应平等相待，将其看成自己的朋友；与患儿沟通应爱护、关心、抚摸。总之，护士依据不同的患者，扮演不同角色进行沟通，使患者予以接纳以达到沟通目的。对不同国籍、不同民族的患者要尊重他们的风土人情和习惯。对不同患者，只有采取不同方式进行沟通，才能达到有成效的沟通。

8. 鼓励服务对象或患者表达已有的信息

护士要学会倾听与沉默，伴随患者述说的语言、语气、表情等，加以点头和眼神的关注，使服务对象或患者感觉到你不仅是在听，而且已经体会到他的心情。沉默一般用于沟通中期，主要是给服务对象或患者提供思考的空间，尤其服务对象或患者悲伤时护士沉默片刻，服务对象或患者会感到你在认真地听他讲述，他的讲述已经感动了你，而且达到情感的交融，并给他继续讲述的信心，同时也增加对护士的信赖感。

9. 恰当运用心理暗示

暗示是语言、寓意创造的一种非药物的治疗效果,是心理治疗的方法之一。有时暗示能带来优于药物作用的效果。在护患沟通中,有很多地方可以借助暗示来架起护患沟通的桥梁。

10. 树立良好的形象

服务对象或患者对护士的第一印象非常重要,称呼用词是否得体,会影响护患交流。交流时护士可根据服务对象或患者的身份、年龄、职业及文化层次的不同,因人而异地称呼他们,在维护他们自尊的基础上,选择他们喜欢听的名称。新入院的患者对环境陌生,护士应主动地向服务对象或患者做自我介绍,用清晰的声音、纯朴的语言、温和关怀的语气。

(二)特殊情况下的沟通技巧

在护理工作过程中,会遇到各种各样的服务对象,每个服务对象所患的疾病不同,个人的经历、文化背景、宗教信仰等也有一定的差异,服务对象患病后的表现千差万别,即使有时患相同疾病的人,患病后也有不同的表现方式,有些服务对象会出现一些特殊的反应,需要护士应用沟通技巧,灵活地与此类服务对象沟通。

1. 愤怒者

护士有时会面对一些愤怒的服务对象,他们要求苛刻,稍有不满就会发脾气,愤怒地指责别人,有时会无端地仇视周围的人,甚至会出现过激行为,如拒绝治疗护理,大声喊叫,拔掉输液管或破坏治疗护理仪器,不断地指使护士立即为他提供各种检查及护理。

面对这种服务对象,护士可能会失去耐心,或被服务对象的过激言辞或行为激怒,或者尽量回避。一般服务对象愤怒都有一定的原因,多数情况下不是服务对象无端地指责护士或其他医务人员,而是服务对象知道自己患了某种严重的疾病,感受到了身心的痛苦,以愤怒来发泄自己的害怕、悲哀、焦虑或不安全感,此时护士沟通的重点是对服务对象的愤怒做出正面反应,视服务对象的愤怒、生气为一种健康的适应反应,不要对服务对象采取任何个人的攻击性或指责性行为,尽量为服务对象提供发泄的机会,让服务对象表达及发泄自己的焦虑及其他情绪。应用倾听技巧了解服务对象的感受及愤怒的原因,对服务对象所遇到的困难及问题及时做出理解性的反应,并及时满足服务对象的需要,减轻服务对象的愤怒情绪,使服务对象的身心恢复平衡。

2. 要求太高者

此类服务对象对别人的要求很高,对周围的一切抱怨。护士应该理解服务对象的行为,一般过分要求的服务对象可能认为自己患病后没有得到别人足够的重视及同情,从而以苛求的方法来唤起别人的重视,特别是长期住院的服务对象更是如此。此时护士应多与服务对象沟通,并仔细观察服务对象的表现,允许服务对象进行抱怨,对服务对象的合理要求及时做出回应。有时可使用幽默或非语言的沟通技巧让服务对象感受到护士的关心及重视。对一些无理要求或抱怨的服务对象,如果没有特殊的原因,护士在对服务对象表示理解的同时,要对服务对象的不合理要求进行一定的限制。

3. 不合作者

此类服务对象表现为不遵守医院的各项规章制度，不愿与医务人员配合，不服从治疗护理等。由于服务对象不合作，护患之间可能会产生矛盾，有时会使护士感到沮丧。此时，护士应主动与服务对象沟通，了解服务对象不合作的原因，使服务对象更好地面对现实，积极地配合治疗与护理。

4. 悲哀者

当服务对象患了绝症，意识到将永远失去自己所热爱的生活、工作、家庭、地位及宝贵的生命，或服务对象遇到较大的心理打击时，会产生巨大的失落感，出现沮丧、悲伤等悲哀反应。服务对象可能在行为上表现为哭泣或退缩，愿意自己独处或希望有一个自己信任及喜欢的人留在身边。护士可以鼓励服务对象及时表达自己的悲哀，允许服务对象独处。应用沟通中的鼓励发泄、倾听、移情、沉默等技巧对服务对象表示理解、关心及支持，尽可能地陪伴服务对象，使服务对象及时度过悲哀心理，恢复平静。

5. 抑郁者

此类服务对象一般是在承受不了诊断为绝症或其他原因后出现抑郁症状。服务对象表现为漫不经心，注意力不集中，说话慢，反应慢。护士在与服务对象沟通时应尽量表示体贴及关怀，以亲切、和蔼的态度，简短地向服务对象提问，及时对服务对象的需要做出反应，使服务对象感受到护士的关心及重视。

6. 病情严重者

在服务对象的病情严重或处于危重状态时，护士与服务对象沟通时应尽量缩短时间，避免加重患者的病情。对意识障碍的服务对象，护士可以重复一句话，以同样的语调反复与服务对象交谈，以观察服务对象的反应。对昏迷的服务对象，可以根据具体情况适当增加刺激，如触摸服务对象，与服务对象交谈，以观察服务对象是否有反应。

7. 感知觉障碍者

有听力或视力等感知觉障碍的服务对象，护士与服务对象的沟通可能会出现一些困难或障碍。因此，护士应学会与此类服务对象的沟通。如对有听力障碍的服务对象，护士可以应用非语言的沟通技巧如面部表情、手势，或应用书面语言、图片等与服务对象沟通。对有视力障碍的服务对象，护士可以用触摸的方式让服务对象感受到护士的关心，在接近或离开服务对象时要及时告知，不要使用服务对象不能感知的非语言沟通。

（三）护患沟通中常见的错误

在护患沟通的过程中，不当的沟通技巧会导致信息传递途径受阻，甚至产生信息被完全扭曲或沟通无效等现象，从而影响或破坏护患关系。因此，护士应尽量避免以下不良的沟通方法。

1. 不恰当地改变患者的话题

对患者提出的问题除应避免谈论的内容外，不要答非所问，否则会引起患者不满，扰乱患者心理活动,会阻止服务对象说出有意义的信息。如确有必要改变话题,应加以解释。

2. 谈话态度不妥

用教训、责备的口吻说话,不礼貌地打断患者说话,不耐心地倾听患者的陈述。

3. 言行不一

护士的语言及非语言信息表达不一致,会使服务对象产生误解,或从护士的表现来猜测自己的病情,而产生护患沟通障碍。

4. 不恰当的保证

这不但起不到安抚作用,反而会增加患者的疑虑,打击患者的信心,加大护士与患者的距离。

5. 信息发出的量及速度超载

人患病时,由于身心的不适,对沟通过程中的信息的接受能力下降,而护士有时在工作繁忙的情况下,会急于求成,特别是在进行健康教育时,语速太快,信息量太大,从而影响健康教育的效果。

6. 超前表示自己的感情

对新入院不甚了解自己的患者,表现出过度的热情,说些过分亲密的话,患者会感到护士不真诚。

7. 急于陈述自己的观点,过早地做出结论

护士如果在沟通中没有经过思考很快对一个问题做出回答,会阻断服务对象要表达的感情及信息,使服务对象无法表达真正困扰他们的问题及感觉,反而产生孤立无助、无法被理解的感觉。

8. 片面提出主观意见

匆忙做出结论或提出解决的办法,这不但可能影响或耽误病情,而且一旦出现差错,还会造成患者产生心理负担,对护士产生埋怨情绪。

9. 医学知识缺乏或运用不当

无根据地、想当然地解释问题,不懂装懂,会使患者产生不信任感甚至反感;护士说理不明,论证不清,会使患者难以领会,造成沟通障碍。

10. 过度发问或调查式提问

对服务对象持续提问,对其不愿讨论的话题也要寻求答案,这会使服务对象感到被利用和不被尊重,而对护士产生抵触情绪。因此,护士应该注意服务对象的反应,在服务对象感到不适时及时停止互动,避免对服务对象采用调查式的提问。

沟通既是一种科学的工作方法,同时也是一门艺术,是护理工作中的一个重要的环节。良好的沟通技巧有助于构建良性护患关系,使护理工作在友好的气氛中进行。护士应通过有效的护患沟通,发展及促进良好的护患关系,及时满足服务对象的身心需要,使服务对象真正接受科学的、整体的、全方位的现代护理。

【课后练习】

一、单选题

1. 护理程序的第一步评估在何时进行( )。

A.患者入院时   B.自患者入院开始直至患者出院为止

C.患者入院及出院时   D.患者出院时

E.护士与患者接触时

2. 危险性护理诊断常用( )方式陈述。

A.PES 公式   B.PE 公式   C.SE 公式

D.PS 公式   E.P

3. 在护理诊断陈述时常用到的字母 E 表示( )。

A.诊断名称   B.分类   C.相关因素

D.临床表现   E.诊断依据

4. 护士发现某患者缺乏预防哮喘复发的知识,下列哪项陈述是正确的( )。

A.知识缺乏

B.知识缺乏(特定的)

C.知识缺乏:与缺乏预防哮喘复发的知识有关

D.知识缺乏:缺乏有关预防哮喘复发的知识

E.知识缺乏:与信息理解不正确有关

5. 在对护理诊断进行排序时应注意( )。

A.对于某患者来说,护理诊断的先后次序常常是固定不变的

B.现存的护理诊断应排在危险性的护理诊断之前

C.护士可参照马斯洛的需要层次论进行排序

D.一个患者首优的护理诊断只有一个

E.根据护士的主观感觉

6. 下列( )是正确的护理目标陈述方式。

A.每 30 分钟测量血压一次

B.4 天后能说出人工肛门的重要性及学会自我护理人工肛门

C. 1 周患者自理能力增强

D. 住院期无褥疮发生

E. 为患者取半坐位，保持体位舒适

7. 护理程序的最初阶段是（　　　）。

A. 评估　　　　B. 计划　　　　C. 诊断　　　　D. 实施　　　　E. 评价

8. 组成护理程序的框架是（　　　）。

A. 人的基本需要论　　　　　B. 解决问题论　　　　　C. 信息交流论

D. 系统论　　　　　E. 评判性思维

9. 下列除外（　　　）均为客观资料。

A. 恐惧　　　　　B. 心律不齐　　　　　C. 呼吸困难

D. 体温不升　　　　　E. 血压 100/60 mmHg

10. 不属于患者资料收集范围的是（　　　）。

A. 患者的一般情况　　　　　B. 患者的生活方式

C. 患者的用药过敏史　　　　　D. 家庭成员的婚恋史

E. 护理体检的检查结果

11. 患者入院后护士收集资料的过程，不妥的做法是（　　　）。

A. 通过患者的主诉获得主观资料　　　　　B. 通过与患者交谈获得病史资料

C. 通过观察患者非语言行为获得客观资料　　　　　D. 通过医生病历获得体检资料

E. 通过护理体格检查获得客观资料

12. 下列属于主观资料的是（　　　）。

A. 患者诉说：我的头很疼　　　　　B. 患者满头大汗　　　　　C. 患者血压下降

D. 患者肺部有啰音　　　　　E. 患者皮肤弹性差

13. 属于医护合作性问题的是（　　　）。

A. 气体交换受损：与肺淤血、肺水肿有关

B. 潜在并发症：心律失常

C. 便秘：与长期不活动有关

D. 有皮肤完整性受损的危险：与长期卧床有关

E. 知识缺乏：缺乏有关糖尿病自我护理的知识

14. 下列除（　　　）外，均是资料的来源。

A. 患者　　　　　B. 其他医务人员　　　　　C. 患者的各种记录

D. 护士的主观感觉　　　　　E. 患者的亲友

15. 记录资料时应做到（　　　）。

A. 正确反映患者的问题　　　　　B. 不能带有护士本人的主观判断和结论

C. 用医学术语记录观察结果　　　　　D. 记录的主观资料应尽量用患者的原话

E. 以上都是

16. 下列叙述护理目标(预期结果)中,错误的是(　　　)。

A. 患者 2 周后可以拄着拐杖走路

B. 护士在出院前教会产妇给婴儿洗澡

C. 患者在 7 天内会安全地给自己注射胰岛素

D. 患者在 3 天内学会测定尿蛋白

E. 患者 3 天内体温逐渐恢复到正常范围

17. 下列除(　　　)外,均是观察方式。

A. 查阅患者的病案　　　　　　B. 触摸皮肤的温湿度　　　　　　C. 测量血压

D. 辨别患者的语言　　　　　　E. 听诊患者的呼吸音

18. 关于预期目标的描述,错误的是(　　　)。

A. 目标可分近期目标和远期目标　　　　　B. 目标是护理人员的护理活动

C. 目标是患者的行为表现　　　　　　　　D. 目标是期望患者达到的健康状态

E. 设定目标是计划阶段的第二步

19. 下列(　　　)不是护理诊断的含义。

A. 护理诊断是叙述患者由于疾病而引起的健康问题

B. 健康问题包括生理、心理、社会三个方面

C. 护理诊断是说明一种疾病或病理变化

D. 护理诊断提供了预期结果的依据

E. 护理诊断随病情的变化而改变

20. 制定护理计划的主要依据是(　　　)。

A. 护理诊断　　　　　　　　B. 医疗诊断　　　　　　　　C. 检查报告

D. 护理查体　　　　　　　　E. 护理评估

21. 护理目标(预期结果)的陈述对象是(　　　)。

A. 护士　　　　B. 医生　　　　C. 其他医务人员　　　　D. 患者　　　　E. 患者与家属

22. 与患者交谈时,不正确的做法是(　　　)。

A. 事先准备好提纲,引导患者按顺序讲出

B. 一般可从患者的主诉谈起

C. 不要随意打断,但要注意引起患者抓住主题叙述

D. 对患者提出的问题,只听而不做解释

E. 对一些敏感性话题应注意保护患者的隐私

23. 护理目标(预期结果)应具备的特点是(　　　)。

A. 患者认可,乐于接受　　　　　　　　　B. 属于医疗工作范围之内

C. 一个护理诊断只能有一个护理目标　　　D. 可推测并做出估量

E. 目标没有时间限制

24. 实施护理计划时,(　　)不妥。

A. 其他医务人员不能成为护理计划的实施者

B. 患者或家属也应积极参与实施

C. 护士在实施过程中应注意做到随时调整

D. 实施效果是衡量实施者能力的标准

E. 实施护理计划时要贯彻"整体"观念

二、简答题

简述护士应尽量避免哪些不良的沟通方法。

三、情境题

请你应用护患沟通技巧处理以下护患危机。

1. 患者家属:"1 床的药不滴了,手都肿了,按了半天呼叫器,怎么到现在还不来? 你们也太不负责了!"

你:＿＿＿＿＿＿＿＿＿＿＿＿＿＿＿＿＿＿＿＿＿＿＿＿＿＿＿＿＿＿＿＿＿＿＿

2. 患者:"我等了 3 个小时,也没个护士来管我,你们医院服务真差!"

你:＿＿＿＿＿＿＿＿＿＿＿＿＿＿＿＿＿＿＿＿＿＿＿＿＿＿＿＿＿＿＿＿＿＿＿

（魏碧蓉　黄华英　陈亚凡　张荔旗）

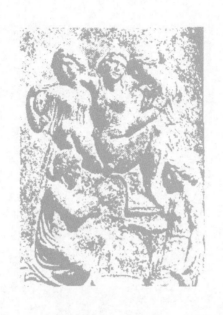

第三篇

心理学基础与心理护理

第八章　心理学基础知识

案例导入

案例描述：

美国社会心理学家阿希做了一个实验。他给被试者看一张列有聪明、灵巧、勤奋、坚定、热情等五种品质的表格，要求被试者想象一个具有这五种品质的人。被试者普遍把具有这五种品质的人想象为一个理想的、友善的人。然后，他把这张表格中的热情换为冷酷，再要求被试者根据这五种品质想象出一个适合的人。结果发现，被试者普遍推翻了原来的形象，而产生了一个完全不同的形象。

请思考：

（1）上述实验说明了什么问题？

（2）如何克服该实验所揭示的效应？

心理学（psychology）是研究心理现象发生发展规律的科学。1879 年，德国心理学家冯特在莱比锡大学建立了世界上第一个心理学实验室，采用科学的方法从事系统的心理学研究，使心理学从哲学范畴中脱离出来，成为一门独立的科学，心理学正式诞生，冯特被誉为“心理学之父”。

第一节　心理学及其基本内容

一、心理现象

心理现象（mental phenomenon）是心理活动的表现形式。一般人的心理现象包括心理过程和个性心理（图 8-1）。

- 心理现象（心理活动）
  - 心理过程
    - 认知过程（感觉、知觉、记忆、想象、思维、注意）
    - 情绪和情感过程
    - 意志过程
  - 个性心理
    - 个性倾向性（需要、动机、兴趣、理想、信念、世界）
    - 个性心理特征（能力、气质、性格）
    - 自我意识（自我认知、自我体验、自我调控）

图 8-1　心理现象结构图

二、心理的实质

现代心理学用辩证唯物主义观点来解释人的心理现象，认为心理起源于物质，是大脑活动的产物，心理是脑的功能；客观现实是心理活动的源泉，心理是人脑对客观现实主观的、能动的反映。

（一）脑是心理的器官

从物种发生史来看，心理是物质发展到高级阶段的属性。无生命物质的反映形式是物理的或化学的，生物体最先出现的反映形式是感应性，随后出现了感受性、知觉，到灵长类动物时，出现了思维的萌芽，到人类就产生了意识。因此，心理是物质的一种反映形式，是物质世界长期发展的产物。

从个体发展史来看，人类心理的发生、发展与脑的发育完善关系紧密。根据专家对人的大脑研究发现，随着儿童的脑重量的增加和脑皮质细胞的功能成熟，儿童的心理水平也随之提高，具体表现在从感觉阶段上升至表象阶段、形象思维阶段上升至抽象思维阶段。

从近现代医学研究来看，脑的一定部位与相应的心理功能密切相关，这些部位受到损伤会引起相应的心理功能丧失。

（二）心理是脑的功能

心理是脑的功能，而心理的内容来源于客观现实，是客观现实在人脑中的能动反映。

（1）客观现实是心理活动的内容和源泉。客观现实是指人们赖以生存的自然环境和进行人际交往并从事实践活动的社会环境。人的心理活动不论是简单还是复杂，其内容都可以从客观事物中找到它的源泉。如对于我们的感觉，看到什么、听到什么、闻到什么，都不能由人主观决定，而是取决于外部环境中的具体事物，所以说，有什么样的客观事物作用于脑，就会产生什么样的心理活动。

（2）社会生活实践对人的心理起制约作用。科学心理学特别强调人的心理基础是人的社会实践，认为没有人的社会生活实践就没有人的心理。例如，1920年印度发现的狼孩卡玛拉和阿玛拉、立陶宛发现的熊孩、撒哈拉沙漠发现的羊孩、20世纪80年代初沈阳郊县发现的女性猪孩等，这些小孩的共同特点是出生后由于种种原因，脱离了社会生活，与兽为伍，尽管他（她）们有大脑器官，但就是没有人的心理。

（3）心理是客观现实在人脑中主观能动的反映。心理的内容是客观的，反映的都是外界事物和现象，是由外部事物决定的。心理又有主观的一面，对同一客观事物的反映，因其性别、年龄、阅历、经验、文化水平、社会地位等的差异而不同。譬如，一本《红楼梦》，文学家眼里能看到满篇的美文佳句，建筑师眼里能看到满篇的亭台楼阁，营养师眼里能看到满篇的精美佳肴，伦理学家眼里能看到满篇的道德礼教。站在不同的立场或角度，不同的人看到的是不同的《红楼梦》。可见，人对客观现实的反映具有主观性。

第二节　心理过程

心理过程（mental process）是指人对客观现实的反映过程，是一个人心理现象的动态过程，包括认知过程、情绪和情感过程、意志过程。

一、认知过程

认知过程（cognitive process）是人们获得知识或应用知识的过程，也就是信息加工的过程，也是人的最基本的心理过程。它包括感觉、知觉、记忆、思维、想象、注意等心理现象。通过认知活动，人类可以认识客观规律，适应并创造性地改造世界。

（一）感觉

1. 感觉及其对人的意义

感觉（sensation）是人脑对直接作用于人的感觉器官的客观事物的个别属性的反映。例如，橘子放在我们面前，我们可以通过眼睛看到其颜色、形状，鼻子闻到其气味，舌头尝到其酸、甜味，皮肤触摸到其硬度、温度和光滑程度，其中每一种特性都是橘子的一种属性。

2. 感觉的种类

根据刺激的性质以及它所作用的感觉器官的不同可以把感觉分为两种。

（1）外部感觉：是指接受外部世界的刺激并反映它们属性的感觉，包括视觉、听觉、嗅觉、味觉、皮肤觉（触觉、压觉）等。

（2）内部感觉：是指接受机体内部刺激并反映它们属性的感觉，包括运动感觉、平衡感觉、内脏感觉等。

3. 感受性与感觉阈限

感觉器官对适宜刺激的感觉能力叫感受性。感受性的大小是用感觉阈限来衡量的。感受性与感觉阈限呈反比关系，即感觉阈限越小，感受性越强；阈限越大，感受性越弱。

4. 感觉的特性（感受性变化的一般规律）

（1）感觉的适应：在刺激物的持续作用下，感受性发生变化的现象称为感觉适应。适应使感受性提高或降低。例如，皮肤温度觉的适应，炎炎夏日从室外进入室内，顿时觉得清凉，待的时间久了就不觉得那样凉了。所谓"入芝兰之室，久而不闻其香""入鲍鱼之肆，久而不闻其臭"，就是嗅觉的适应现象。视觉适应有明适应和暗适应现象，暗适应可以使人在微弱的光线下提高感受能力，看清周围的事物；明适应可以降低感受能力，避免强光对眼的伤害。适应现象具有重要的生物学意义。人所生存的环境变化巨大，假如没有适应机制，人就不容易在变化的环境中做出精确的反应。

（2）感觉的对比：同一感觉器官在不同的刺激物的作用下，感觉在强度上和性质上发生变化的现象称为感觉对比。不同刺激同时作用于同一感受器时，便产生同时对比，如"绿肥红瘦"。不同刺激先后作用于感受器时，便产生继时对比。例如，刚吃过药后再喝水，会觉得水很甘甜。

（3）感觉的相互作用：是指在一定条件下，各种不同的感觉都可能发生相互作用，从而使感受性发生变化。例如，红光照明下听觉感受性降低；食物的凉热会影响它的味道；强烈的声刺激可使牙痛得更厉害；视觉变换可以破坏平衡觉，使人眩晕或呕吐。感觉相互作用的一般规律是：弱刺激可提高其他感觉的感受性，强刺激则会降低其他感觉的感受性。

（4）联觉：是感觉相互作用的一种特殊表现，是指当某种感官受到刺激时出现另一感官的感觉和表象。例如，色觉能引起不同的温度觉，红、橙、黄等颜色使人联想到太阳、火焰而产生温暖的感觉，这些颜色被称为暖色；蓝、绿、青等颜色与海水、森林的颜色接近，使人感到凉爽，被称为冷色。联觉现象是由人们日常生活中将各种感觉现象经常自然而然地联系在一起所致。

（5）感觉后象：当外界刺激停止后，感觉并不立即消失、还能保持一定时间的感觉现象称为感觉后象。视觉、听觉都有这种现象。我们常说的"余音绕梁"，该现象是由神经兴奋的痕迹作用产生的。

（6）感觉的发展与补偿：人的感受性在某些因素的影响下，不仅能适应暂时性的变化，而且还能在长期的社会实践和有意训练下获得提高和发展。例如，印染工人能分辨出40多种深浅不同的黑色，而普通人只能分辨出3～4种黑色；心内科医生能听出心脏的各种杂音；品酒师能品出各种各样葡萄酒的质量；盲人在生活实践中训练出异常敏锐的听觉和触觉，可以"以耳代目"；有些聋哑人可以学会"看话"。这说明一种感觉的感受性有了缺陷，可以通过提高其他感觉的感受性加以补偿。人的各种感觉能力有很大的发展潜力。

（二）知觉

1. 知觉的概念

知觉（perception）是指人脑对直接作用于感觉器官的客观事物的各种属性以及它们相互关系的整体反映。例如，当人感觉到橘子的颜色、滋味、香气、硬度、温度、大小和形状等时，人脑在综合对橘子的各种感觉的基础上就构成了对"橘子"整体的反映，这就是对橘子的知觉。又如当人们看到燕尾帽、护士服、端庄的站姿时，脑海就形成了护士的整体的美的印象。

2. 知觉的种类

根据知觉对象的性质可把知觉分为3种。

（1）空间知觉：指个体对物体空间特性的知觉，包括对物体的形状、大小、方位和远近等特性的认识。

（2）时间知觉：指个体对客观事物延续性和顺序性的反映。时间知觉还可能以人体内部的各种节律性变化活动现象为依据，即所谓的"生物钟"。

（3）运动知觉：指人脑对物体的空间位移和移动速度的反映，主要有视觉性运动知觉、听觉性运动知觉、触觉性运动知觉等。其中视觉、知觉在运动知觉中起着主要的作用。

3. 知觉的特性

（1）知觉的整体性：当客观事物的个别属性作用于人的感觉器官时，人们并不将其作为个别、孤立的部分，而是能根据已有的知识和经验，将其知觉作为一个整体，这种使知觉保持完备性的特性被称为知觉的整体性（图8-2）。知觉的整体性依赖于知觉对象本身的特点，如空间或时间上的远近，大小、形状和颜色上的相似，图形的连接、对称等特点。另外，人的知识经验也影响知觉的整体性。

图 8-2　知觉的整体性

（2）知觉的选择性：生活中，人们根据当前需要，有选择地以少数刺激物作为知觉对象，把它们与背景区分开来，从而对它们的感知格外清晰，这就是知觉的选择性。例如，人们看电视时，电视屏幕成为当时知觉的对象，而电视墙以及电视柜上的其他物品就成了背景。在一定条件下，知觉的对象和背景可以互换（图8-3）。影响知觉选择性的因素是多方面的，有主观的，也有客观的。

（3）知觉的理解性：人在知觉过程中，不是被动地反映知觉的对象，而是主动根据已有的知识经验来解释它、理解它，并用概念的形式把它揭示出来，这种知觉的特性称为知觉的理解性（图8-4）。知觉的理解性与人们的知识经验密切相关。例如，同一张肺部 X 射线胶片，医生能从其中发现病灶处，而外行人只能看到一片模糊。

（4）知觉的恒常性：知觉的客观条件在一定范围内发生变化时，知觉印象仍保持相对稳定（图8-5），此即知觉的恒常性。知觉的恒常性能使人在不同情况下按照事物的实际面貌反映事物，从而使人们根据对象的实际情况适应环境、改造环境。如果知觉不具有恒常性，人就难以适应瞬息万变的外界环境。

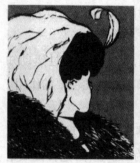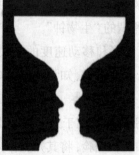

图 8-3　知觉的选择性

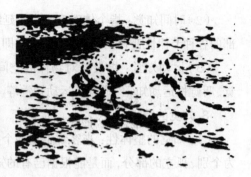

图 8-4　知觉的理解性

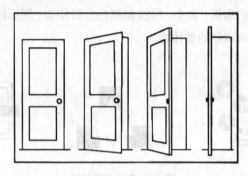

图 8-5　知觉的恒常性

4. 错觉

错觉是在特定条件下产生的对客观事物的歪曲知觉，即错觉是一种歪曲的知觉。错觉不同于幻觉，它是在一定条件下产生的。视错觉在错觉中表现得最明显（图 8-6）。除了视错觉之外，常见的还有形重错觉，如 1 斤铁和 1 斤蚕丝的质量是相等的，但人们用手提起时，总觉得铁比蚕丝要重些。还有方位错觉，如人们新到一个陌生的地方，往往混淆东西南北等。

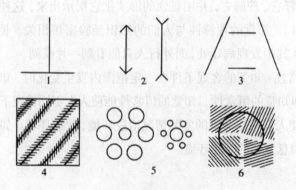

图 8-6　视错觉图例

（三）记忆

1. 记忆的概念

记忆（memory）是过去的经验在头脑中的保持和再现，是在头脑中积累和保存个体经验的心理过程。人们感知过的事物、思考过的问题、体验过的情绪、参加过的活动，都不同程度地被保留在头脑中，在一定条件诱发下能够重现，这就是记忆。

2. 记忆的分类

（1）根据记忆内容分类：

①形象记忆：是以感知过的事物形象为内容的记忆。例如，熟人的面容、看过的电影、听过的音乐、吃过的水果的味道、母校的建筑物等，这些在头脑中留下的事物形象，就是形象记忆。

②逻辑记忆：是以概念、判断、推理等逻辑思维过程为内容的记忆。例如，人们对概念、判断、推理、公式、定理、法则的记忆就是逻辑记忆。

③情绪记忆：是以体验过的某种情绪或情感为内容的记忆。例如，人们对快乐、悲伤、愤怒、恐惧、热爱、憎恨等体验的记忆就是情绪记忆。

④运动记忆：即以进行过的动作或运动为内容的记忆。例如，人们身上所形成的技能、技巧、行为习惯动作等，都是运动记忆（如游泳、开车、输液、铺床）。

（2）根据记忆内容保持时间的长短分类：

①瞬时记忆：当外界刺激停止后，感觉信息有一个非常短暂的停留，这就是瞬时记忆。其特点是：信息保持时间短、为 0.25～2 秒，信息存储容量大，形象鲜明，以视觉图像为主要的编码形式，也有听觉编码，以感觉形式保持。瞬时记忆容易消失，如果这些感觉信息受到注意，则进入短时记忆。

②短时记忆：也称工作记忆，是瞬时记忆和长时记忆的中间阶段。其特点是：信息在头脑中保持时间一般不超过 1 分钟，信息存储容量有限，记忆广度为（7±2）个单位，信息经过复习可进入长时记忆。例如，人们临时查询的电话号码，打通电话后，如果不再复述该号码，就可能会将这个电话号码忘掉；如果重复几遍，就会将它记住。

③长时记忆：信息储存在 1 分钟以上甚至终生的记忆。它是对短时记忆的内容加工复述。其特点是：信息保持时间长，信息存储量很大，主要以词为媒介进行意义编码。

3. 记忆的过程

记忆是一个过程，识记、保持、再现（再认和回忆）是记忆的 3 个基本过程。从信息论的观点来看，记忆就是对输入信息进行编码、储存和提取的过程。

（1）识记（memorization）：识别和记住事物，从而积累知识经验的过程。它是记忆的初始环节。要提高记忆的效果，首先必须有良好的识记能力。识记的形式多种多样，根据有无预定的目的，可将识记分为两种。

①有意识记：是指事先有明确的目的，并运用一定的方法，必要时，需要付出一定意志努力的识记。这种识记要求人们具有高度的积极性与自觉性。实际生活中，为了掌握系统的科学知识、技能，必须依靠有意识记。

②无意识记：是指事先没有明确的目的，也不用任何意志努力的识记。例如，偶然听过的歌曲、阅读过的小说、在一定情况下体验过的情绪、仓促间做出的动作等，在当时并没有一定的目的想记住它，然而却记住了。人们的许多知识经验，特别是日常生活经验，大多是通过无意识记获得的。

根据对识记材料理解的程度，又可将识记分为两种。

①机械识记：指依照识记材料的外部联系，通过机械地重复而进行的识记。例如，地名、人名、年代等材料的识记，大都属于机械识记。

②意义识记：是指依照识记材料本身所具有的内在联系，通过理解而进行的识记，如数学公式、科学概念等的识记。机械识记有助于识记材料精确化，意义识记有助于识记材料系统化。在实际生活中，这两种识记是相辅相成、缺一不可的。

（2）保持（retention）：把知识经验存储在头脑中的过程，即对信息的储存、巩固的过程。保持是识记和再现的中间环节，没有保持就无所谓记忆。能否保持以及保持时间的长短，是记忆力强弱和记忆品质优劣的重要标志。保持的对立面是遗忘。

①遗忘的概念：遗忘（forgetting）是指识记过的事物不能再认与回忆，或错误地再认与回忆。遗忘可分为暂时性遗忘与永久性遗忘。

②遗忘规律：德国心理学家赫尔曼·艾宾浩斯率先对遗忘现象做了系统的研究。研究的结果表明，遗忘的发展进程是不均匀的，在识记的最初阶段遗忘得较快，后来逐渐缓慢，到了一定的时间，稳定在一个水平上。也就是说，遗忘的发展速度是先快后慢。遗忘速度这种随时间先快后慢的变化规律可以用曲线表示，这一曲线被称为"艾宾浩斯遗忘曲线"（图8-7）。

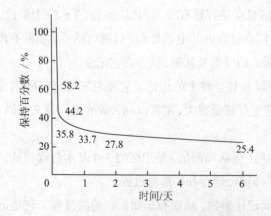

时间间隔	记忆量
刚刚记忆完毕	100%
20分钟之后	58.2%
1小时之后	44.2%
8～9小时后	35.8%
1天后	33.8%
2天后	27.8%
6天后	25.4%
1个月后	21.1%

图8-7 艾滨浩斯遗忘曲线图

③遗忘的原因：关于遗忘的原因有各种不同的看法，主要有以下几种。

衰退说：这一说法认为遗忘是记忆痕迹得不到强化而逐渐减弱，以致最后消退。记忆的痕迹是以一定物质（各种物质尤其是蛋白质）为基础，随着时间的推移而不断变化甚至消失。

干扰说：这一说法认为是新输入的信息对原储存信息的干扰而造成遗忘。遗忘是储存的信息不能提取，是在学习和回忆之间受到其他刺激的干扰所致。一旦干扰排除，记忆仍能恢复。

压抑说：这一说法认为遗忘是由情绪或动机的压抑作用引起。如果压抑被解除，记忆就能恢复。这一说法是由西格蒙德·弗洛伊德（Sigmund Freud）在给精神病患者做催眠时发现的。他认为，人每当回忆起痛苦的往事或个体意识不能接受的冲动时，常常有意地压抑，将其排斥于记忆之外，这通常称作动机性遗忘。其实被压抑的痛苦或冲动并未真正消失，只是从意识转入潜意识中，也就是被潜意识动机压抑。此外，情绪过分紧张也影响回忆，能使一些本来掌握的内容一时回忆不起来。例如，考试紧张时，本来记住的知识却忘了。压抑说虽然缺乏有力的实验证明，但指出了人的需要、动机、情绪等对记忆的影响，具有一定意义，是值得重视的一种理论。

提取失败说：这一说法认为，存储在大脑中的信息是永远不会丢失的，遗忘是因为没有接到适当的提取线索造成的信息提取失败。例如，多年未见的老同学，见面时想不起他的名字。

④抵制遗忘的方法：为了更好地抵制遗忘，人们总结了一些方法。

首先，应进行牢固的识记。要具有明确的识记目的和任务、积极的识记态度，以及掌握合理的识记方法（如一次识记的数量如何、是否在理解的基础上进行识记等）。

其次，要组织有效的复习（及时复习；合理分配复习的时间；反复阅读与试图回忆相结合；复习过程多样化）。

再次，学习者个人的主观因素对遗忘也有很大影响。例如，学习动机情绪、生理状态等与遗忘都有密切关系；学习者是否有强烈的学习动机、情绪紧张或稳定、身体是否有病痛等对记忆的影响也不能忽视。

（3）再现（reproduction）：它是记忆过程的最后一个环节，记忆的品质是通过再现表现出来的。它包含两种基本形式，即再认（recognition）和回忆（recall）。再认是记忆的初级表现，是比回忆较为容易和简单的一种恢复记忆的形式。回忆是记忆的高级表现，是比再认更为困难和复杂的一种恢复记忆的形式。

记忆是一个完整的过程，这个过程的三个环节之间是密不可分的，缺少任何一个环节，记忆都不可能实现。

4. 记忆的品质

人们通常以记忆的品质来评价记忆力的优劣。良好的记忆品质表现在以下几个方面。

（1）记忆的敏捷性：指的是记忆的速度和效率特征。一般以在一定时间内能记住多少事物来衡量。例如，有的人在一定时间内比他人记得快，回忆得快，能"过目成诵"，那么这个人记忆的敏捷性就好。记忆的敏捷性对指挥员、飞行员、宇航员等是一种很重要的品质。

（2）记忆的持久性：指的是记忆在头脑中保持时间的长短，是记忆的保持特征。例如，有的人能"过目不忘"。记忆的敏捷性与持久性对于大多数人呈正相关。

（3）记忆的准确性：指的是记忆内容正确与否，是记忆的精确特征。助产士工作细致烦琐，复杂多样，如果记忆的准确性不强就很容易出差错。因此，记忆的准确性是助产士工作的一种重要品质。

（4）记忆的准备性：指的是对记忆信息的提取能力，是记忆的提取和应用特征。一个记忆准备性好的人，能在需要时迅速、灵活地提取储存在头脑里的信息，并加以运用。如在临时抢救车祸患者时，护士能迅速找到所需的药品或器械，就是体现记忆准备性的一个例证。

（四）思维

1. 思维的概念及特征

思维（thinking）是人脑对客观事物间接的、概括的反映。思维和感知觉、记忆都是人们对客观现实的反映，但它是认识过程的高级阶段，人类通过思维能够获得对事物的本质属性、内在联系和发展规律的认识。

思维的两大特征是间接性和概括性。间接性是以其他事物或已有的经验为媒介来认识客观事物，它对客观事物的反映不是直接的。例如，早晨看到雪，就能判断出昨晚下雪了。医护人员通过患者的舌苔、体温、脉搏、血压、面容等便可以了解患者身体内部脏器的活动状态，也是一种间接认识。概括性是指对客观事物的共同特征和内在规律的本质认识。通过感知可以认识部分事物，通过思维可以认识一类事物。如流脑、乙肝、伤寒在临床上看是完全不同的疾病，但它们共同的本质特征是都属于传染病。

2. 思维的分类

（1）根据思维的形式或凭借物分类：

①动作思维：以实际行动来解决具体问题的思维。例如，修理机器要依靠实际动作来解决，幼儿利用掰手指来数数，跳水运动员一边进行运动一边考虑动作要领。这种边动作边解决问题的思维，都属于动作思维。3岁前幼儿主要靠直观动作来解决问题。

②形象思维：利用具体形象解决问题的思维。例如，人们日常生活中常遇到哪条路可以更快地到达指定地点，且以直观形象选择捷径。又如，插花时，思考着每朵花的位置、搭配，以及整体形象。文学家、艺术家、设计师进行创作时则更多地依赖形象思维。学龄前儿童游戏活动中的角色扮演、情境设想就属于这一类思维。

③逻辑思维：运用抽象的概念、判断推理的形式解决问题的思维。逻辑思维是人类思维的核心形态，其发展较晚，青年期以后才比较发达。例如，学习科学文化知识等都需要

运用逻辑思维。儿童的思维发展经历着从动作思维、形象思维到逻辑思维的过程。成人往往综合运用上述 3 种思维形式来解决问题,但以逻辑思维为主。

(2)根据思维的指向性分类:

①聚合式思维:把问题提供的各种信息聚合起来,指向一个固定正确的答案的思维方式。这是一种有方向、有范围和有条理的思维方式。例如,医生在给患者看病时,根据患者的各种症状、体征以及实验室检查的结果做出正确的诊断。值得一提的是,这种思维利用已有知识经验或传统方法解决问题,对取得知识是必要的,但形成习惯会妨碍思考问题的灵活性。

②发散式思维:指解决一个问题时,思路沿着各种不同的方向去积极思考,找出两个以上可能的答案、解决方法或结论。例如,学生做练习时一题多解;医生在治疗疾病时考虑采用药物、手术或是中西医结合等多种治疗方法;护士为了给患者降温而使用冰袋、酒精擦浴、灌肠等方法。与聚合式思维相比,发散式思维具有更大的主动性和创造性。人类社会所有科学发明、艺术创作、理论研究,主要是发散式思维的结果。

(3)根据思维的创造性分类:

①习惯性思维:又称再造性思维或常规思维,是指人们运用已有的知识经验,按照现成的方案和程序直接解决问题的思维。例如,发现婴儿啼哭时,就猜测婴儿是否饿了,马上喂奶。这种思维的创造性水平低,对原有的知识经验不需要进行明显改造。

②创造性思维:指根据已有的知识经验重新组织,提出某些新颖的、前所未有的方案和程序,创造出新的思维成果的思维活动。这种思维是多种思维的综合,同时还要结合想象,进行构思才可能实现,也是智力高度发展的体现。创造性思维具有以下特征:敏捷性、流畅性、独创性、洞察性。

3. 思维的基本过程

人的思维过程极其复杂,一般经历以下几步。

(1)分析与综合:分析与综合是思维的基本过程。分析是人脑把客观事物的整体分解为各个组成部分;综合就是人脑把组成事物的各个部分、个别属性综合为整体的过程。分析与综合是解决问题过程中不可缺少的两个方面。它们相互依存、相互补充,只有分析与综合相统一,思维才会全面而深刻。

(2)比较与分类:比较是对事物的各个组成部分或各个属性进行对比,从而确定出它们之间的异同,它其实是更为复杂的分析与综合的思维操作过程。例如,学习中药鉴别时,要对两种药材的色泽、形态等进行区别鉴定。在比较的基础上确定事物的共同点和不同点,并根据这些特点把事物划分为不同的种类,这是分类的过程。例如,医院分内科、外科、妇科、儿科、五官科等,就是根据疾病的不同特点划分的。把事物划分为不同的类别,是分类的操作过程。

(3)抽象与概括:抽象是指人脑对事物的本质和非本质特征进行区别,并抽取事物本质特征而舍去非本质特征的过程。概括是指对抽象出来的事物的本质属性加以综合的过程。例如，严重腹水的患者一般都有移动性浊音，这是一代医生对严重腹水和移动性浊音之间规律的认识并概括出的结论。现在，临床上只要一见到有严重腹水，就可断定患者有移动性浊音。分析与综合是抽象与概括的基础，比较与分类是抽象与概括的前提。

（4）系统化与具体化：系统化即在概括的基础上，把同一类事物按不同顺序与层次组织成一定系统的思维过程。如生物学的界、门、纲、目、科、属、种就是系统化的结果。具体化则是将事物的一般原理、定律、规律应用到具体事物上的思维过程。例如，以举例或图解去说明具体的原理，通过事例来说明抽象的概念，这就是具体化的表现。

4. 问题解决的思维过程

问题解决是一种有目的的复杂的思维活动，它由一定的问题情境引起，指向一定的目标，包含一系列的思维操作，最终使问题得以解决。

（1）问题解决的基本阶段：

①发现问题：解决问题是从发现问题开始的，发现问题是人的思维活动的积极表现。例如，对新入院的患者进行入院评估就是为了发现问题。

②分析问题：分析问题就是在正确评估资料的基础上，区分主要矛盾，抓住问题关键，将问题明确、具体化的过程。分析问题应当抓住问题的核心，找出关键所在，使思维活动具有明确的指向性和方向性，并有选择地再现和运用已有的知识经验来解决面临的问题。

③提出假设：就是找出解决问题的方案、策略或途径，这是解决问题的关键。它往往以假设的形式出现。

④检验假设：是通过实际活动或思维操作验证所提假设是否能够真正解决问题。检验假设的方法有两类。一是实际操作，即用实验和实践的方法，按假设去解决具体问题。例如，家里的灯突然熄灭，而邻居家的灯亮着，可能是保险丝断了，或灯泡坏了，实际验证即可知道真相。另一类是通过智力活动来检验，如警察破案用智力推理较多。如果假设是错误的，则要重新审查材料，提出新的假设。

（2）影响问题解决的心理因素：

①情绪：个体的不同情绪状态对问题解决、对活动的效果有着直接的影响。因为良好的情绪状态可以提高思维活动的积极性，促进问题的解决；反之，则可能阻碍问题的解决。例如，考试时，学生情绪积极将有利于答题，考出好成绩，而过分紧张则影响思路，甚至面对本来会做的题都束手无策。

②动机：动机虽然不能直接调节人的思维活动，但它可以影响个体思维活动的积极性。动机太强会造成很大的心理压力，可抑制思维活动，降低解题成效；动机太弱则不能调动个体解决问题的积极性，不利于活跃个体思维活动。因此，中等强度的动机最有利于问题的解决。

③迁移：是指已获得的知识技能、方法对解决问题所产生的影响。如果这种影响能产

生积极、有利的作用，我们称它为正迁移，如举一反三、触类旁通。若产生消极、不利的作用，我们称它是负迁移，如方言口音太重能影响普通话的标准发音。

④定势：也叫习惯。是由先前活动所形成的，并影响后继活动趋势的一种心理准备状态。定势有时有助于思维活动、问题的解决，有时也妨碍思维活动。

心理学家卢钦斯（Luchins）1942 年做过一个著名的实验。在实验中，他给被试者 3 个大小不同的量杯 A、B、C，要求被试者利用这 3 个杯量出一定量的水（表 8-1）。

表 8-1　卢钦斯的定势实验

序号	不同杯子的容量/mL			要求量出的水的容量/mL
	A	B	C	D
1	21	127	3	100
2	14	163	25	99
3	18	43	10	5
4	9	42	6	21
5	20	59	4	31
6	23	49	3	20
7	15	19	3	18
8	28	76	3	25

实验结果表明，通过序号 1～5 实验，受试者可能形成利用"B-A-2C"这个公式的定势。因此，对序号 6 和序号 7 实验，他们也就用同样的方式去解决问题。其实，对这两个序列显然可以利用简单得多的办法去解决（即 A-C 和 A+C）。由此可见，定势对解决问题并不总是有利的。

⑤功能固着：即人们习惯把某种功能牢固地赋予某一事物的倾向。例如，说到衣服的功能，人们通常只是想到它能保暖、装扮，其实它还可以包裹东西、灭火、遮阳等。

⑥原型启发：是指在其他事物或现象中获得的信息对解决当前问题的启发。日常自然现象、机器示意图、口头提问、文字描述等，都可成为原型而对解决问题产生启发作用。例如，人类受到飞鸟和鱼的启示发明了飞机和轮船。原型之所以具有启发作用，是由于原型与要解决的问题有某些相同点和相似点，通过联想能找到解决问题的新方法。

⑦知觉情境：是指被直接感知到的事物的空间组织形式产生的情境，对解决问题往往会产生重要影响（图 8-8）。

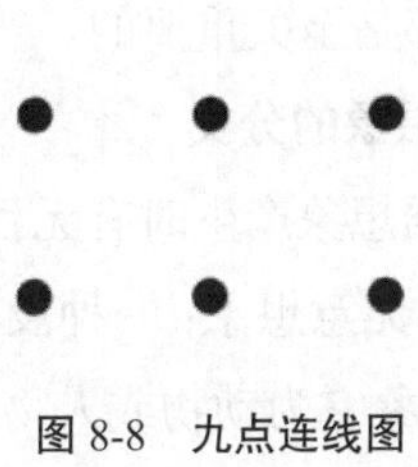

图 8-8　九点连线图

5. 思维的品质

（1）广阔性：又称思维广度，是指在思维过程中，善于全面分析问题、顾全大局的思维特性。既要看到问题的普遍性，又要看到问题的特殊性。例如，思维广阔性好的护士，在确定护理诊断时，不会只局限于患者生理方面的反应。相反，思维狭窄的人，"只见树木，不见森林"，就是思维的狭隘性。

（2）深刻性：又称思维深度，是指在思维过程中，善于透过问题的表面现象而深入问题的本质，抓住问题的关键，看问题总能"入木三分"，掌握事物发展的规律，预见事物的发展趋势。相反，思维肤浅的人，认识停留在事物的表面现象和外部联系上，就是思维的肤浅和片面性。

（3）灵活性：根据环境的变化，机智灵活地考虑问题，应付变化。反之，就是思维的固执性和刻板性。

（4）敏捷性：在思维过程中，思维活动迅速、果断，应变力强，能迅速地发现问题和及时解决问题。

（5）独立性：在思维过程中，善于独立思考，发现问题，分析问题，提出自己的见解，独立解决问题，这是创造性思维的基本品质之一。相反，人云亦云，自以为是，故步自封，都是不良的思维品质。

（6）批判性：善于冷静地思考问题，不轻信、不迷信权威，能客观地分析评价事物，不易受别人暗示的影响，明辨是非，坚持真理。

（7）逻辑性：在思维过程中，具有严密的逻辑思维能力。在解决问题时，能严格遵守逻辑规律或规则，思路连贯，条理清楚，层次分明，概念准确，判断有据，论据有理。相反，思维混乱、条理不清、无层次，是缺乏逻辑性的表现。

（五）想象

1. 想象与表象的概念

想象（imagination）是人脑对已有表象进行加工改造重新组合成新形象的心理过程。表象（image）是人脑对过去感知过的事物形象的反映，是过去感知过的事物痕迹的再现。想象不同于表象。想象的基本特点是形象性、新颖性和创造性。

2. 想象的意义

爱因斯坦曾说："想象力比知识更重要，因为知识是有限的，而想象力概括着世界上的一切，推动着进步，并且是知识的源泉。"所以，想象对科学的发展、人类的精神生活、学习和进步都是至关重要的。

3. 想象的分类

根据想象产生时有无目的性，可分为以下两种。

（1）无意想象：一种没有预定目的、不自觉的、不由自主的想象。例如，看到珊瑚或贝壳，就想象它为动物或人物的形象。

（2）有意想象：根据一定的目的自觉进行的想象，有时需要一定的意志努力。根据想象内容的新颖性和创造性不同，有意想象又分为3种。

①再造想象：根据词语描述或图形描绘在头脑中形成新形象的过程。如学习解剖时通过解剖挂图想象实体的情况。

②创造想象：不依据现存的描述而独立创造出新形象的过程。它具有首创性、独立性、新颖性的特点，比再造想象复杂而困难，需要对已有的感性材料进行深入分析、综合、加工改造，在头脑中进行创造性构思。创造想象是人的创造活动的必要组成部分。新仪器的设计、文学艺术创作、科学发明都是创造想象的结果，如鲁迅笔下的阿Q形象。

③幻想：创造想象的一种特殊形式，是一种与人的愿望相联系并指向未来的想象。

（六）注意

1. 注意的概念

注意（attention）是人的心理活动或意识对一定对象的指向和集中。所谓指向是指对心理活动的对象所做的一个选择和朝向。如学生上课时开小差，关心教室外发生的事情。所谓集中是指心理活动稳定在所选择的对象上。如学生全神贯注、聚精会神地听老师讲课。注意不是一个独立的心理过程，而是始终伴随其他心理过程的心理状态。

2. 注意的分类

根据有无目的性以及是否伴随意志努力，可分为以下3种。

（1）无意注意：指没有预定目的，也不需要意志努力的注意，如大街上一排迎亲婚车引起的注意。无意注意不受人的意识控制，主要是由周围环境的变化引起。另外，人们自身的主观状态，如需要、兴趣、情绪、态度以及对事物所持的期待等，也都影响着人们的无意注意。

（2）有意注意：指有预定目的、需要一定意志努力的注意，并受人的意识自觉调节和支配。它与心理活动的任务、目的性及意识水平有关。例如，学生听课、护士配药就是有意注意。

（3）有意后注意：指有预定目的，但不需要意志努力的注意。有意注意在一定条件下可转换为有意后注意。有意后注意是一种自觉的、有目的的注意，但不需要意志努力。它是一种高级类型的注意，具有高度的稳定性，是人类从事创造性活动的必要条件。有意后注意的关键是要对活动本身产生直接兴趣。

3. 注意的基本品质

（1）注意的广度：又称注意的范围，指在单位时间内注意到对象的数量。一般的在0.1秒时间内成人能注意到4～6个彼此不相联系的外文字母。注意的广度受知觉特点的影响，如知觉对象越集中，排列越有规律，越能成为相互联系的整体，注意的范围也就越大。另外，个人的知识经验、活动任务、情绪与兴趣状态也影响注意的广度。如果扩大注意的广度，就可以提高学习和工作效率，如"一目十行"就能在同样时间内输入更多的信息。

（2）注意的稳定性：也称注意的持久性，指注意长时间地保持在某种事物的能力。注意的稳定性取决于事物的性质和主体的状态。通常，人们集中注意的时间在10分钟左右。容易使人感兴趣的事物，引起的注意的稳定性就强。同时稳定性也与训练有关。例如，做手术时，医护人员的注意力需要长时间集中在手术部位；摄像师能长时间扛着摄像机对着目标。同注意的稳定性相反的心理状态是注意的分散，也叫分心，它常由无关刺激的干扰或由单调刺激长期作用所引起。

（3）注意的分配：在同一时间内把注意分配在两种或两种以上活动的能力。例如，学习时边听课边记笔记；医生一面倾听患者诉说病情，一面对患者进行观察或体格检查；护士一边给患者注射，一边跟患者拉家常分散患者的注意力。注意分配的基本条件是熟练，只有熟练，才可能"一心二用"，才能提高工作效率。所以注意分配能力是可以通过训练提高的。驾驶员、飞行员、乐队指挥、教师工作都十分需要注意分配能力。

（4）注意的转移：根据需要有目的地主动地把注意力从一个对象转移到另一个对象上，或由一种活动转移到另一种活动上去。例如，正在配药的护士见到需要急救的患者，能马上投入抢救患者的工作中。一般来说，注意转移的快慢和难易，取决于原来注意的稳定程度、引起注意转移的新事物的性质、主体的兴趣和神经活动的灵活性。

二、情绪和情感过程

（一）情绪和情感概述

人在认识世界和改造世界的实践活动中，不是无动于衷、冷漠无情的，而是表现出不同的态度——喜、怒、哀、乐、忧、愤、憎等，对这些态度的内心体验就是情绪（emotion）和情感（affection）。

（二）情绪和情感的区别与联系

1. 情绪和情感的区别

（1）从需要的角度看：情绪是与生理需要相联系的，如人们对食物、衣服、空气等的需要，所产生的是较低级的、简单的体验；而情感是与人的社会性需要相联系的，如友谊感、道德感、理智感等所引起的是较高级、复杂的体验。

（2）从发生的角度看：情绪是人和动物都具备的，它带有本能的特点，发生时间早；而情感发生得较晚，是人类所特有的，是个体发展到一定阶段才产生的。新生儿只有哭、笑等情绪表现，而且多与食物、水、温暖、困倦等生理性需要相关联。情感是通过一定的社会实践才逐渐产生形成的，如友爱、归属感、自豪感、责任感、道德感等，多与交往、求知、人生追求等社会性需要相关联。

（3）从反映的角度看：情绪带有情境性、激动性和暂时性的特点，往往随着情境的改变而改变；而情感则具有较大的稳定性、深刻性和持久性，是人对事物稳定态度的反映。

（4）从外部表现看：情绪较为强烈，冲动性较大，具有明显的生理变化和外部表现，如狂喜、愤怒；而情感一般比较微弱，较少冲动，外部表现不明显，如荣誉感、责任感。

2. 情绪和情感的联系

情绪和情感虽有区别，但它们又属同一类心理过程，因而存在着密切的联系。一方面，情感依赖情绪，稳定的情感是在情绪的基础上形成的，同时又通过情绪反应得以表达，离开情绪的情感是不存在的；另一方面，情绪也依赖情感，情绪变化往往反映内在的情感，在情绪产生的过程中常常包含着情感。因此，情绪和情感是不可分割的。

（三）情绪和情感的种类

1. 情绪分类

一般根据情绪的状态分类：

（1）心境（mood）：是一种微弱、平静、持久、渲染性的情绪状态，有时也称为心情。它构成了人的心理活动的背景，当一个人处于某种心境时，就像戴上了一副有色眼镜。心境愉快的时候，无论遇到什么事情都会感到愉快；心境苦闷的时候，无论遇到什么事情都会感到闷闷不乐。

（2）激情（intense emotion）：是一种强烈、短暂、暴发性的情绪状态，如暴怒时拍案、绝望时捶胸、狂喜时捧腹等都属于这种情绪体验。在激情状态下，主体往往伴随明显的生理和外部表情变化，如心跳加快、血压升高、呼吸急促、大发雷霆、暴跳如雷等。

（3）应激（stress）：是在出乎意料的紧迫情况下（如汶川地震、司机面对危险情境紧急刹车）引起的急速而高度紧张的情绪状态。在应激状态下，整个机体的激活水平高涨，人的肌张力、血压、内分泌、心率、呼吸系统发生明显的变化。身体各部分功能的改变，使得个体发生不同的心理和行为变化。所以，如果人长期处于应激状态会降低健康水平，甚至导致某些疾病的产生。

2. 情感分类

情感是情绪的高级形式，为人类所独有。按性质和内容不同，情感基本分为3种。

（1）道德感（moral feeling）：是人们根据一定的道德标准，评价自身或他人的思想、意图和言行时所产生的情感体验。

道德感对人的言行有巨大的推动、控制和调节作用，是一种重要的自我监督力量。如学生认识到自己违反了校规，往往感到羞愧、后悔；看到别人见义勇为，就会对他产生敬重感。

（2）理智感（rational feeling）：是人们对认识活动本身的情感体验。理智感是人们学习知识、认识事物、发现规律和探求真理所必需的、不可或缺的动力源泉。

（3）美感（aesthetic feeling）：是根据一定的审美标准评价事物时所产生的情感体验。

由于美感是人们的主观情感体验，所以面对同一事物时能否产生美感就因人而异，而且美感也会随时代、生活、价值观念、艺术观念的转变而相应地发生改变。

（四）情绪的调节与控制

情绪调节（emotion regulation）是个体对自己和他人情绪的管理和改变的过程。一个有良好修养的人，能自觉而有效地调节和控制自己的情绪，使之有利于身心健康，这在临床上具有重要的意义。简单易行的方法有：

1. 意识调控

自身的意识水平可以调控人们的情绪发生与否及其强度。例如，人在愤怒即将爆发失去理智时，告诫自己冲动是魔鬼，则可以降低激情的强度，使之趋于缓和。

2. 语言调控

俗话说："良言一句三冬暖，恶语伤人六月寒。"同一件事情，以不同方式的语言表达，可以引起或抑制情绪反应。所以护士在工作中，应该提高语言表达能力，做到表达恰当。

3. 释放调控

让有意见的人、受到不公正对待的人、遇到愤怒事物的人，坦率地把话说出来，或者面对沙包（木偶人）猛击，以发泄或消除强烈的情绪反应。即提倡利己不损人的合理宣泄。

4. 转移调控

即把强烈的情绪反应转化为从事工作的动力。通过有意识的动作去抑制不良的情绪和情感及其由此产生的神经内分泌反应。如在宿舍遇到某事想骂人时，可以暂时离开宿舍，找自己高兴的事做（逛街、打球、去图书馆等），这样就避免了情绪的爆发。

5. 激励调控

即用自我激励的办法调控自己的情绪。不良情绪产生时，机体内部往往会积蓄很多能量，利用这些能量继续努力，就可以激励自己积极行动。人们常说的"失败是成功之母""化悲痛为力量"就是这个道理。

三、意志过程

（一）意志的概念

意志（will）是指有意识地支配、调节行为，通过克服困难以实现预定目的的心理过程。意志是人的主观能动性最突出的表现，也是人和动物本质区别的特点之一。

（二）意志行动的基本特征

如果说感知觉是外部刺激向内部意识的转化，那么，意志过程就是内部意识向外部行为的转化。因为意志过程总是要伴随着行动，并指向外部的特定目标。我们把意志过程中所表现出来的行动称为意志行动。

意志行动是人类所特有的，意志行动具有以下 3 个基本特征。

1. 具有明确的目的性

意志行动的目的性特征是人与动物的本质区别。能够自觉地确定目的是人的行为的首要特征。动物只能本能地、无意识地、消极地适应环境，动物是没有意志的。

2. 以随意运动为基础

人的行动可以分为随意运动和不随意运动两种。不随意运动是指不受意志支配的、自发的运动，主要是指由自主神经支配的运动。随意运动是指受到意识调节和支配的、具有一定目的性或自主性的运动。

3. 与克服困难相联系

人的意志行动除了要有目的性和以随意运动为基础之外，还必须与克服困难相联系。意志是在人们克服困难和障碍的过程中表现出来的。

意志行动的这三个基本特征是相互联系的。明确的目的性是意志行动的前提，随意运动是意志行动的基础，克服困难是意志行动的核心。

（三）意志行动的心理过程

意志是对行动的积极能动的调节过程，分为准备和执行两个阶段。

1. 准备阶段

准备阶段包括在思想上权衡行动的动机、确定行动的目标方向、选择行动的方法并规定未来意志行动的轨迹等。

2. 执行阶段

执行阶段是意志行动的完成阶段，也是执行所采取决定的阶段。意志由内部意识向外部行动转换，人的主观目的转换为客观结果，观念的东西转换为实际的行动，实现对客观世界的改造。

（四）意志的品质及意志品质培养

1. 意志的品质

（1）自觉性：是指人在行动中具有明确的目的性，能充分认识到行动的社会意义，并且可以使自己的行动始终服从于社会要求，直至达到目标的意志品质。

（2）果断性：是指善于明辨是非、抓住时机、迅速而合理地采取决定并实现决定的意志品质。

（3）坚韧性：是指对行动目的的坚持性，能在行动中保持充沛的精力和毅力，百折不挠地克服一切困难，实现预定目的的意志品质。

（4）自制性：是指在意志行动中能够自觉、灵活地控制自己的情绪，约束自己的动作和言语方面的意志品质。

2. 意志品质的培养

（1）树立远大的理想和健康的人生观。

（2）立足现实，从小事做起。

（3）加强体育锻炼。

（4）加强自身修养。

总之，坚强的意志不是天生的，而是后天培养起来的。从小做起、从小事做起，利用日常生活中各种事情磨炼、锻炼自己,日后才有可能成为意志坚强的人。

第三节　个性心理

个性,也称人格,中国人习惯称个性,它是一种十分复杂的心理现象。研究个性,对于加强自我修养,提高工作效率,搞好人际关系和身心保健,有很强的现实意义。

一、个性概述

(一)个性的概念

对个性的理解,心理学家所持的观点各异,尚未形成公认的定义。我国目前多数心理学教材把个性定义为一个人的整体精神面貌,即在一定社会条件下形成的、具有一定倾向的、比较稳定的心理特征的总和。

个性的心理结构包括个性倾向性和个性心理特征以及自我意识。

(1)个性倾向性(personality inclination)是指决定人对事物的态度和行为的动力系统,它是个性中的动力结构,主要包括需要、动机、兴趣、理想、信念、世界观等心理成分。它受先天因素的影响较少,主要是在后天的社会化过程中形成的。

(2)个性心理特征(psychological characteristic of personality)是指在人格结构中,一个人身上经常、稳定地具有决定意义的成分,包括能力、气质和性格。能力是个性的水平特征,气质是个性的动力特征,性格是个性心理特征中最核心的成分。个性心理特征形成相对较早,在不同程度上受先天生理因素的影响,是个性结构中比较稳定的成分。

(3)自我意识(self-consciousness)对人的个性发展具有重要的调节作用。它是个性结构中的调节系统,对保证人格的完善和统一具有重要作用。

(二)个性的特征

1. 整体性

人格由许多心理特征组成,各种特征相互作用,相互影响,构成具有内在一致性的有机整体,并受到自我意识的调控。一个健康的个体其个性结构是和谐统一的。当一个人的内心世界和行为不协调时,有可能导致人格分裂。

2. 独特性与共同性

个性的独特性是指人与人之间的心理和行为是各不相同的,正如俗话所说的"人心不同,各如其面",这是因为构成个性的各种因素在每个人身上的侧重点和组合方式是不同的。然而,生活在同一社会群体中的人具有一些相同的人格特征,即人格的共同性。

3. 生物性与社会性

一个人的个性是在先天自然、遗传因素的基础上,通过后天的学习教育与环境的作用逐渐形成的。因此,个性首先具有生物性。但人的个性并不仅仅是单纯生物的产物,在很大程度上受社会文化、教育内容和方式的影响,因而又充满社会性。

4. 稳定性与可塑性

个性的稳定性是指个体的人格特征具有跨时间和空间的一致性。人在行为中暂时的偶然表现不能代表他的个性。尽管如此,个性绝对不是一成不变的。随着社会现实、生活条件和教育条件的变化,以及年龄的增长和主观的努力,个性也可能发生某种程度的改变,这就是个性的可塑性。当然,个性的变化比较缓慢,不可能立竿见影。由此可见,个性既有相对的稳定性,又有一定的可塑性。

(三)个性形成发展的影响因素

影响人格(个性)形成的因素是复杂的,一般认为人格是在先天遗传与后天环境的交互作用下逐渐形成的,其中后天成长环境及所受的教育起着更为重要的作用。

1. 生物遗传因素

遗传因素是个性形成和发展的物质基础和自然前提。但是,遗传因素对个性的作用程度随个性特征的不同而异。

2. 环境因素

环境是影响个性形成和发展的决定性因素。这里所说的环境是指社会环境,它包括家庭、学校和社会文化环境等。首先是家庭环境的影响,主要包括家庭经济条件、氛围、子女出生顺序、父母的教养方式和言行榜样的影响。其中最主要的还是父母对子女的教育方式。其次是学校的影响。人的一生有相当长的时间是在学校度过的,而这段时间又是个性形成和发展的重要阶段。除了家庭和学校的影响之外,社会文化环境也是影响个性形成和发展的一个重要环境因素。在这方面,媒体、电视、电影和文艺读物的影响是十分明显的。

3. 实践活动

实践是制约个性形成和发展的一大要素。

4. 自我教育

环境因素以及一切外来的影响,都必须通过个体的自我调节才能起作用。一个人在个性的形成过程中,从环境中接受什么影响、希望成为什么样的人都具有一定的自主权,这取决于人们对自己进行什么样的自我教育。所以从某种意义上说,个性是靠自己塑造的。

二、个性倾向性

(一)需要

1. 需要的概念

需要(need)是对自身或外部生活条件的要求感到某种缺失,并力求获得满足的状态在人脑中的反映。需要是人所共有的心理现象，同人的活动紧密相连，其根本特征是内在动力性。

2. 需要的种类

（1）按需要的起源分类：

①自然性需要：对呼吸、饮食、休息、性、排泄等的需要都是人的自然属性需要，它们是维持机体生存和种族延续所必需的。人的自然属性需要受到社会生活条件的制约。

②社会性需要：对交往、劳动、道德、威信、成就、爱、求知等的需要属于社会性需要，它们是后天习得的，是人类所特有的，是人类在社会历史过程中产生的高级需要。

（2）按需要对象的性质分类：

①物质需要：人类生存的基础，以占有物质产品而获得满足，如对空气、阳光、水、物品、书籍等的需要。物质需要既包括生理需要，也包括社会需要。

②精神需要：人类特有的需要，如交际、认识的需要，创造的需要，美和道德的需要。精神需要的满足不能离开物质产品，所以，我们应该物质文明和精神文明同时建设，不能忽视任何一方面。正是为了满足日益增长的物质需要和精神需要，人们才自强不息，奋斗不止。

3. 需要层次学说

详见第二篇。

（二）动机

1. 动机的概念

动机（motive）是一种驱使人们进行满足需要或达到目标的行动的内部动力。它包含以下内容：（1）动机是一种内部刺激，是个人行为的直接原因；（2）动机为个人行为提出目标；（3）动机为个人行为提供力量以达到体内平衡；（4）动机使个人明确其行为的意义。

2. 动机的功能

动机是在需要的基础上产生的，对人的行为活动具有如下功能。

（1）始动功能：动机能激发一个人产生某种行为，对行为起着始动作用。例如，一个人想要掌握汽车的驾驶技术，他就会在这个动机的驱动下报考驾校，考取驾照。

（2）指向功能：动机不仅能激发行为，而且能使行为具有稳定和完整的内容，使人趋向一定的志向。动机是引导行为的指示器，使个体行为具有明显的选择性。例如，一个学生确立了为从事未来的实践活动的学习动机，其头脑中所具有的这种表象可以使之力求注意他所学的东西，为完成他所确立的志向而不懈努力。

（3）激励功能：动机功能使个体的行为维持一定的时间，对行为起着推动作用。当活动指向个体所追求的目标时，相应的动机便获得强化，这种活动就会持续下去；相反，当活动背离个体所追求的目标时，就会降低活动的积极性或使活动完全停止。需要强调的是，将活动的结果与个体原定的目标进行对照，是实现动机激励功能的重要条件。

由于动机具有这些功能，而且它直接影响活动的效果，因此，研究和分析一个人的活动动机的性质和作用就显得非常重要。

3. 动机的种类

动机对于活动有不同方面的作用和影响，由此可对动机进行不同的分类。

（1）根据动机的性质分类：

①生理性动机：起源于人的生理需要，具有先天性，它是以人的本能需要为基础的，如饥饿、干渴、睡眠等动机。人的生理性动机也受社会生活条件的制约。

②社会性动机：又称心理性动机，或习得性动机。它起源于社会性需要，如交往动机、学习动机、成就动机等。社会性动机具有持久性的特征，是后天习得的。

（2）根据动机产生的原因分类：

①内在动机：由活动本身产生的快乐和满足所引起。它不需要外在条件的参与。内在动机的强度大，持续时间长。

②外在动机：由活动外部因素引起。外在动机持续时间短，往往带有一定的强制性。

对人的意义来说，两种动机缺一不可，必须结合起来才能对个人行为产生更大的推动作用。

（3）根据动机在活动中所起的作用分类：

①主导动机：在活动中所起作用较为强烈、稳定、处于支配地位的动机。主导动机通常对活动具有决定作用。

②辅助动机：在活动中所起作用较弱、不稳定、处于辅助性地位的动机。辅助动机起到加强主导动机，坚持主导动机所指引的方向的作用。主导动机与辅助动机的关系是相对的，在某些情况下可以相互转换。

4. 动机冲突

动机冲突（motive conflict）泛指具有相互对立的事件、动机、行为、目的等情境或过程。常见的动机冲突类型有以下几种。

（1）双趋冲突：两个对象同时对个体产生吸引力，产生同样强度的动机，而个体只能选择其中一个而放弃另一个时所引起的动机冲突。如"鱼和熊掌不可兼得"就是一种双趋冲突。

（2）双避冲突：两个对象同时对个体产生威胁，引起同样强度的逃避动机，但个体又必须选择其一才能避免其二所造成的动机冲突。如处于"前有埋伏，后有追兵"境遇时的心理冲突。

（3）趋避冲突：同一对象使个体产生既想接近又想回避两种动机，个体必须对此做出抉择时形成的心理动机冲突，即"想吃鱼又怕腥"。如根治手术可延长生命，但又可能造成残疾，患者对是否接受手术治疗而做出抉择就是这种动机冲突。

（4）多重趋避冲突：同时有两个或两个以上目标，存在两种或多种选择，但每种选择既可能有吸引力，又可能带来不利，使人左右为难。如某毕业生同时有两个医院录用他，一个离家远、工资高,一个离家近、工资低,各有利弊,他必须抉择。

(三)兴趣

1. 兴趣的概念

兴趣(interest)是指个体积极探究某种事物或从事某项活动的心理倾向,表现为个体对客观事物的选择性态度。

2. 兴趣的种类

一般根据兴趣的来源和倾向性分类。

(1)直接兴趣:人们对事物或活动过程本身的兴趣称为直接兴趣。如对艺术家的创作过程感兴趣。

(2)间接兴趣:对活动目的或结果的兴趣称为间接兴趣。例如,奥运会期间,有人不关注比赛过程,只关注某一比赛项目的金牌得主,这是间接兴趣。

活动中,人的直接兴趣和间接兴趣是可以相互转换的。

3. 兴趣的品质

(1)兴趣的倾向性:个人对什么事物感兴趣。兴趣有高雅、低俗之分,人与人之间在兴趣的倾向性方面的差异很大。如有的人对文学感兴趣,有的人对数学感兴趣,有的人对音乐感兴趣。

(2)兴趣的广阔性:个体兴趣范围的大小程度,也称作兴趣的广度。兴趣的广度也具有明显的个体差异。有的人兴趣十分狭窄,对什么都没热情,也不感兴趣;而有的人兴趣十分广泛,多才多艺,才华横溢。

(3)兴趣的稳定性:又称为兴趣的持久性,是指兴趣持续的时间或稳定的程度。有的人的兴趣是持久而稳定的,这种人一旦对某种事物或活动产生兴趣,就始终保持不变,还会一步一步地深入下去,达到很好的效果;而有的人的兴趣极不稳定,经常会对某种事物产生兴趣,但又不能持久,这种暂时的兴趣纵使很强烈,但对实践活动的推动作用不大。

(4)兴趣的效能性:个体兴趣推动活动的力量。兴趣对人的行动动力作用有积极和消极两种。凡是对社会的进步和个人身心发展起推动作用的兴趣,就是具有积极效能的兴趣;反之,对社会的进步和个人身心发展起阻碍作用的兴趣,就是具有消极效能的兴趣。

三、个性心理特征

(一)能力

1. 能力的概念

能力(ability)是指直接影响人的活动效率并使活动得以成功地完成必备的心理特征。

能力与知识、技能不同。能力是人的一种个性心理特征,知识则是人类社会历史经验的总结和概括,技能是通过练习而获得和巩固下来的完成活动的动作方式和动作系统。

能力是掌握知识技能的前提，没有某种能力就难以掌握相关的知识和技能；能力决定着掌握知识、技能的方向、速度、程度和达到的水平。如没有色彩辨识力，就不能顺利掌握绘画的知识和技巧，绘画能力比较低，想在美术上取得成就比较困难。

能力与才能、天才也不尽相同。要顺利完成某种活动，单凭一种能力是不够的，必须靠多种能力的结合。我们把多种能力的有机结合称为才能。才能常以活动的名称来命名，如音乐才能、管理才能、教学才能等。如果完成各种活动所必备的各种能力得到最充分的发展和最完美的结合，并能创造性地、杰出地完成相应的活动，就表明这个人具有从事这种活动的天才。天才就是高度发展的能力之最完美的结合，如数学天才就是由对数学材料的高度概括、把运算过程迅速"简化"、由正运算灵活过渡到逆运算等几种高度发展的能力完美结合而成的。

2. 能力的分类

（1）根据能力所表现的活动领域分类：

①一般能力：进行各种活动必须具备的基本能力，又称普通能力。它能保证人们有效地认识世界，也称认知力或智力。一般能力包括个体在认识活动中所必须具备的各种能力，如感知能力（观察力）、记忆力、想象力、思维能力、注意力等，其中抽象思维能力是智力的核心。

②特殊能力：又称专门能力（专长）或特长，是指在某种专门活动中所表现出来的能力。它只在特殊活动领域内发生作用，是完成特殊活动必不可少的条件，如画家的色彩鉴别力、音乐家的音乐表达力等。

一般能力和特殊能力密切相关。一般能力是特殊能力形成和发展的重要组成部分，为特殊能力的发展创造有利的条件；特殊能力的发展又有助于一般能力的发展。一般能力和特殊能力在活动中共同起作用。

（2）根据能力所涉及的领域分类：

①认知能力：接收、加工、储存和应用信息的能力，即获取知识的能力，也是智力。如知觉、记忆、注意、思维和想象能力等，是人们成功地完成活动最重要的条件。

②操作能力：支配肢体完成某种活动的能力，如劳动能力、艺术表现能力、实验操作能力、身体协调能力等。操作能力是在操作技能的基础上发展起来的，成为顺利掌握操作技能的重要条件。

③社交能力：人们在社会交往活动中所表现出来的能力，如组织能力、管理能力、言语感染能力、亲和力等。社交能力中包含认知能力和操作能力。

3. 能力发展的一般趋势和个别差异

（1）能力发展的一般趋势：

在人的一生中，能力发展的趋势大致如下：在12岁以前一般能力呈直线发展，即一般能力发展与年龄增长几乎是同步的；此后，随着年龄的增长，一般能力发展趋于缓慢，在

20 岁左右人的一般能力发展达到顶峰,之后保持稳定状态直到 35～40 岁,40 岁以后一般能力开始缓慢下降,到 60 岁以后迅速衰退。

（2）能力发展的个别差异:

①能力类型的差异:能力的不同成分按不同方式组合起来,由此产生结构上的差异,主要表现在知觉、记忆、想象、思维、言语的类型和品质方面。如有的人擅长音乐,有的人擅长绘画。

②能力发展水平的差异:人与人之间在能力发展水平上存在着明显的差异。能力发展水平的差异主要是指一般能力上的差异,它表明人的能力发展有高有低。研究发现,就一般能力来看,在全世界人口中,能力基本呈正态分布,也就是两头大、中间小。一般能力极低或一般能力极高的人很少,绝大多数的人属于中等一般能力（表 8-2）。一般能力水平的高低并不是一个人成就大小的唯一决定因素,它只是一个人创造成就的基本条件,机遇和一个人的人格品质也是极为重要的条件。

③能力表现早晚的差异:各种能力不仅在质或量的方面表现出明显的差异,而且能力表现的早晚也存在着明显的差异。有的人少年早慧,有的人中年成才,还有些人大器晚成。

表 8-2　智商在人口中分布的百分比

智商（IQ）	等级	百分比/%
140 以上	非常优异（very superior）	1.30
120～139	优异（superior）	11.30
110～119	中上（high average）	18.10
90～109	中等（average）	46.50
80～89	中下（low average）	14.50
70～79	临界（border line）	5.60
70 以下	智力迟钝（mentally retarded）	2.70

（二）气质

1. 气质的概念

气质（temperament）即人们常说的脾气、禀性、天性、本性,是一个人心理活动的动力特征,它表现在心理活动强度、速度、稳定性和灵活性上。

对此定义的理解应注意以下四点:①气质是个体心理活动和行为的外部动力特征,这种动力特征主要是指心理活动的强度、速度、稳定性、指向性方面的特征;②气质作为人的心理活动的动力特征,与人的心理活动的内容、动机无关;③气质受先天生物学因素影响较大,即先天因素占主要地位;④气质具有一定的可塑性。气质虽然具有先天性和稳定性，但并不意味着一成不变，在生活环境和教育条件的影响下，在性格的修饰下，气质可以得到相当程度的改造。

2. 气质类型学说

气质有很多特征，按这些特征的不同组合，不同的学者见解不同，因而形成不同的气质理论。比较有代表性的有以下两种。

（1）希波克拉底的体液说：希波克拉底是古希腊著名的医生，他最早提出气质的概念。他认为气质的不同是由人体内不同的体液决定的，提出人体内有血液、黏液、黄胆汁、黑胆汁4种体液，根据每种体液在人体中所占的优势比例把人的气质分为多血质、黏液质、胆汁质、抑郁质4种类型（表8-3）。

表 8-3　气质类型、高级神经活动类型及行为表现特征

类型	高级神经活动类型	行为特征
多血质	活泼型	活泼易感好动，敏捷而不持久，适应性强，注意易转移，兴趣易变换，情绪体验不深刻且外露
黏液质	安静型	安静沉着，注意稳定，善于忍耐，情绪反应慢且持久而不外露，容易冷淡、颓废
胆汁质	兴奋型	精力充沛，动作有力，性情急躁，情绪易爆发，体验强烈且外露，不易自制，易冲动
抑郁质	抑郁型	反应迟缓，敏感怯懦，情绪体验深刻、持久且不易外露，动作缓慢，易伤感，孤僻，善观察小事细节

希波克拉底还认为，每种体液都是由冷、热、湿、干4种性质相匹配产生的。血液由热和湿配合，所以多血质的人热情、湿润，好似春天；黏液是冷和湿的配合，因此黏液质的人冷漠、无情，好似冬天；黄胆汁是热和干的配合，因此胆汁质的人热而躁，好似夏天；黑胆汁是冷和干的配合，所以抑郁质的人冷而躁，好似秋天。

（2）巴甫洛夫高级神经活动类型说：高级神经活动类型学说是俄国生理学家巴甫洛夫创立的。他认为，高级神经活动有两个基本过程：兴奋过程和抑制过程。这两个神经过程有3个基本特性，即神经过程的强度、神经过程的平衡性、神经过程的灵活性。

神经过程的强度是指神经细胞兴奋抑制的工作能力和耐力，也就是受强烈刺激和持久工作的能力。兴奋过程的强度表现在忍受强烈刺激的能力上，抑制过程的强度表现在忍受持续抑制状态的能力上。它被认为是神经类型最重要的标志，具有重大意义。

神经过程的平衡性是指兴奋和抑制两种神经过程的相对力量。两者力量大体相当，是平衡；否则，就是不平衡。

神经过程的灵活性是指个体对刺激的反应速度以及兴奋过程与抑制过程相互转换的速度。如果两种过程转换得迅速，表明神经过程灵活；反之则表明灵活性低。

根据神经过程这些特性的独特组合，巴甫洛夫确定出4种高级神经活动类型，并且与希波克拉底的气质类型具有一定的对应关系(表8-4)。

表8-4 气质类型、特性与高级神经活动类型的关系

气质类型	高级神经活动类型	神经过程的特性			气质特性					
		强度	平衡性	灵活性	感受性	耐受性	敏捷性	可塑性	兴奋性	倾向性
胆汁质	兴奋型	强	不均衡	灵活	低	高	快	不稳定	高而强	外倾明显
多血质	活泼型	强	均衡	灵活	低	高	快	可塑	高而不强	外倾
黏液质	安静型	强	均衡	不灵活	低	高	迟缓	稳定	低而强烈	内倾
抑郁质	抑郁型	弱	不均衡	不灵活	高	低	慢	刻板	高而体验深	严重内倾

另外,还有体型说、血液说、激素说,在此不一一介绍了。

3. 气质对人的生活实践的意义

气质贯穿在心理活动和行为方式中,对人的各种实践活动都有一定的影响。

(1)气质本身没有好坏之分,不决定人的成就大小和社会价值高低,每种气质都有积极和消极的方面。正因为如此,个体在任何一种气质的基础上,都可以发展良好的性格特征和优异的才能,也可能发展不良的性格特征并限制才能的发展。例如,俄国的四大文豪就是四种气质类型的典型代表:赫尔岑是多血质,克雷洛夫是黏液质,普希金具有明显的胆汁质特征,而果戈理则是抑郁质。

(2)气质影响人的活动方式与效率。在各种实践领域中,气质虽然不起决定作用,但它对人的工作方式有影响,并在一定程度上影响人的工作效率。因此在职业的选择上,考虑气质因素是十分必要的。

(3)气质影响人的健康。一些研究表明,不同气质类型对人的身心健康具有不同影响。情绪不稳定、易伤感,或者过分性急、冲动等消极特征不利于心理健康,有些可能成为身心疾病的易感因素。

(4)气质影响性格特征形成的难易和对环境的适应。不同气质类型的人在形成性格特征时有些比较容易,有些比较难。例如,胆汁质的人容易形成勇敢、果断、坚毅的性格特征,但很难形成善于克制自己情绪的性格特征。环境是在不断变化的,当遇到环境变化时,怎样应对,能否表现自如,不同气质的人表现不一。因此,不同气质的人适应环境的能力也不同。

(三)性格

1. 性格的概念

性格(character)是一个人在对客观现实的稳定态度以及习惯化了的方式中所表现出来的人格特征。人的性格是在实践活动中、在人与环境的相互作用中逐渐形成和发展起

来的，但一经形成就比较稳定，并且贯穿在全部行动中。性格在人格心理特征中具有核心意义，它最能反映人的本质属性。

性格和气质是两个较易混淆的概念，它们既相互区别，又相互联系、相互渗透。

2. 性格的特征

（1）性格的态度特征：主要是在处理社会关系各方面的性格特征，它对于人的一生是最重要的。比如，对社会、对他人的态度特征（如善于交往或性情孤僻、礼貌或粗暴、正直或虚伪等），对学习和工作态度的特征（如认真或马虎、勤奋或懒惰等），对自己态度的特征（如自信或自卑、谦虚或骄傲等）。

（2）性格的意志特征：主要是指人在对自己行为自觉地进行调节的特征。良好的意志特征是理想远大、行动有计划、独立自主、果敢坚毅、自制力强。不良的意志特征是鼠目寸光、盲目随大流、易受暗示、优柔寡断、任性固执等。

（3）性格的情绪特征：人的情绪对他参与活动的影响，以及他对自己情绪的控制力。例如，情绪稳定，积极乐观，这是良好的情绪特征；情绪易波动，心境又容易消极悲观，这是不良的情绪特征。

（4）性格的理智特征：人在认知过程中的性格特征，即认知活动的特点和风格。主要包括感知过程、记忆过程、想象活动、思维过程方面的性格特征。例如，感知觉方面的快速型和精细型，记忆方面的形象记忆型和逻辑记忆型，想象过程中的独创型和依赖型，思维过程中的分析型和综合型。

性格的 4 个方面的特征并非孤立存在着的，而是相互联系，形成独特的规律，从而形成一个人不同于其他人的独有的心理特征。

3. 性格的类型

性格有代表性的分类有以下几种。

（1）根据理智、情绪、意志三种心理活动在性格结构中所占比重不同分类：

①理智型：即以理智看待一切事物，从而理智地支配和调节自己的行为。

②情绪型：即言行举止主要受情绪支配和控制，不善于冷静思考，情绪体验深刻。

③意志型：行动的目的非常明确，行为自制坚定持久。

（2）根据心理活动倾向性分类：

①外倾型：心理活动倾向于外部，又称外向。一般倾向于活跃、开朗、善交际，但也有轻率的一面。

②内倾型：心理活动倾向于内部，又称内向。一般表现为谨慎，孤僻，沉稳，反应慢，交际面窄。

（3）根据个体独立性程度分类：

①独立型：善于独立思考，不易受外来因素的干扰，具有坚定的信念，能独立地发现问题和解决问题，但也易于把自己的意志强加于人。

②顺从型：易受外来因素的干扰，缺乏主见，常常不加分析、批判地接受他人的意见，依赖性强，易与人相处。

（4）根据心理特征对心身疾病的易罹患性分类：

这是美国心脏病学家弗里德曼（Friedman）和罗森曼（Rosenman）等研究心脏病时划分的性格类型。

①A 型行为类型（type A behavior pattern，TABP）：其特征是时间感强，说话、走路、办事快速，脾气暴躁，容易激动；抱负高，争强好胜，不甘示弱；竞争意识强，对人怀有敌意，等等。具有 A 型行为的人，容易患高血压、冠心病、高血脂、动脉硬化等疾病。

②B 型行为类型（type B behavior pattern，TBBP）：其特征是悠然自得，顺从安宁，行为迟缓，说话声低音小；无时间紧迫感，抱负较少，有耐心，能容忍，对受到的阻碍反应平静，少有敌意；喜欢娱乐和不紧张的工作，爱过松散的生活。B 型行为类型的人是一类知足常乐、悠然豁达的人（不易患 A 型行为类型的心身疾病）。

③C 型行为类型（type C behavior pattern，TCBP）：是压抑出来的"好性格"。其特征是童年遭受挫折，成长中经历坎坷；克制、忍耐、顺从，压抑各种情绪（特别是愤怒）；焦虑、抑郁、过度谦虚和谨慎；等等。具有 C 型行为的人，机体免疫力低下，容易患各种恶性肿瘤。

四、自我意识

（一）自我意识的概念

意识是反映现实的最高形式，自我意识是指个体对自己的认识和评价。自我意识是个性结构中的协调控制系统，其作用是对个性结构中的各种成分进行调控，从而保证个性的完整、统一与和谐。

（二）自我意识系统

自我意识又是一个复杂的认识过程，它既依赖于感知觉、记忆、注意、语言和思维的发展，同时还常常伴随着个体情感和意志活动的参与。所以，它是一个具有三维结构的心理系统，包括自我认知、自我体验和自我调控。

1. 自我认知

自我认知是指个体对自己的洞察和理解，包括自我观察和自我评价，是自我意识在认识上的表现形式。自我观察是指对自己的感知、思想和意向等方面的觉察；自我评价是指对自己的期望、想法、人格特征及行为的判断与评估。一个人如果不能正确地认识自我，过高地估计自己，就会自命不凡，目空一切，从而发生失误。

2. 自我体验

自我体验是指个体伴随自我认识而产生的内心体验，是自我意识在情感上的表现形式。例如，一个人对自己做出积极评价时，就会产生自尊、自信；而做出消极评价时，就会产生自卑、内疚。自我体验一方面可以使自我认识转换为信念，进而指导一个人的言行；另一方面还可伴随自我评价，激励适当的行为，抑制不适当的行为。

3. 自我调控

自我调控是指个体对自己行为的调节和控制，是自我意识在意志行为上的表现形式。例如，一个学生若能意识到网瘾有害健康，荒废学业，他就会远离电脑，将时间投入学习和体育锻炼中，使自己成为一个健康的人。

当然，自我意识是个体在后天日常生活学习中，通过与外界环境的相互作用逐渐形成和发展起来的。自我意识发展的水平如何，直接反映出个性（人格）形成和发展的水平。

第九章　心理应激和心身疾病

案例导入

案例描述：

　　30 岁的陈女士一年前在家中起床时突然昏倒在地数分钟，醒来后到某综合医院做多项检查未查出异常。自此，陈女士开始整天担心自己的身体，逐渐出现入睡困难，多梦，早醒等。白天精神差，乏力，注意力无法集中，记忆力下降，凡事都提不起兴趣，渐渐发展到不愿意外出，不敢见人，整天要家人陪伴，心情极差，对生活失去了信心。

请思考：

（1）陈女士受到什么应激源的刺激？

（2）陈女士患了什么疾病？

　　在当今社会，人们的生活节奏不断加快，竞争日益激烈，各种应急事件增多，心理应激（psychological stress）对人们心身健康的影响已经成为当代医学研究的重要课题。适度的心理应激对个体的成长、发展和功能活动都有积极的促进作用，但心理应激超过个体的承受力则可导致机体抗病能力下降、已有的疾病加重或复发，甚至罹患心身疾病（psychosomatic diseases）。

案例导入

案例描述：

　　某孕妇，年龄 13 岁，身高 150 cm，初中在读，系单亲家庭，父亲长期在外打工，平时穿宽松衣服没发现怀孕，年前由父亲陪同在门诊产科诊治，发现怀孕 31 周（已报案），收入产科待引产。

请思考：

（1）如何对青少年进行性知识教育？

（2）如何对孕妇进行产后心理辅导？

第一节　心理应激

一、心理应激的概念

"应激"（stress）一词的原意是指一个系统在外力作用下，竭尽全力对抗时的超负荷过程。1936 年加拿大著名的生理学家塞里（H. Selye）将这个词引入生物学和医学领域，并根据对其本质认识的发展而不断对它进行修正、补充和扩大。当前，在医学心理学领域中，应激的含义可概括为：

（一）应激是一种刺激物

把应激看作一种来源十分广泛的刺激物，这些刺激物构成心理应激源。

（二）应激是一种反应

应激是对不良刺激或应激情境的反应。这是由塞里的定义发展而来的。塞里认为应激是一种机体对环境需求的反应，是机体固有的、具有保护性和适应性功能的防卫反应，这一系列反应称为一般适应综合征，由三个连续的生理阶段组成。

1. 警觉阶段

当机体受到伤害性刺激后，会产生一系列生理、生化的变化，以唤起体内的整体防御能力，故亦称为动员阶段。主要表现为肾上腺素分泌增加、心率和呼吸加快、血压增高、出汗、手足发凉等。此时，全身血液优先供应到心、脑、肺和骨骼肌系统，以确保处于"战"或"逃"的准备阶段。

2. 阻抗阶段

生理和生化变化继续存在，合成代谢增强，如垂体、促肾上腺皮质激素和肾上腺皮质激素分泌增加，以提高应对应激源的抵抗程度。在大多数情况下，应激只引起两个阶段的变化即可达到适应，机体功能恢复正常。

3. 衰竭阶段

如果应激源持续存在，阻抗阶段延长，机体会丧失所获得的抵抗能力，最终进入衰竭阶段，表现为淋巴组织、脾、肌肉和其他器官发生变化，导致躯体损伤而产生所谓的适应性疾病，甚至死亡。

（三）应激是一种察觉到的威胁

应激发生于个体处在无法应对或调节的需求之时。它的发生并不伴随特定的刺激或特定的反应，而发生于个体察觉或估价一种有威胁的情境之时。这种估价来自对环境需求的情境以及个体处理这些需求的能力（或应付机制，coping mechanism）的评价。这种说法可以解释对应激性刺激（应激源）做出反应的个体差异，该理论认为个体对情境的察觉和估价是关键因素。

综上所述,心理应激指个体察觉到内外刺激经过认知评价后引起的心理和生理反应性适应或不适应的过程。心理应激有时也称为心理社会应激、紧张状态、心理压力或简称应激。

二、心理应激的过程

心理应激的过程比较复杂,它受许多因素的影响和作用。应激过程可分为输入、中介机制、反应和结果4个阶段。心理应激过程的模式如图9-1所示。

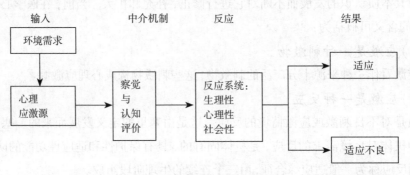

图 9-1　心理应激过程模式

(一)心理输入阶段

个体生存环境里的多种应激源直接或间接刺激或作用于躯体。

心理应激源是指那些引起机体稳态失调,并唤起适应反应的环境事件与情境。它可分为五类。

1. 躯体性应激源

它指直接作用于人的躯体进而产生刺激的应激源,包括各种理化刺激物、生物刺激物和疾病等因素,如高温或低温、辐射、电击、振动、噪声、外伤、感染、毒物或病原微生物侵袭和各种疾病等。

2. 心理性应激源

它指在生活中遇到的各种冲突、工作压力、人际矛盾等,不切实际的凶兆预感引起的心理障碍,在满足基本需要和愿望过程中遭受的挫折等,如日常生活中遇到的失恋、离婚、丧偶、亲人亡故、伤病、子女升学、失窃、遭抢劫、负债、意外事故的打击等;工作中所遇到的各种麻烦,对工作性质的不满,面对超出本人实际能力限度的工作困惑、工作调动、下岗或失业等;与领导、同事、邻居、朋友、家人之间的矛盾冲突和意见分歧等。

3. 社会性应激源

它指客观的社会学指标差异与变化、社会地位的变化及社会的变动性对个体产生的刺激。可以概括为三大类:①客观的社会学指标包括经济、职业、婚姻、年龄、受教育水平等；②社会地位的变化指个体的生活、工作、社会交往等层次水平方面的变化；③社会的变动性指重大的社会、政治、经济变革对个体产生的作用和影响。

4. 文化性应激源

它指因语言、习俗、生活方式、宗教信仰等变化对个体所产生的刺激，如迁居异国他乡、语言环境改变等文化性迁移。

5. 自然或社会灾变性应激源

它指各种自然灾害或人为因素，或社会因素造成的灾难事件对个体的刺激，如地震、火灾、洪水、车祸、空难、海难、社会动乱、战争等。

（二）心理应激中介机制

当个体受到应激源刺激将要发生应激反应之前，中介机制在应激源及其反应之间起调节作用。中介机制包括察觉、认知评价。

1. 察觉

即个体对环境刺激或预感到的刺激的感受或体验。察觉是决定个体对上述刺激是否做出防御反应的关键。应激反应的发生并不都是由于特定的刺激造成的，还与个体对未来事件的预测有关。当个体预感到威胁的存在或潜在的危机将要来临之时，也会发生防御性应激反应。所有人都以各自不同的方式察觉环境刺激或预测将要到来的刺激，但人们对同一应激源的反应有所不同，甚至应激源的刺激不都能引起相应的应激反应发生，这与人们认知评价水平的差异有关。

2. 认知评价

即个体从自身的角度对遇到的应激源或预感到的应激源的性质、程度和可能的危害情况做出估计和判断。认知评价也是决定个体对环境刺激或预感到的威胁是否产生防御性反应的关键。人们会遇到无数的应激事件，只有与人有利害关系的刺激物，或者虽然与人没有直接利害关系但能引起人的兴趣或人感兴趣并给予关注的事件的发生，才能引起心理应激反应。而有些事物对于人而言属于中性或无关紧要的，之所以能引起某些人的心理应激反应，是由于人对其做出错误的认知评价和不准确的判断。此外，人对应激源的态度直接影响到认知评价的结果。例如，对待消极的生活事件，若采取积极主动的态度去认知评价，可能会避免心理应激反应的发生。塞里将个体对应激的认知评价分为两种：一种是积极的应激，它可以增强个体的自信心，提高个体的防御能力；另一种是消极的应激，它可以削弱个体的应对能力，降低躯体功能系统的反应能力，耗费机体的能量储备。

（三）心理应激反应

当个体觉察到应激源威胁后，就会引起生理与心理、行为的变化，这种变化称为应激反应。应激反应包括个体心理和生理方面的反应变化。

1. 应激的心理反应

个体对应激的心理反应有积极和消极两种。积极的心理反应即大脑皮质觉醒水平提高,情绪紧张而亢奋,意识清醒,注意力集中,思维清晰,反应敏捷,行动果断,能够准确地评定应激源的性质,做出符合理智的判断和决定;消极的心理反应表现为过度焦虑、紧张、意识不清醒、认识水平降低、情绪波动比较大、思维混乱,在一定程度上失去了判断和决策能力。心理反应过程中与人们心身健康密切联系的主要是认知、情绪和行为方面的反应和变化。

（1）认知反应:常见的认知性应激反应表现为意识障碍,如意识蒙眬;注意力受损,表现为注意力集中困难、注意范围狭窄等;记忆、思维、想象力减退等。认知能力下降是因为应激下唤醒水平超过了最适水平。另外,情绪性应激反应如焦虑、抑郁等,也会影响注意、记忆、思维等认知过程。

人在应激下认知活动会发生很多改变,如视野狭窄,思维偏激,容易钻牛角尖,产生灾难反应。灾难化是一种常见的认知性应激反应,主要表现为过度强调负面事件的潜在后果。比如,有考试焦虑的学生在考试时常会这么觉得,别人都比自己复习得好,自己要落后了,考试不及格对不起父母,学业不好影响升学和就业。灾难化就是强调负面事件的潜在后果。某些认知反应也可以是心理防御机制的一部分,如否认、投射等,有某些重大应激后则可出现选择性遗忘。类似感知、思维、注意、记忆（或遗忘）等出现问题所说的就是认知的改变。

（2）情绪反应:心理应激状态下的情绪反应主要有焦虑、恐惧、愤怒和抑郁4种表现形式。

①焦虑:个体预感危险来临或事物出现不良后果时的紧张、担忧、急躁和不安的情绪状态。适度的焦虑可以提高人的警觉水平,促使人们采取行动,适当提高人们对环境的适应和应对能力;而过度焦虑则干扰人的正常思维和行动,不利于缓解心理压力。

②恐惧:一种企图摆脱已经明确的、有特定危险的、会受到伤害或威胁生命的逃避情绪。

③愤怒:个体在追求目标时受到阻碍或自尊心受到伤害时所表现的情绪激动、脾气暴躁,甚至采取过激行为发泄不满的状态。

④抑郁:消极低沉、悲观、失望、厌世、孤独无助的情绪状态。

（3）行为反应:心理应激状态下的行为反应主要表现在以下几个方面。

①回避与逃避:回避是指事先知道应激源将会出现,立即采取行动,避免与应激源的接触。逃避是指已经接触应激源后,采取行动远离应激源。两种方式都是为了避免发生强烈的应激反应,避免对心理和身体的伤害。

②敌对与攻击:敌对指个体表现出的不友好、憎恨、怒目而视等情绪;攻击指个体的行为举止对他人构成威胁和侵犯,如嘲笑、辱骂别人、动手打人、毁损财物等。攻击对象可以是人或物,可以针对别人,也可以针对自己。一般说来,对引起愤怒的应激源发泄的称为直接攻击,而由于种种原因不能对直接的应激源发泄的,则把攻击矛头转向易于宣泄的

人或物，称为转向攻击。例如，有人在家受了妻子的气，就动手打孩子或者摔家具等；青少年受了体罚或粗暴对待，常把怒气发泄到学校里的弱小学生身上。转向攻击的另一种方式是攻击自己，即自我惩罚，表现为自伤、自损，严重时可产生自杀行为。

③退化和依赖：退化指无法承受挫折和应激反应带来的压力和冲击所表现的与自己年龄不相称的幼稚行为，以获得别人的同情和支持。例如，女人受了委屈，像孩子似的哭泣，找父母诉说。依赖包括对人的依赖和对物的依赖。对人的依赖指需要别人的照顾和帮助完成一些本应自己能够完成的活动。例如，当个体丧失亲人时，受到严重的打击，基本生活难以自理，需要朋友、同事的安慰、照顾和帮助。对物的依赖，主要指借烟、酒、药物度日，麻痹自己，暂时摆脱烦恼和困境。

④无助和自我放弃：无助指面对应激情境无法控制的局面，个体表现出的无能为力、听天由命、被动挨打的行动状态；自我放弃指面对应激，个体多次努力应对，在无法奏效的情况下表现出不再力争的行为状态。有自我放弃行为的个体在态度上表现为冷漠，对应激情境熟视无睹，漠不关心；在表现形式上，为转移注意力，从事一些能够寄托自己情感和精神方面的活动，以逃避现实。

⑤过激行为和受暗示性：过激行为指个体对应激源过于敏感，反应强烈，情绪极度亢奋，行为举止夸张；受暗示性指个体在应激过程中盲目相信别人，容易受他人的指使或操纵。

2. 应激的生理反应

应激的生理反应过程是通过神经系统、内分泌系统和免疫系统相互间联系和调节作用实现的。调节过程从以下三个方面进行。

（1）交感神经-肾上腺髓质系统调节：当机体遭遇特殊紧急情况（如严重脱水、失血、暴冷、暴热以及缺氧、窒息等）或应激状态时，交感神经系统兴奋性提高，反应灵敏；血液重新分配，内脏血管收缩，肌肉血液增多，心率加快，心输出量增加；肝糖原及脂肪分解加快，使血糖升高，游离脂肪酸增加，为机体适应和应对紧急情况或应激反应提供充足的能量。如果应激反应过于强烈或持续时间太长，可造成副交感神经活动相对增强或紊乱，使得心率变慢，心输出量减少，血压下降，血糖降低，引起眩晕或休克。

（2）下丘脑-腺垂体-肾上腺皮质系统调节：腺垂体和肾上腺皮质都属于人体重要的内分泌腺。当应激源作用于人体感官时，引起神经冲动，通过脑干的感觉通路传递到下丘脑，引起促肾上腺皮质激素释放因子（CRF）分泌，CRF通过垂体门脉系统再作用于腺垂体，促使腺垂体合成分泌促肾上腺皮质激素（ACTH），ACTH再刺激肾上腺皮质激素的合成与释放，引起一系列的生理反应。在应激状态下，ACTH和糖皮质激素分泌的量增加，以提高机体对有害刺激的耐受力。糖皮质激素能提高机体许多组织对神经和内分泌调节因素的反应能力。糖皮质激素有抗炎、抗过敏、抗休克和抗毒素等作用。

在应激状态下，分解代谢类激素如肾上腺皮质激素、肾上腺髓质、生长激素和甲状腺素分泌量增加，而合成代谢类激素如胰岛素、睾丸素等分泌量减少。恢复正常状态时，上述激素分泌的变化正好相反。

（3）神经系统、内分泌系统和免疫系统的相互调节作用：神经系统、内分泌系统和免疫系统之间存在着密切联系。一方面，神经系统直接支配胸腺、淋巴结、骨髓、脾等免疫器官，通过5-羟色胺等递质作用于免疫细胞上的受体；另一方面，促肾上腺皮质激素等也可通过与淋巴细胞表面的受体结合发挥调节作用。研究发现，温和而短暂的应激反应不影响或略增强免疫功能，而强烈持久的应激过程影响下丘脑正常功能的发挥，使肾上腺皮质激素分泌过多，导致胸腺和淋巴组织退化或萎缩，巨噬细胞活动能力减弱，机体的免疫功能下降。而机体免疫功能下降，导致各种疾病发生，反过来影响神经系统和内分泌系统调节功能的正常发挥。

（四）心理应激结果

适度的应激有利于人的心身健康，并且可以提高人的适应能力和承受各种压力的能力；而长久的、超强度的应激使人难以适应，并且破坏了机体的内外平衡，有损人的身心健康，从而引发各种疾病。

三、心理应激的应对

应对指个体为消除或减轻应激源对自身造成的压力和影响所采取的各种策略或措施。应对也可称作应对策略。应对方式包括3类。

1. 行动上的应对

即行为反应，其中包括针对自身的行为反应，即改变自身条件、行为方式和生活习惯以顺应环境的需求，如远离应激源，进行必要的放松运动，或通过活动转移个体对应激源的注意力；还有针对应激源的行为反应，即通过改变环境来处理应激源，如开展消除或减弱应激反应的各种活动。

2. 认识上的应对

即自我防御反应，指对自己或自己的应对效果重新做出解释，以缓解应激所引起的紧张和不适。例如，使个体改变认知评价，采取再评价的应对方式，换个角度去重新认识应激源，以减轻应激反应。

3. 求助形式的应对

例如，个体可采取寻求社会支持和他人的帮助以减轻由于应激反应所产生的自身压力。社会支持指个体与社会各个方面包括亲属、朋友、同事、伙伴等以及家庭、单位、工会、社团组织之间所建立的物质和精神方面的联系。社会支持有缓解应激反应的作用，并且在一定程度上可保护个体的心身健康，是个体在应激过程中可利用的外部资源。

第二节　心身医学

心身医学（psychosomatic medicine）发源于20世纪前叶，最早由哈利迪（Halliday）和亚历山大（Alexander）等医学家提出。心身医学科学体系确立于20世纪30年代，至今有约90年的历史。"心身医学"一词是德国精神医师亨罗斯1818年正式提出的。1939年，精神病研究专家邓伯（Dunber）首次出版《美国心身医学杂志》，5年后他又领导成立了美国心身医学会。这标志着心身医学作为一门学科正式诞生。到现在，越来越多的人发现，由心理因素导致的身体疾病是造成现代人死亡率升高的重要原因。心身医学由此也越来越得到医学界的重视。

医学的发展常常与人类对身体和疾病的科学认识的变迁有着密切联系。在远古时代，医学是建立在人们对疾病的神魔化认识的基础上的，注重祭祀、祈祷、巫术等原始宗教的方法。古代和近代的西方传统医学则是以机械论和还原论来解释身体现象和疾病的结果，并随着人体生物学、病理学的发展，成为现今世界最普遍的医学模式，叫"生物医学模式"。随着时代的发展，尤其是人本主义观念深入人心，科学对人的审视越来越全面和系统，对人类疾病的心理和社会因素也越来越重视。1948年，WHO就在其成立宣言中把人的健康定义为"身体、心理和社会上的完满状况"。事实上，越来越多的疾病已被发现不能单纯从生理学角度去研究和治疗，除非把心理因素和社会因素也考虑进去。于是，美国精神病学家、内科学专家恩格尔（Engel）就强调，在新时代进行医学模式的转变十分必要，即建立一种"生物—心理—社会医学模式"。这里有两个转变方向：一个是医学研究对象宏观化，注重社会宏观状况对全体社会成员健康的普遍影响，由此产生医学社会学；而另一个是个体研究的系统化，即从生物、心理、社会角度全面系统地诊断患者个体，心身医学由此产生。

心身医学是从心身相关的基本立场出发，考察人类健康和疾病问题，试图提出"综合—整体性医学学科"。其理论基础是心身相关原理。心身医学狭义上主要指研究心身疾病（简称"心身症"），即心理、生理疾患的病因、病理、临床表现、诊治和预防的学科；广义上指研究人类同疾病做斗争中一切心身相关的现象的学科，涉及医学、生物学、心理学、教育学、社会学等多学科，其含义非常广泛，是当前国际上引人注目的新学科之一。

第三节 心身疾病

心身疾病亦称心理—生理疾病（psycho-physiological diseases），是一些与心理社会因素密切相关的躯体疾病的总称。这些疾病的发生、发展和转归都不同程度地受到心理—社会因素的影响，临床上主要表现为躯体症状，并伴有病理、生理和病理形态学的改变，其疾病过程的诊断、治疗、护理都需要采用心身统一的观点及注重个体与环境协调。

一、心身疾病的概念与特点

（一）心身疾病的概念

心身疾病（psychosomatic diseases）是心身医学的研究和治疗对象。

中国自古以来就重视心理因素对人体疾病的重要影响。中医注重从整体论和生机论角度研究人体，《黄帝内经》中就有"心者，五脏六腑之主也，故悲、哀、忧、愁则心动，心动则五脏皆摇""喜伤心，怒伤肝，思伤脾，忧伤肺，恐伤肾""百病生于气"，等等。

心身医学在西方诞生后，"心身疾病"的概念被不断完善。目前认为心身疾病是指心理-社会因素在其中起着重要致病作用的躯体器官病变或功能障碍。对心身疾病的临床诊断有如下几个重要指标。

（1）有明显的躯体症状和体征。

（2）发病原因以心理-社会因素为主，且随着患者情绪与人格特征的不同而有明显的病症差别。

（3）对该病用单纯的生物医学治疗，效果不理想。

心身疾病有广义和狭义之分。广义的心身疾病是指心理—社会因素在发病发展过程中起重要作用的躯体器质性疾病（如原发性高血压、消化性溃疡等）和躯体功能性障碍（如偏头痛、神经性呕吐等）。狭义的心身疾病是指其发生、发展、转归和防治都与心理因素密切相关的躯体器质性疾病。由于具有生理上的障碍，心身疾病又称为心理生理疾病。心身疾病的定义可参考图9-2。

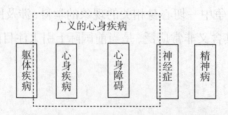

图9-2 心身疾病的定义示意图

心身疾病与一般生理性躯体疾病的不同主要表现在病因与发病机制上；心身疾病也

与神经症不同,神经症往往只有比较模糊的躯体症状,而很难找到具体的器质性病变。

(二)心身疾病的特点

(1)患者具有一定的遗传特质、性格特点或心理缺陷。换句话说,就是这类患者因为自身的特点而心理状态不稳定,所以容易受到外界刺激的影响。

(2)存在心理—社会紧张刺激的因素。这一点对于心身疾病的诊断尤为重要。在心身疾病的发生发展过程中,一定要有心理—社会因素的刺激,而且这种刺激要么在时间上比较长久,要么在强度上比较剧烈,或者两者兼备,它们长期作用,导致患者的心境长期不稳定,最终导致心身疾病。

(3)心理—社会紧张刺激与疾病的发生在时间上有密切的关系。一般来说,应该是先有不良刺激,然后才有心身疾病的发生。不良刺激和发病不可能颠倒过来,那样的话,疾病也就不是由心理刺激引起的了,当然不是心身疾病。

(4)心身疾病的演变过程与心理社会刺激因素呈正相关。也就是说,刺激因素越强烈,持续的时间越久,那么心身疾病就会越重。

(5)如果单纯进行生物医学治疗而不从心理上进行调适,治疗效果较差。

二、心身疾病的范围

医学心理学家根据引发心身疾病的中介机制的特点,将心身疾病分为三大类:第一类为自主神经系统紊乱引发的偏头痛、神经性厌食、习惯性便秘等;第二类为机体代谢和内分泌紊乱引起的糖尿病、肥胖症、甲状腺功能亢进、月经不调、阳痿等;第三类为过敏性疾病,如神经性皮炎、荨麻疹、过敏性哮喘等。随着人们对心身疾病研究的深入,心身疾病的病种范围有逐渐扩大的趋势,临床上常见的心身疾病涉及以下器官系统。

1. 心血管系统

原发性高血压、原发性低血压、冠心病、阵发性心动过速、心动过缓、期前收缩、雷诺病、神经性循环衰弱综合征等。

2. 呼吸系统

支气管哮喘、过度换气综合征、心因性呼吸困难、神经性咳嗽等。

3. 消化系统

胃溃疡、十二指肠溃疡、神经性呕吐、神经性厌食、溃疡性结肠炎、过敏性结肠炎、贲门痉挛、幽门痉挛、习惯性便秘、直肠刺激征等。

4. 内分泌代谢系统

甲状腺功能亢进症、甲状旁腺功能亢进症、甲状旁腺功能减退症、糖尿病、低血糖、艾迪生病、垂体功能减退等。

5. 泌尿、生殖系统

遗尿症、痛经、经前紧张征、阳痿、过敏性膀胱炎、慢性前列腺炎等。

6. 骨骼肌系统

全身性肌肉疼痛、类风湿关节炎、肌紧张性头痛、慢性腰痛、书写痉挛等。

7. 神经系统

偏头痛、自主神经失调症、心因性知觉异常、心因性运动异常、慢性疲劳等。

8. 皮肤科

皮肤瘙痒症、湿疹、慢性荨麻疹、牛皮癣、圆形脱发、白癜风、多汗症等。

9. 妇产科

月经不调、功能性子宫出血、不孕症、更年期综合征、心因性闭经等。

10. 眼科

原发性青光眼、弱视、中心性视网膜炎。

11. 口腔科

复发性慢性口腔溃疡、口臭、唾液分泌异常、特发性舌痛症。

12. 耳鼻喉科

梅尼埃病（Ménière's disease）、耳鸣、晕动病、口吃、过敏性鼻炎。

13. 小儿科

夜惊、站立性调节障碍、继发性脐周绞痛、肿瘤、癫痫等。

三、心身疾病的研究途径

心身疾病的发病学机制是目前医学心理学领域亟待深入研究的中心课题之一。就目前的水平而言，有多种理论对此做出解释。下面介绍主要的 3 种。

（一）心理动力学途径

这一理论始终重视潜意识心理冲突在各种心身疾病发生中的作用。

早期，亚历山大认为个体特异的潜意识动力特征决定了心理冲突引起特定的心身疾病。例如，哮喘的发作被解释成是试图消除被压抑的矛盾情绪（如婴儿与母亲隔离引起的焦虑）或避开危险物，此时患者不是以意识行为去表达，而是以躯体症状哮喘来表达；消化性溃疡是由于患者企图得到他人喂食与款待的潜意识欲望被压抑；原发性高血压是由于患者对自己的攻击性决断的潜意识压抑。

后来的一些心理动力学学者修正了这种理论。目前认为，潜意识心理冲突通过改变自主神经系统功能活动，造成某些脆弱的器官发生病变。例如，心理冲突在迷走神经功能亢进的基础上可造成哮喘、溃疡病等；在交感神经功能亢进基础上可造成原发性高血压、甲状腺功能亢进等。因此他们认为只要查明致病的潜意识心理冲突即可弄清发病机制。

心理动力理论发病机制的不足是夸大了潜意识的作用。

（二）心理、生理学途径

心理、生理学发病机制的研究重点包括：有哪些心理—社会因素、通过何种生物学机制作用于何种状态的个体、导致何种疾病的发生。近几十年有关这方面的研究相当活跃，积累的资料也非常丰富，但由于发病机制的复杂性，至今尚无法完全阐明心理—生物学详细发病机制。

根据心理、生理学研究，大致上看，心理神经中介途径、心理神经内分泌途径和心理神经免疫学途径是心理—社会因素造成心身疾病的三种形态学意义上的心理、生理中介机制。由于心理—社会因素对不同的人可能产生不同的生物学反应，以及不同生物反应过程涉及不同的器官组织，因而不同的疾病可能存在不同的心理、生理中介途径。

心理、生理学研究也重视不同种类的心理—社会因素，如紧张劳动和抑郁情绪可能产生的不同心身反应过程。这方面也有许多研究成果，因而不同心身疾病的发生也可能与特定的心理—社会因素有关。

心理、生理学理论还重视心理—社会因素在不同遗传特质个体上的致病性的差异。例如，有证据表明，高胃蛋白酶原血症的个体在心理因素作用下更可能产生消化性溃疡。因此，个体素质上的易感性在疾病发生中具有重要作用。

（三）行为途径

行为学理论对心身疾病发病机制的解释是：某些社会环境刺激引发个体习得性心理和生理反应，如情绪紧张、呼吸加快、血压升高等，由于个体素质方面的原因，或特殊环境因素的强化，或通过泛化作用，这些习得性心理和生理反应可被固定下来而演变成为症状和疾病。紧张性头痛、过度换气综合征、高血压等心身疾病症状的形成，都可依此做出解释。

行为学理论对疾病发生原理的解释，虽然缺乏更多的微观研究的证据，但对于指导心身疾病的治疗工作已经显得越来越有意义。

四、与心身疾病有关的危险因素

（一）社会因素

有调查显示，溃疡病和原发性高血压患者男性高于女性，男女比例约为 4∶1；而近年来男女患病比例已逐渐接近，溃疡病约为 3∶2，原发性高血压已接近 1∶1。据分析，可能是因为越来越多的妇女参加了工作和社会活动，其所受社会心理刺激增加。另一项流行病学调查表明，发病机会最多者是中层社会中经济条件偏低者，为了通过竞争以获得较好的生活条件，他们要付出较多的努力，但他们的个人要求和需要并非经常可以得到满足，因而这种个人需求和社会压力之间的冲突就可以引起心身疾病。

人们对社会因素的应激反应可使肾上腺素活性升高，如焦虑、紧张、陌生情况可促进肾上腺素分泌，恐惧、愤怒、挫折均可使血压升高，对有高血压素质（生理始基）者，血压持续增高的倾向更大。愤怒似乎与收缩压增高有关，如果愤怒被阻抑，或对自己的行为感到内疚，则可引起交感神经功能亢进，延续下去可发展为以肾上腺素和去甲肾上腺素含量增高为特征的原发性高血压。

（二）心理因素

一般能引起人产生损失感、威胁感和不安全感的心理刺激最易致病。人的心理活动通常与某种情绪活动相关联，如愤怒、恐惧、焦虑、忧愁、悲伤、痛苦等情绪虽然是适应环境的一种心理反应，但强度过大或持续时间过久，都会使人的心理活动失去平衡，导致神经系统功能失调，对健康产生不良影响。如果这些消极情绪经常反复出现，引起长期或过度的精神紧张，还可产生如神经功能紊乱、内分泌失调、血压持续升高等病变，从而导致某些器官、系统的疾病。

心脏病患者情绪紧张时可出现心律失常，如自律性房性心动过速、房性或室性期前收缩。紧张情绪可导致兴奋亢进的交感神经末梢释放大量的去甲肾上腺素，同时肾上腺髓质分泌肾上腺素进入血流，动员储存的脂肪，使血液中的脂质增加，当这些游离的脂肪酸不能被肌肉活动所消耗，就可能导致动脉硬化。

心理应激还能引起胃液分泌增加。愤怒、激动、焦虑、恐惧都能使胃液分泌增加和酸度升高，而抑郁、悲伤则可使胃液分泌减少和胃肠蠕动减慢，长期焦虑还可使充血的胃黏膜糜烂。

在支气管哮喘疾患中，心理因素起重要作用者约占 30%。有支气管痉挛素质、易产生 IgE（免疫球蛋白 E）抗体者，哮喘易被促发。哮喘的病程可因心理因素而改变。有些儿童的哮喘只在家中发作，在学校则不发作，甚至在两种场合都接触同样的致敏源也是如此。这说明心理因素起着重要作用，甚至有些哮喘患者可由条件反射而引起哮喘发作。

流行病学调查表明，伴有心理上损失感（feeling of loss）的刺激，对健康的危害最大。根据对居丧的 903 名男女长达 6 年的追踪观察，发现居丧第一年的死亡率高达 12%，第二年为 7%，第三年为 3%，而对照组分别只有 1%、3%、2%。另一调查表明，中年丧偶者更为严重，比较他们与同年龄组的死因，以 8 种疾病的差异最为显著，脑血管病为对照组的 6.2 倍，冠心病 4.6 倍，非风湿性心脏病 3.4 倍，高血压性心脏病 8.2 倍，全身动脉硬化 7.1 倍，肺结核 7.8 倍，肺炎和流感 5.5 倍。其他如恶性肿瘤、糖尿病等患病的比例也很高。

（三）生理因素

1. 生理始基（analogue）

生理始基即心身疾病患者在患病前的生理特点。为什么同样的心理—社会刺激，如地震、洪水、战祸、灾荒等波及大量人口的刺激，其中只有少数人得了心身疾病？为什么这些患者的心身疾病又不都是一种病？如有人患溃疡病，有人患高血压，有人却患冠心病，这主要是因为患者的生理特点不同，因而他们对不同心身疾病有着不同的易患性（vulnerability）。如在消化性溃疡发病过程中，胃蛋白酶分泌的增加起重要作用，因为它消化了胃黏膜而造成溃疡。实际上，患者在患病前，其蛋白酶的前体——胃蛋白酶原的水平就已经比一般人高，因此这种胃蛋白酶原分泌的增加即可称为消化性溃疡的生理始基。然而有消化性溃疡生理始基并不一定会有消化性溃疡，因为人群中有相当多的人具有这一特征，而其中只有一部分消化性溃疡患者是由于社会—心理刺激对他们起着"扳机"（trigger）作用。这说明只有生理始基和社会—心理刺激同时存在时，才会有消化性溃疡的发生。

现已发现，高甘油三酯血症是冠心病的生理始基，高尿酸血症是痛风的生理始基，高蛋白结合碘者则为甲状腺功能亢进的生理始基。研究生理始基不仅对了解心身疾病的发病机制有重要意义，而且也为这些疾病的预防提供了极为重要的线索。

2. 中介（mediator）机制

心理—社会因素以各种信息影响大脑皮质的功能，而大脑皮质则通过自主神经系统、内分泌系统、神经递质系统和免疫系统这些重要的生理中介机制，影响内环境的平衡，使靶器官产生病变。

（1）自主神经系统：当自主神经系统的功能发生过于急剧或持久的改变时，即可能造成心、肺、胃、肠、血管、腺体、皮肤、肌肉等器官或组织持久的活动过度或不足，导致品质性病变，这就是心身疾病发病机制的早期假说：心理因素—大脑皮质功能改变—自主神经功能改变—内脏功能障碍—内脏形态学改变。如结肠过敏症等。

（2）内分泌系统：内分泌系统在维持内环境稳定方面起着重要作用。在情绪应激下，内分泌系统功能很容易发生变化，焦虑、忧郁等情绪反应都可以用17-羟皮质类固醇来判定其程度。可见，心理因素或情绪状态与内分泌功能状态之间的相互影响在心身疾病的发生发展过程中起着重要作用。

（3）神经递质系统：在情绪应激时都伴有中枢神经递质儿茶酚胺浓度的升高，另一中枢神经递质5-羟色胺水平的下降。中枢神经递质的改变，可以继发地导致自主神经功能和内分泌腺活动的改变，并可相互影响、相互制约，这些改变在心身疾病的发生、发展过程中都起到一定的作用。

（4）免疫系统：在社会-心理应激情况下，可影响到T细胞的功能，导致免疫功能的紊乱或减退。

（四）情感障碍

在人的精神活动中，情感有极其重要的作用。情绪良好使人精神振奋，干劲倍增，思维敏捷，效率提高；反之则使人精神萎靡，思维迟钝，效率下降。

常见的情感障碍有焦虑（anxiety）、忧郁（depression）和应激性（irritability），指各种不同程度的易怒倾向。

（五）人格类型

近代的研究资料支持这样一种观点，即有些心身疾病的患者具有特殊的人格特征。

对癌症的医学心理学研究表明，长期处于孤独、矛盾、抑郁和失望情境下的人易患癌症。如有人对 137 名患者进行追踪观察，发现有 48 名癌症患者都具有共同的人格特点，即内向，抑郁，隐藏着愤怒和失望。

有学者对 100 多名企业人员做长期观察，发现约有 75％的人冠心病发作的主要原因是过度操劳和精力消耗，他们在紧张工作期间血液中脂质水平明显升高；还发现大多数患者属于 A 型行为模式（TABP）或称为"冠心病易患行为模式"。其特征为：①为取得成就而努力奋斗；②富有极大的竞争性；③很易引起不耐烦；④有时间紧迫感；⑤语言和举止粗鲁；⑥对工作和职务提出过多的保证；⑦有旺盛的精力和过度的敌意。有的学者认为 A 型行为并非冠心病的结果，而是起因。A 型行为类型与冠心病之间存在着明确的关系，而且其胆固醇、甘油三酯、去甲肾上腺素、促肾上腺皮质激素及胰岛素对葡萄糖的反应增高，凝血时间缩短。经常出现抑郁的冠心病患者更易患心肌梗死。

（六）遗传

患心身疾病如冠心病的家族中，患同类疾病的概率比一般人群高 10 倍，他们往往具有共同的性格和生理素质。此外，冠心病家庭成员多有高脂肪饮食、吸烟、饮酒、缺少体力活动等相似的生活方式。

五、心身疾病的诊断、预防和治疗

（一）心身疾病的诊断标准

心身疾病的诊断除了采集病史和体格检查之外，还应在心身疾病有关理论指导下，结合病史通过晤谈和相关心理测验对患者的心理-社会因素做出评估，按以下标准做出诊断。

（1）有确切、具体的躯体病变存在。

（2）发病前有明确的心理-社会因素存在。

（3）病情的缓解和加剧与情绪因素密切相关。

（4）一定的个性特征成为某些疾病的易感因素。

（二）心身疾病的预防

心身疾病是个体生物遗传、心理、环境、社会等多种因素相互作用的产物。因此对于心身疾病的预防应从个体的生物遗传特性、生活环境、生活习惯、认知评价、对心理-社会因素刺激的反应性和适应性等方面进行调节。

（1）培养健全的个性、健康的心理和体魄，正确应对各种生活事件，心境乐观，心胸宽大，减少负面情绪对健康的不利影响。

（2）养成良好的生活方式和健康的行为习惯。

（3）提高认知评价水平和对挫折的承受力。

（4）建立良好的人际关系，储备社会的支持力量。

（三）心身疾病的治疗原则

1. 心身同治的原则

心身疾病应采取心身相结合的治疗原则，但对于具体病例，则应各有侧重。

（1）对于急性发病而躯体症状严重的患者：应以躯体对症治疗为主，辅之以心理治疗。例如，对于急性心肌梗死患者，综合的生物学救助措施是解决问题的关键，同时也应对有严重焦虑和恐惧反应的患者实施床前心理指导；又如对于过度换气综合征患者，在症状发作期必须及时给予对症处理，以阻断恶性循环，否则将会使症状进一步恶化，呼吸性碱中毒加重，出现头痛、恐惧甚至抽搐等。

（2）对于以心理症状为主、躯体症状为次，或虽然以躯体症状为主但已呈慢性的心身疾病：则可在实施常规躯体治疗的同时，重点安排好心理治疗。例如，更年期综合征和慢性消化性溃疡患者，除了给予适当的药物治疗，应重点做好心理和行为指导等各项工作。

心身疾病的心理干预手段，应视不同层次、不同方法、不同目的而决定，支持疗法、环境控制、松弛训练、生物反馈、认知治疗、行为矫正疗法和家庭疗法等心理治疗方法均可选择使用。

2. 心理干预目标

对心身疾病实施心理治疗主要围绕以下 3 个目标。

（1）帮助患者消除致病的心理-社会因素。

（2）提高患者对应激源的认识水平，增强应对能力。

（3）减轻生理反应，缓解病情。

具体方法有：

①环境治疗：在干预治疗手段中，可对环境做出适当调整或住院。目的是使患者暂时摆脱引起或加重其疾病的生活和工作环境，减少或消除应激源。

②药物治疗：在心身疾病中，情绪因素可导致病情变化，而病情变化又可影响疾病本身。因此，当患者负面情绪水平很高或已维持很长时间（焦虑、抑郁）、认知能力很差时，使用药物治疗可降低负面情绪水平，生理反应也随之改善，并有利于心理治疗。

③心理治疗：心理治疗的方法很多，如精神分析法、认知法、行为疗法等。治疗的目的在于影响患者的人格、应对方式和情绪，以减轻因过度紧张而引起的异常生理反应。其中行为治疗方法对原发性高血压、某些类型的心律失常、偏头痛和紧张性头痛治疗效果较好。

第十章　心理护理

第一节　概　述

心理护理是针对服务对象或患者现存的和潜在的心理问题、心理需要及心理状态，护士运用心理学知识和技术给患者关怀、支持和帮助，提高患者和家属对疾病带来变化的适应能力，促进其康复或保持健康的方法或过程，满足服务对象或患者的需要，解决心理问题。

心理护理首先强调个体化的护理。每个人不仅有生理活动，还有情感、意识和智能等心理活动，同时也是社会的人。诸多因素是相互影响和相互依赖的，生理变化或躯体疾病过程中不可避免会出现情绪反应，而情绪的变化又由于每个个体对同类事物的认知不同而表现不同。每个人的先天素质不同，后天教育和训练、个体成长的环境、生活方式、学习机会、社会实践、个人主观能动性等诸多方面也是不同的，因此形成了个体的独特性。

心理护理就是在观察心理变化或疾病发展特点的基础上，了解在心理变化或疾病发展中所表现的认知、情绪、行为反应的个体特征，以便制定有针对性的护理措施。

心理护理的目标是让服务对象或患者在认知、情感、行为发生变化，因此服务对象或患者的主观因素是起决定性作用的，护士的责任是调动服务对象或患者的积极性。当服务对象或患者没有愿望接受护士的帮助或情绪不允许他理智地思考问题时，护士的努力可能达不到理想的效果。还有许多其他因素能影响心理护理的效果。如护士与服务对象或患者对同一事物存在不同认识，而护士又没能站在服务对象或患者的角度产生通情，这时服务对象或患者或家属会误解护理措施的意义，甚至产生防御心理，或者由于沟通的不理想，服务对象或患者无法理解护理措施的含义，等等。可见心理护理绝不是替代过程，而是协助和促进的过程。

第二节　心理护理与整体护理的关系

早在 19 世纪，护理专业的创始人南丁格尔就提出：护理既是科学又是艺术，近代的多数研究者们也认为护理专业的本质是对人类的关怀和照顾。关怀是离不开心理活动的，也就是说护理专业是对人类的关怀，包括躯体、心理、社会的全方位照护。疾病本身带来的躯体痛苦，丧失器官或某一肢体，某种生理功能障碍，身体形象的改变，对未来工作、家庭生活及社交的影响，甚至面临死亡等所产生的情绪反应是不可避免的。他们可能出现焦虑、恐惧、悲伤、无助、失望、不知所措、愤怒、埋怨、自责、内疚、无价值感等负面情绪。某些病例也可能在疾病过程中的某个时候或阶段表现出不现实的兴奋与喜悦。某些情绪反应可使人进入危机状态。对某些人来说，情绪反应造成的极大痛苦比疾病本身更难以忍受。比如，人对丧失感的反应经常是悲伤的，是强烈的痛苦过程，它可以改变一个人，或很长时间地影响一个人。疾病或住院本身会使人的应对机制和人格特征极端化，从而出现异乎寻常的行为。因此，需要护理人员提供外界力量。1983 年美国的一项调查研究证明，接受心理护理的患者利用医疗服务的程度明显低于没接受心理护理的对照组患者，他们的住院时间缩短，进而减少昂贵的医疗费用。可见，心理护理是整体护理不可缺少的一个部分，整体护理特色是通过心理护理体现的。近年来，单纯的生物医学模式向生物-心理-社会医学模式转变，这一变化促进医学向更广阔的领域发展，尤其对护理专业的影响更为突出，因为新的医学模式与护理专业的本质相吻合，逐步完善整体护理是护理发展的根本方向。

第三节　心理护理技巧

在人类疾病发生、发展、治疗、护理、康复和预防的过程中存在着诸多心理、社会文化以及精神价值观的影响，这就意味着健康评估必须包括另一个侧面，即心理评估。

心理评估和心理测验已广泛应用在心理学、医学、护理、教育、管理、军事、司法、人才选拔、择业指导等领域。在临床护理中采用心理评估和心理测验，可对有心理问题、心理障碍或心理疾病的人做出心理方面的判断、筛查和鉴别,这对提供心理护理实施依据、做好心理护理工作和评价心理护理效果具有重要意义。

一、心理评估

(一)心理评估的概念

心理评估(psychological assessment)是评估者依据心理学的理论和方法对个体某一心理现象做全面、系统和深入的客观描述,即对人的心理过程和人格的状态、特征和水平做出客观测量或描述。

(二)心理评估的目的

作为健康评估的一个重要部分,心理评估的主要目的是评估患者在疾病发生发展过程中的心理过程,包括认知过程、情感与应激、健康行为,以及个体的自我概念和精神价值观等,发现现存或潜在的心理或精神健康问题,为心理和精神健康护理提供科学依据。

(三)心理评估的内容

一般将人的心理活动分为心理过程和人格心理两个方面,两者相互影响。心理过程是指人的心理活动发生、发展和消失的动态过程,即人脑对客观现实的反映过程,包括认知过程、情绪情感过程和意志与行为过程。人格是具有不同素质基础的人在不尽相同的社会环境中所形成的意识倾向性和比较稳定的个性心理特征的总和,反映一个人独特的心理品质。其中,自我概念作为人格结构的重要组成部分,与个体的健康密切相关。此外,精神价值观是人类特有的心理现象,表现为人们对世界观、人生观和价值观的信奉和遵从。精神价值观作为一种知、情、意统一的状态,不仅是人格的根基,而且是影响整个人格结构形成与完善的前提与基础,也是健康的重要影响因素。因此,对个体的心理评估应涵盖上述心理活动和心理现象,即人的认知水平、情感与应激、健康行为。

1. 认知水平的评估

认知评估包括对感知觉、注意、记忆、思维、语言、定向和智能的全面评估。

(1)感知觉评估:

①会谈:可通过询问患者以下问题了解其有无感知觉异常。

a. 你觉得最近视力有变化吗? 你有夜间视物困难吗?

b. 你的视力对你的生活有何影响? 你觉得你的听力有问题吗?

c. 你做过听力测试吗? 你的听力对你的生活有影响吗?

d. 你觉得最近你的味觉或嗅觉有变化吗?

e. 你能否辨别气味? 能否尝出食物的味道?

f. 有没有一些平时没有的特殊感觉?

g. 独自一个人时,能听到有人与你说话吗? 声音从哪里来? 什么人的声音? 讲些什么?

②医学检测：可通过相应的视力、听力、味觉和嗅觉检查，验证经会谈获取的主观资料。

（2）注意力评估：

①无意注意评估：可通过观察患者对周围环境的变化有无反应等评估无意注意，如对所住病室来新患者、开灯和关灯有无反应等。

②有意注意评估：评估有意注意的方法为指派某些任务让患者完成，如请患者叙述自己入院以前的治疗经过；或嘱患者"用你的左手拿起铅笔，放到右手，然后递给我"，同时观察其执行任务时的专注程度；或询问其"能集中精力做事或学习吗？"等。对于儿童和老人，应着重观察其能否有意识地将注意力集中于某一具体事物上。

（3）记忆评估：评估记忆的方法有很多种，最为常用的是回忆法和再认法。

①回忆法（recall method）：是评估记忆最常用的一种方法，可用于测量短时记忆和长时记忆。评估短时记忆时，可让患者重复听到的一句话或一组由5～7个数字组成的数字串如电话号码。评估长时记忆时可让患者说出当天吃过哪些食品，或自己的生日，或家人的名字，或叙述孩提时代的重要事件。

②再认法（recognition method）：也是评估记忆最常用的一种方法，如试卷中的是非题或选择题，在性质上均属于再认法测验学过的知识。再认法可用于测量感觉记忆、短时记忆和长时记忆3种不同的记忆类型，尤其当回忆法无法适用时，如因学习时练习程度不够，或在学到的经验为时已久、记忆模糊的情况下，此时再认法可以弥补回忆法的不足。

③评定量表测评：记忆测验常用于神经心理研究，尤其适用于脑损伤、阿尔茨海默病、智力低下等的研究，多为成套测验，如韦氏记忆量表（Wechsler memory scale，WMS）及其修订版、Rivermead行为记忆测验（Rivermead behavioural memory test，RBMT）、再认量表（recognition memory test，RMT）、临床记忆量表等。

（4）思维评估：主要针对思维形式和思维内容进行评估。

①概念化能力评估：对患者概念化能力的评估可在日常护理过程中进行，如请经过数次健康教育后的患者总结概括其所患疾病的特征、所需的自理知识等，从而判断患者对这些知识进行概念化的能力；同时注意患者说话的速度、语言的连贯性等，评估其有无联想障碍。

②判断力评估：可询问患者有关日常生活或工作中可能出现的情况并请其做出判断，评估其有无判断能力受损。

a. 你感到疼痛时怎么处理？

b. 你出院后准备如何争取他人的帮助？

c. 如果你违反了交通规则，警察示意你停下，你将怎么办？

③推理能力评估：评估推理能力时，护士必须根据患者的年龄特征提出问题，通常让患者解释一些成语的意义，如拔苗助长、坐井观天、过河拆桥等，或让患者比较两种事物的

异同点，如询问患者"橘子与苹果有什么异同点"等。推理能力受损者不能正确地解释成语，或不能正确地比较事物间的差异。

④思维内容评估：可询问患者以下问题以评估患者有无思维内容障碍。

a. 周围的人，如你的同事或家人对你的态度如何？

b. 有没有人对你不友好，对你暗中使坏？

c. 外界有没有东西能影响或控制你的思维或行动？

（5）语言能力评估：可通过提问、复述、自发性语言、命名、阅读和书写等方法进行评估，如发现语言能力异常，应进一步明确其语言障碍的类型。

①提问：护士提出一些由简单到复杂、由具体到抽象的问题，观察患者能否理解及回答是否正确。

②复述：护士说一个简单词句，让患者重复说出。

③自发性语言：让患者陈述病史，观察其陈述是否流利，用词是否恰当。

④问题：护士取出一些常用物品，要求患者说出名称，如不能，则让患者说出其用途。

⑤阅读：让患者通读单个或数个词、短句或一段文字；默读一段短文或一个简单的故事，然后说出其大意。评价其读音及阅读理解的程度。

⑥书写：包括自发性书写（要求患者随便写出一些简单的字、数字、自己的姓名、物品名称或短句）、默写（让患者写出护士口述字句）、抄写（让患者抄写一段字句）。

（6）定向力的评估：可通过下述问题评估患者的时间、地点、空间和人物定向力有无异常。

①时间定向力：请问现在是几点钟？你知道今天是星期几吗？请告诉我今年是哪一年？

②地点定向力：请告诉我你现在在什么地方？你家住在哪里？

③空间定向力：我站在你的左边还是右边？呼叫器在哪儿？床旁桌放在床的左边还是右边？

④人物定向力：你叫什么名字？你知道我是谁吗？

（7）智能评估：临床常通过一些有目的的简单提问和操作了解患者的常识、理解能力、分析判断能力、记忆力和计算力等，从而对患者智能是否有损害及其损害的程度做出粗略的判断。此外，还可使用简明智能状态检查（mini-mental state examination, MMSE）、长谷川痴呆量表（Hastgawa dementia scale, HDS）、神经行为认知状态测试（neurobehavioral cognitive status examination, NCSE）、洛文斯作业疗法认知评估（Loevwenstein occupational therapy cognitive assessment, LOTCA）等工具对患者的智能进行评估。

此外，画钟测验也是较为常用的评估智能的方法。该方法要求患者在白纸上独立画出一个钟，并标出指定的时间如9时15分，并在10分钟内完成。画钟测验看似简单，完成它却需要很多认知过程参与。本测验与文化相关性很小，不管何种语言和文化程度，只要能够听懂简单的提示语,都能按要求完成。

（8）相关护理诊断:

①急性意识障碍、慢性意识障碍:与感觉器官疾病、精神病性疾病、药物滥用等有关。

②记忆功能障碍:与脑部器质性疾病、应激事件、注意力不集中等有关。

③语言沟通障碍:与思维障碍、意识障碍、言语发育障碍等有关。

④感知觉紊乱:与感觉器官疾病、精神病性疾病、药物滥用等有关。

2. 情绪与情感的评估

（1）会谈:评估情绪与情感最常用的方法,用于收集有关情绪、情感的主观资料。可询问以下问题进行,并应将问诊结果与患者的家属如父母、配偶、同事、朋友等核实。

a. 你近来心情如何? 你如何描述你此时和平时的情绪?

b. 有什么事情使你感到特别高兴、担心或沮丧?

c. 这样的情绪存在多久了? 你感到生活有意义吗?

（2）观察与医学检测:观察与测量患者情绪与情感的外部表现与生理变化。

情绪与情感的外部表现又称为表情,包括面部表情、身体表情和言语表情。

①面部表情:是情绪在面部肌肉上的表现。人的眼睛是最善于传情的,不同的眼神可以表达不同的情绪,如高兴时眉开眼笑、气愤时怒目而视等。口部肌肉的变化也是表现情绪的重要线索,如憎恨时咬牙切齿、哭泣时口角向下等。整个面部肌肉的协调活动能显示出人类丰富多彩的情绪状态。

②身体表情:是情绪在身体动作上的表现。人在不同的情绪状态下身体姿势会发生不同的变化,如得意时摇头晃脑、紧张时坐立不安、悔恨时捶胸顿足等。在身体表情中,以手势最为重要。

③言语表情:是情绪在语言的音调、速度和节奏等方面的表现。言语不仅是交流思想的工具,也是表达情绪的手段,如喜悦时音调高亢,速度较快;悲哀时音调低沉,速度缓慢。

（3）情绪与情感的生理表现:情绪过程总伴随着一系列的生理变化,主要为呼吸系统、循环系统等的变化。因此可观察和测量患者的呼吸频率、心率、血压、皮肤颜色和温度、食欲及睡眠状态等变化,以获得其情绪与情感改变的客观资料。注意对会谈所收集的主观资料进行验证,如紧张时常伴有皮肤苍白,焦虑和恐惧时常伴有多汗,抑郁时可有食欲减退、睡眠障碍、体重下降等。

此外,对于情绪抑郁者,还需要观察其有无自杀倾向和自伤或自杀行为。常见的自杀倾向包括行为突然改变,如将自己珍藏的财物捐献出来,回避社交场合,愿独处。

（4）相关护理诊断：

①焦虑：与需要未得到满足、过度担心、自责、不适应环境等因素有关。

②疲乏：与缺乏兴趣、精力不足等有关。

③恐惧：与躯体部分残缺或功能丧失、疾病晚期、环境因素、恐惧症等有关。

④绝望：与情绪抑郁、无价值感有关。

⑤睡眠形态紊乱：与疾病因素、心理应激、情绪抑郁、兴奋状态、环境改变等有关。

⑥有自伤或自杀的危险：与情绪抑郁、无价值感、沮丧等有关。

⑦有对他人施行暴力的危险：与易激惹、自控能力下降等有关。

3. 应激的评估

通常可采用问诊、观察、评定量表测评和体格检查等方法对个体面临的应激源、应激中介因素及应激反应等进行评估。

（1）会谈：重点包括应激源、应激心理中介因素及应激反应。

①应激源：通过询问下列问题了解患者近一年内是否经历过重大生活事件和日常生活困扰及其对个体影响的主次顺序。

a. 目前让你感到有压力或紧张焦虑的事情有哪些？近来你的生活有哪些改变？

b. 由于疾病、住院、生活改变或家庭事件，你经历了哪些压力？

c. 你所处的环境是否让你紧张不安或烦恼？原因是什么？

d. 你与家人的关系如何？有无不和？有无使你感到痛苦或烦恼？

e. 你是否感到工作压力很大，无法胜任？

f. 你的经济状况如何？是否感到入不敷出？

②应激心理中介因素：包括患者对其所面临的应激源的认知评价、应对方式、社会支持及个性特征。

a. 对应激源的认知评价：这件事对你意味着什么？你是如何看待的？你认为自己是否有能力应对这件事？如果你无法控制这件事，你会有何感觉？

b. 应对方式：通常你采取什么方式缓解紧张或压力？告诉我下列措施中最能描述你应对方式的是哪种？与他人交谈、想办法解决问题、抱怨他人、寻求帮助、从事体力活动、祈祷、试图忘却、用药或酗酒、睡觉、什么都不做、认命或其他？

c. 社会支持：当你遇到困难时，你的家人、亲友和同事中谁能帮你？当你遇到困难时，你是否主动寻求家人、亲友或同事的帮助？你对家人、亲友或同事的帮助是否满意？

d. 个性特征：一般你面对困难时采取什么样的态度和行为？你做事情和做决定是独立完成还是依赖他人？遇到不开心的事，你是喜欢说出来还是闷在心里？

③应激反应：通过询问下列问题了解患者应对的有效性及应激的心身反应。

通常你能否解决你的问题和烦恼？你采取的措施是否有用？你是否觉得身心疲惫？

（2）观察与医学检测：

①一般状态与行为：观察有无厌食、胃痛、多食、疲乏、失眠、睡眠过多、头痛或胸痛等应激所致的生理反应；有无记忆力下降、思维混乱、解决问题能力下降等应激所致的认知改变；有无焦虑、抑郁、无助和愤怒等情绪反应；有无行为退化或敌对、物质滥用、自杀或暴力倾向等应激所致的行为反应。

②全身各系统的变化：注意评估有无心率、心律、血压改变；呼吸频率和形态的变化情况；消化道功能情况，有无厌食、腹痛等主诉；肌张力和身体活动情况；皮肤的温度、湿度和完整性情况。

（3）相关护理诊断：

①应对无效：与没有自信、无助感有关。

②精神困扰：与感觉超负荷、认识障碍、支持系统不足等有关。

③创伤后综合征：与重大创伤或事故有关。

④社会交往障碍：与疾病所致活动受限、行为异常、家庭和社会支持缺乏有关

⑤有对他人施暴的危险：与酒精或药物依赖、过度焦虑情绪不稳等有关。

4. 健康行为的评估

健康行为评估侧重对行为的描述，与心理测验一样同属心理评估的范畴。可以通过会谈、观察和评定量表测评等方法对健康行为进行评估。

（1）会谈：通过询问下列问题了解患者是否存在不良的生活方式与习惯、是否有危害健康的行为和在疾病过程中的行为，以及是否存在危害健康的行为模式等。

①生活方式与习惯：

a. 你的饮食是否规律？你是否有饮食过度的情况？

b. 你是否喜欢高盐或高脂肪的饮食？你是否喜欢油炸食品？

c. 你每天进食多少蔬菜和水果？你经常运动吗？每周多少次？每次多长时间？

②日常健康危害行为：

a. 你是否吸烟？若是，每天的量是多少？

b. 你是否饮酒？若是，每天的量是多少？

c. 你是否有吸毒行为？若是，何时开始？

d. 你有过不洁性行为吗？何时？频度多少？

③病感行为：

a. 你是否经常怀疑自己患有疾病？你是否害怕到医院看病？

b. 你身体不舒服时是否及时就医？你是否遵从医生的治疗方案？

c. 你是否想放弃治疗？

④致病行为模式：

a. 你做事是否有耐心？你喜欢做富有竞争性的事情吗？

b. 你是否经常觉得时间紧张？你是否觉得压力较大？

（2）观察：包括患者的健康行为或损害健康行为发生的频率和持续时间等，如饮食的量、种类，有无节食或暴食行为；日常运动类型、频次；就诊过程中出现的行为；有无吸烟、酗酒、吸毒行为或皮肤注射痕迹、瘢痕；是否存在致病行为模式。

（3）评定量表测评健康促进生活方式问卷：用于测量健康促进行为。量表共有52个条目，包括健康责任、自我实现营养、人际关系、压力应对和运动等6个方面内容。采用1～4级评分。得分越高表示健康促进生活水平越高。

（4）相关护理诊断：

①健康维持能力低下：与健康知识缺乏、个人应对无效等有关。

②不依从行为：与健康知识缺乏、不能耐受药物不良反应、对健康人员不信任有关。

③调节障碍、精神困扰：与无能力改变生活方式、认识障碍、支持系统不足有关。

（四）心理评估的方法

1. 调查法

调查法是通过各种询问、问卷、调查和座谈等方式了解被评估者的心理特征、心理状态等，并进行定性分析研究的一种方法。调查主要以被调查者的自我陈述为依据，也可以是"知情人"，即家属、朋友、同事等相关人员的陈述，这样获得的是间接资料。

调查包括历史调查和现状调查两个方面。历史调查包括查阅档案、文献资料和向了解被调查者过去经历的人调查等。现状调查则主要围绕与被调查者当前心理、行为异常问题有关的情况。调查方式除了一般询问以外，还可以采用调查表或问卷的方式，以及电话、网络和信函方式进行。根据调查取样特点，调查可以分为普查抽样调查和典型调查（即对某一范围内的少数典型对象进行调查）。

2. 观察法

观察法是质性研究中的另一种收集资料的方法。评估者通过对被观察者的可观察行为（如动作、姿态、表情、言语）表现进行有目的、有计划的观察和记录，进行定性分析和心理评估。

观察的途径可以是直接观察或间接观察（如通过摄像等）。根据研究者是否参与被观察评估者的活动，观察法可以分为自然观察法和控制观察法两种形式。自然观察法是指在自然情境中被观察者的行为不受观察者的干扰，按照其本来的方式和目标进行时所得到的观察。自然观察时观察者必须防止被观察者察觉到自己的行为受到他人的观察，否则会影响到被观察者的行为表现，导致观察失效。控制观察法则是指在经过预先布置的特定情境中观察被观察者的行为表现。

观察法使用方便，得到的材料比较真实而客观，对儿童、重症患者和一些精神障碍者进行心理评估更为切实。观察法的不足之处在于观察得到的只是外显行为，而被观察者的外显行为可能受多种因素的作用，经常带有一定的偶然性，使观察结果不易重复。因此,对于内隐的认知评价、态度、情感等过程的研究难以应用该方法。

3. 晤谈法

晤谈法在心理评估中又叫访谈法或会谈法。晤谈法是心理评估者与被评估者面对面交谈收集资料的一种方法。根据晤谈的组织结构,晤谈可以分为自由式晤谈和结构式晤谈两种形式。

（1）自由式晤谈:晤谈双方以自然的方式进行交流。谈话是开放的,没有固定的问题和程序,通过自由交谈,让被评估者毫无戒心地、自然而然地说出想说的话,评估者可以根据评估的目的和被评估者的实际情况灵活提问。

（2）结构式晤谈:评估者根据特定的目的预先设定好晤谈的提纲或问题表,根据此表向被评估者提出问题,被评估者按要求回答。结构式会谈的内容有所限制,谈话的效率较高。评估者可以根据统一的方法处理被评估者的回答,资料便于统计分析和交流。

4. 心理测验法

心理测验是指用心理学的理论和技术对人们的心理状态和行为表现进行客观的标准化的测量,以确定心理现象在性质和程度上差异的一种评估方法。标准化是心理测验的最基本要求。心理测验可以对心理现象的某些特定方面进行系统的评估,如个体的能力、态度、性格、情绪状态等。由于心理测验一般采用标准化、数量化的方法,所得结果可以参照常模进行比较和解释,因此可以减少主观因素的影响。

心理测验的种类繁多,应用范围十分广泛。在护理领域应用心理测验主要是对健康者、患者进行心理学有关方面如智力、人格特殊能力、症状、情绪状态、行为表现等方面的评定。心理测验可以为心理评估提供极大帮助,但应用不当也会造成不良后果。这就要求对心理测验的应用和测验结果的解释应当慎重,不可夸大和滥用,应当结合其他方面的信息作为必要的参照,才能充分发挥心理测量的效力。

（五）心理评估的主要功能

心理评估对护理实施及质量评价具有指导意义,是护理过程中不可缺少的环节。护理过程中,心理评估主要有以下功能。

1. 筛选心理患者

大多数患者都伴有不同程度的心理问题,通过心理评估,可以评估患者心理问题的程度,并主动给予及时干预,帮助患者恢复心理健康。

2. 提供心理护理实施依据

通过心理评估,可以把握患者心理问题轻重缓急,进一步了解引发原因,了解主要影响因素,为实施干预性措施提供依据。

3. 评估实施效果

心理评估的另一个重要功能是评价心理护理效果,了解患者心理问题是否解决及恢复程度。

（六）心理评估的程序

1. 确定评估目的

明确评估希望达到的目标，如是为了鉴定智力、人格特征，还是判断被评估者有无心理问题、心理障碍等。

2. 资料收集

主要应用调查法、晤谈法和观察法。在这个过程中，详细了解被评估者当前的心理状态（心理反应的性质和强度）、心理问题和异常行为；了解问题的起因及发展、可能的影响因素、早年生活经历、家庭背景、当前的人际交往、社会环境适应情况等。

3. 资料分析

这个过程经常要应用心理测验的方法，对被评估者的特殊问题和重点问题做深入、全面的了解和评估。

4. 做出结论

将前面评估获得的资料进行分析处理，得出评估结论，并向被评估者及有关人员解释评估结果，以确定下一步对问题处理的目标、方案等。

（七）对评估者的要求

1. 专业知识要求

临床心理评估者首先要具备心理学方面的专业知识，如心理评估和心理测验学方面的专业知识，以及经过有关技术的专门训练。其次，评估者还应具备对个体健康与疾病及其相互影响的医学和护理学知识及心理、病理学有关知识，能够鉴别正常与异常的心理现象。

2. 心理素质要求

（1）评估者要有敏锐的观察能力。善于观察被评估者外部表情变化及晤谈时的语音、语调，以推测其内部心理活动的性质和变化情况。

（2）评估者应具有较高的智能水平，如分析、综合、比较、判断和推理能力。

（3）评估者应具有稳定、愉快的情绪，给予被评估者轻松自如的感受，也利于双方建立良好的协调关系。

（4）评估者应具有健全的人格。评估活动需要评估者镇定、沉着、反应迅速、勤奋、具有坚毅的个性。

（5）评估者应认识自我。只有正确地认识自己才有可能正确地认识他人，评价他人。

（6）评估者应具备良好的沟通能力。心理评估离不开与人打交道，缺乏沟通能力或技巧则很难使对方敞开心扉，这样就得不到所需要的评估信息。

3. 职业道德要求

评估者要严格遵守心理评估的职业操守。尊重被评估者的人格，认真、严肃地对待被评估者的健康和疾病问题，保护被评估者的利益，保守心理测验结果的秘密，测验的结果仅供个人及相关人员了解，而不对外公开，妥善保管心理评估的个人资料。

（八）心理评估的实施原则和注意事项

1. 实施原则

（1）标准化原则。心理评估的结果对于制订个性化的护理方案十分重要，准确评估患者的心理，有利于指导护士选择合适的健康教育方式。因此，评估患者的临床护士应该具有一定的心理护理技能，切不可因为强调对患者的生理评估而忽略心理评估或使其流于形式。

（2）动态性原则。患者的心理活动受疾病发展进程、环境等因素影响而不断变化。临床心理评估必须因时而异，动态评估患者心理状态。

（3）综合性原则。了解量表评估的局限性，不宜将量表评估绝对化，需结合其他方法和诊断结果，综合评定。

2. 注意事项

（1）主试。需要经过严格训练，有一定心理基础，熟悉测验的内容、功能、适用范围、优缺点。必须按照标准化程序操作。应热情、耐心、细致、尊重被试。操作熟练，仔细观察被试的表情和反应，形成良好的主被试关系，以便密切配合。

（2）被试。意识清醒，能控制自己的情绪和行为以适应测验要求。精力充沛，自愿合作。符合测验所规定的其他要求。

（3）时间。一般选择被试精神状态最佳的时期，上午最好，以不超过 1 小时为宜。

（4）环境。安静清洁，室内布置不宜新奇华丽，以免分散被试者的注意力。

二、心理咨询

随着心理咨询工作的推进，人们越来越认识到心理咨询是关注心灵的科学和艺术，它正被广泛应用于各行各业。

（一）心理咨询的概念

"咨询"一词来源于拉丁语 *consolation*，有询问、商议、建议、忠告，给人以帮助的意思，是帮助、指导和教育的过程，一般需要多次进行。

概括地说，心理咨询（psychological counseling）是指心理咨询师协助来访者解决心理问题的过程。具体地讲，心理咨询是来访者（即要求进行心理咨询的人）与心理咨询师之间，就来访者提出的问题和要求共同进行分析、研究和讨论，找出问题的所在，经过心理咨询师的启发和指导，找出解决问题的方法，以克服情绪障碍，恢复与社会环境的协调适应能力，维护身心健康。

（二）心理咨询的意义

1. 促使行为变化

来访者通常会出现各种各样的行为问题，于是改变来访者的不良行为就成为咨询的重要目的之一。咨询者可以采用专门的心理治疗技术或配合必要的药物或器械进行治疗，把治疗方案付诸实践，达到改变来访者不良行为的目的。

2. 提高处理问题能力

咨询的目的必须基于来访者的需要，咨询有两个基本目标：一是提高来访者处理问题和发展机会的能力；二是帮助来访者学会更有效地处理生活中的问题。

3. 提高决策水平

心理咨询的一个根本目的是协助来访者做出适合自己的决定。然而来访者常常由于认知偏差或强烈的内心冲突而无法做出决定，因此通过咨询来纠正来访者的认知偏差，减少来访者的内心冲突，从而提高其决策水平。

4. 改善人际关系

有效的心理咨询可以帮助来访者认清个人与他人相互关系中存在的人际困扰，化解自身人际交往中的困难或障碍，获得更好的社会支持，提高社会适应能力。

5. 挖掘和发展来访者潜能

心理咨询的一个重要方面是协助来访者全面认识自我并评价自我，从而能够更好地适应社会和生活。心理咨询不仅能让来访者全面认识自我，也能促使来访者加强自我内省，找出真实的自我或解除对真实自我的困惑，使他对自己的理解得以提高或深入，享受属于自己的生活。

（三）心理咨询的形式

1. 按照咨询途径分类

（1）门诊咨询。是咨询中最主要、最有效的形式，指来访者到专门的心理咨询机构或医院的心理咨询门诊进行登门求助。通过面谈，来访者可以充分详尽地倾诉，可将自己的烦恼、焦虑、不安和困惑都直接告诉咨询者，咨询者在耐心倾听的基础上，可与来访者进行面对面的磋商、讨论、分析和询问。

（2）电话咨询。利用电话通话的方式给予来访者劝告、安慰、鼓励和指导。此形式通过电话进行交谈，是一种较为方便而又迅速及时的心理咨询方式。

（3）书信咨询。书信心理咨询是通过书信的形式进行的，多用于路途较远或不愿暴露身份的来访者。

（4）互联网咨询。此形式是心理咨询师通过互联网帮助来访者，常以微信、电子邮件、QQ等进行交流。网络以其极强的保密性、隐蔽性、快捷性、及时性，为心理咨询提供了无限的空间。

（5）专栏咨询。专栏咨询是通过报刊、电视、广播等大众传媒形式，对读者、听众、观众的典型心理问题进行公开解答。

（6）现场咨询。是咨询机构的专业人员深入基层，如学校、家庭、机关、企业、工厂、社区等地方，现场接待来访者，为广大来访者提供多方面服务的一种咨询形式。

2. 按照咨询对象的数量分类

（1）个别咨询。由来访者单独向咨询机构提出咨询要求，一般也由单个咨询者出面解答、劝告和帮助的一种形式。它是心理咨询的主要形式。

（2）团体咨询。由咨询机构根据来访者提出的问题，将他们分成小组进行商讨、引导，解决其共同心理问题的一种形式。团体咨询是由咨询机构根据来访者所提出的问题，将来访者分成若干小组（每组 2 人以上至几十人，但一般以 10 人左右为宜），进行商讨、引导，解决他们共同的心理问题。

（四）心理咨询的范围

心理咨询的范围较广，主要有发展心理咨询、社会心理咨询和医学心理咨询。

1. 发展心理咨询

按人的发展历程分为优生与胎教、儿童心理咨询、青春期心理咨询、青年心理咨询、中年及更年期心理咨询、老年心理咨询等。

2. 社会心理咨询

包括人际交往心理咨询、婚恋心理咨询、家庭心理咨询、求学与就业心理咨询、不良行为方式心理咨询、性心理咨询、司法犯罪心理咨询等。

3. 医学心理咨询

包括各类精神轻度失调及精神疾患、神经症、身心疾病、人格及行为障碍、慢性疾病、伤残心理咨询等。

（五）心理咨询的原则

在心理咨询过程中，为了有效地帮助来访者排忧解难，必须遵循以下指导性原则。

1. 保密性原则

咨询者应保守来访者的谈话内容和内心的秘密；妥善保管个人信息、来往信件、测试资料等；不得向外部任何人公开。该原则是咨询原则中很重要的一条原则，它既是咨询双方建立相互信任的基础，也是伦理道德和法律的要求。

2. 时间限定原则

心理咨询必须遵守一定的时间限制原则。咨询时间一般规定为每次 45 分钟左右，原则上不能随意延长咨询时间或间隔。

3. 自愿原则

到心理咨询室咨询的来访者，必须出于完全自愿，这是确立咨询双方关系的先决条件。

4. 感情限定原则

在咨询过程中，咨询者和来访者除咨询关系外，不能产生其他情感关系，双方最好不以其他关系进行接触和交往，以避免咨询者不能客观、公正地判断事物。

5. 助人自助原则

咨询者的咨询不是为来访者出主意、想办法、做决定，而是帮助来访者自己想清楚问题所在，从而双方共同找出解决问题方法的过程。自助是指通过心理咨询，帮助来访者提高帮助自己的能力。

（六）心理咨询的程序与技巧

1. 心理咨询程序

（1）初始阶段：初始阶段首先是收集资料，了解情况。

①来访者的一般情况，如姓名、性别、年龄、民族、文化水平、职业、兴趣、爱好、生活经历等。

②来访者所面临的主要问题，如学习焦虑，失恋，就业困难，人际关系失调，经济困难，竞争压力，身体、精神方面的主要症状；迫切需要解决的心理困扰、最痛苦的内心体验、近期发生的重大生活事件、想要达到的咨询目的。

③来访者心理问题的背景资料，即与主要问题相关的资料。

④建立咨询关系：良好咨询关系的建立受咨询者和来访者双方的影响。对来访者而言其咨询动机、合作态度、期望程度、自我觉察水平、行为方式以及对咨询者的反应等，会在一定程度上影响咨询关系。对咨询者而言，其咨询态度对咨询关系的建立和发展具有更为重要的作用。

⑤咨询者对来访者采取尊敬、真诚和赋予同感的态度，是影响咨询进程和效果的关键。尊敬体现在以礼待人、信任对方、保护隐私，让来访者感到受到咨询者的重视。咨询者的真诚可以为来访者提供安全自由的氛围，可以消除对方的疑虑，让他完全袒露自我，积极探索自我，促进自我的改变，从而增进咨询者和来访者双方更深入的交流。

⑥同感：指的是体验别人内心世界的能力，即咨询者通过来访者的言行，深入对方内心去体验他的情感、思维，把握来访者的体验与他的经历和人格之间的关系，更好地理解问题的实质。良好的咨询关系应贯穿于心理咨询的全过程。

（2）分析与认知问题阶段：通过对所掌握的材料进行分析、比较和讨论，找出主要的问题，然后制定咨询目标、计划和策略，这是心理咨询的深入阶段。常采用的方法有询问、提问，让来访者自我解释，帮助来访者进一步了解自己，发现自己的问题，弄清问题的实质。

（3）行动转变阶段：这是咨询过程中最重要的阶段，来访者在这一阶段开始自我转变。行动转变过程阶段，来访者自己做决定，别人不能代替。咨询者在一般情况下不要直接、具体地告诉来访者应该如何做，而是提出建议，初步设想可能的解决办法，以及对这些办法可能引起的结果进行评价，让来访者通过对比，自己去体会其可行性，并选择最适合解决自己问题的办法，或启发来访者自己运用在咨询过程中获得的领悟，制订解决目前心理主要问题的方案，并采取行动。

（4）结束与巩固阶段：咨询者应对整个咨询过程、咨询目标、存在的问题、主要症结、处理建议和咨询效果做简洁、明确的小结，可使来访者更清楚地认识问题、获得启示，依靠自己的力量塑造自己，使咨询者理清思路，总结经验，巩固咨询效果。如果咨询效果不佳，应重新确定咨询目标，选择新的咨询方案。

2.心理咨询的基本技巧

所谓技巧，就是基本方法的灵活运用。心理咨询工作的成败，与咨询者在工作过程中是否能灵活地运用心理咨询的基本方法与技术紧密相关。根据国内外心理咨询工作的实践经验总结，心理咨询的基本技巧包括参与技巧、影响技巧和非言语交流技巧。

（1）参与技巧：具体包括倾听、封闭式提问、开放式提问、鼓励、释义、情感反应和概括等。

①倾听：是参与的关键，也是心理咨询的核心。美国心理咨询学家基伯森曾说过："学会倾听是心理咨询的先决条件。"心理咨询条件下的倾听不同于一般社交谈话中的倾听，它要求心理咨询者认真地听对方讲话，认同其内心体验，接受其思维方式，以求设身处地之功。

在倾听过程中，咨询者要随着当事人的主诉做出一系列言语与体语的表示。其中言语的表示通常包括"嗯、噢、是的、我明白了"等伴语。而体语表示则通常包括点头、注视、面部表情的变化、适宜的坐姿及一定的沉默等。这些言语与体语的表示应随着当事人主诉的喜、怒、哀、乐的变化而变化，借以加深当事人对咨询者的信任，并强化其继续讲话的欲望。从这层意义上讲，倾听是使当事人打开"话匣子"的开关。

在实践中，倾听意味着学会沉默，学会设身处地地去体验来访者的内心感受并做出赋予同感的反应。同时，倾听不是要咨询者放弃个人的信念与价值观，而是要学会兼容并蓄，学会从他人的角度思考问题，并学会在不放弃个人的信念与价值观的条件下，接受他人的信念与价值观，以能够更好地体验其感受，把握其思路，做出由衷的同感反应。

②封闭式提问：咨询者事先对来访者的情况有一个固定的假设，而期望得到的回答，只是验证假设的是与否。常用"是不是、对不对、有没有、喜不喜欢"等形式的提问，如"你经常失眠吗？""你经常去看望父母吗？""你和同事相处得好吗？"，来访者听到提问后，用"是""否"等简单回答问题。其作用是获得特定的信息，澄清事实，缩小讨论问题的范围，如"我们先谈你与同学交往的问题好不好？"。

当来访者偏离正题时，运用此技巧把话题引回正题，在探索问题阶段用此技巧来证实某些事情，能节约时间。但是在咨询过程经常用封闭式提问，让来访者总是处在被动的地位，会弱化来访者的咨询动机，压制其愿望和积极性，易产生被询问感而压抑自己，不配合咨询工作。在咨询中封闭式提问与开放式提问结合使用，可以全面把握来访者的问题。

③开放式提问：咨询者让来访者从自己的参考框架出发，自主地确定回答问题的方向和内容，用自己的话表达内心所想的问题，给来访者回答问题留有充分的自由度，通常不

能仅用一两个字回答问题，如"你能谈谈与同学的关系吗？"，常用"什么、如何、能不能、要不要、为什么"等形式来提问。

通过运用此技巧，来访者可以自由发表意见，没有限制和固定答案，可以就认识、行为、态度、人际关系等随意、详细地谈论，从而带来更多的信息。其作用一是让来访者自由发挥，便于收集更多的材料；二是让来访者用自己喜欢的方式详细地回答问题，从而深入地分析自我，充分地展现出自己的人格心理特征和挖掘自己的心理问题，也利于推动交谈向纵深方面发展。

④鼓励：对了解自己的适应问题、心理困扰或疾病的性质之后，消极悲观、缺乏自信的来访者给予关注、理解和鼓励。其作用是使来访者能振作精神，鼓起勇气，增强应对危机的信心。鼓励所用的技巧有咨询者向来访者点头示意或说出肯定、赞同的话，如"好""我理解"，或者"你以前那么困难都过来了，说明你是很有潜力的""你有许多地方比别人强"，以此让来访者振作，增强自信心。

⑤释义：即说明，就是将来访者谈话的主要内容、意思，用咨询者自己的话再反馈给来访者。其作用一是咨询者向来访者核对自己对来访者说话内容的理解程度，确保理解的准确性；二是对来访者起鼓励作用，支持他继续说下去；三是重复的主要是关键词、引导词，帮助来访者重新探索自己的问题，重新审视和分析自己所面临的情感适应等困扰，把谈话引向深入。

⑥情感反应：是指咨询师把自己的情绪、情感活动状况告诉来访者，让其明白，即咨询者把来访者在交谈中所叙述的情感内容等各种体验、感受表达出来，如咨询者"听了你的话我很难过""我很高兴你有这样的进步"。其基本作用就是引导来访者注意和探索自己的感受和情绪体验，重新认识和审视自己的情绪反应。有时，情绪反应也能起到稳定来访者会谈心情的作用。

⑦概括：是指咨询者将来访者的言语和非言语行为进行分析综合，归纳整理，将其情感、事实观点系统地整理一遍。其作用是使来访者有机会把自己叙述的信息再次回顾整合，重新审视自己，更好地认识自己，补充材料，以便确定咨询者是否正确地理解了自己，使咨询者有机会发现自己对谈话内容的理解是否正确。此技巧可在一次会谈结束或一个阶段会谈结束时使用。

（2）影响技巧：具体包括解释、指导、自我暴露、反馈等。

①解释：咨询者运用有关的心理学理论说明来访者思想情感和行为产生的原因、发展过程、实质、影响因素等，促使其从一个新的角度加深对自身问题的认识和理解，产生领悟，进而做出积极的改变。

解释形式一般有两种：一种是根据咨询者个人的经验及对来访者问题的了解与分析得出的；另一种是根据不同的心理咨询与治疗的理论，对来访者的问题做出的解释。不管哪一种解释，其目的都是帮助来访者对自己所遇到的问题有新的认识。

运用解释技巧时,一是咨询者要针对不同来访者的具体问题,灵活而富有创造性地进行思考和表达,而不是生搬硬套、牵强附会地解释一通;二是解释应因人而异,如对受教育程度较高的来访者,解释可以系统、全面些,而对受教育程度较低的来访者,应使用通俗易懂的理论和语言,对其问题做出科学的解释,使其感到明白可信。所以咨询者必须掌握有关理论,并具有一定的实践经验,才能对来访者的问题做出恰当的解释,使其接受,这样的解释才有效。

②指导:咨询者直接告诉来访者去说某话、做某事、如何做,并鼓励他去做。指导是一种极具影响力的会谈技巧,在咨询的各个阶段都可以使用。例如,在评估问题、确定目标阶段,咨询者可以指导来访者的言行做出某种改变——"请你将'我的身体实在不好'改为'我希望自己的身体通过治疗和锻炼好起来'",这能使来访者清楚地了解自己的目标。

指导的形式有:一是根据某种心理咨询理论进行指导,针对来访者的不同情况采用不同理论技巧予以具体指导,如系统脱敏疗法理论说服、指导来访者进行各种训练、用新的行为代替旧行为;二是咨询者根据个人经验进行指导。

运用指导时,咨询者应该让来访者真正理解指导内容,咨询者应知道自己对来访者指导的方向,考虑会收到什么效果。对来访者指导时,咨询者不能以权威的身份出现,强迫来访者接受指导,以避免伤害其自尊心,影响咨询关系和指导效果。

③自我暴露:咨询者把自己的情感、思想、经验等方面的信息告诉来访者,与来访者共同分担。其作用一是增加咨询者对来访者的吸引力,提高来访者对咨询者认同感,促进双方互相信任的咨询关系;二是使来访者从咨询者身上感到温暖和通情达理,感到有人分担他的困扰,从而促进来访者自我了解、自我认识和自我接纳。

应注意咨询者自我暴露的是与来访者所谈内容有关的体验,要求咨询者的自我暴露程度恰到好处,重点始终都应放在来访者身上,不可喧宾夺主,更不应以自己的长处来反对来访者的短处。自我暴露要实事求是,情感反应符合内容。咨询者自我暴露的目的不是表白自己,而是引导来访者开放,如"你目前的感受我能想象得出,我以前也有类似的经历",以启发、帮助来访者。

④反馈:来访者所发出的信息到达咨询者后,咨询者通过某种方式又把信息传回给来访者,使来访者的本意得以扩展、澄清或改变。反馈的作用是让来访者知道他个人的问题、想法和做法,在咨询者看来是否合理有效,咨询者是否赞同。反馈技巧的运用能让来访者感到咨询者对自己的尊重和关注,从而使咨询双方关系更融洽。

(3)非言语交流技巧:人的心理活动是通过外部的行为(面部表情、体态表情、言语表情等)表现出来的。心理咨询的实践表明,在咨询过程运用言语表达技巧,促进咨询者与来访者双方交流信息,沟通感情,建立咨询关系。与此同时,结合非言语交流,能收到加强和配合言语、实现反馈、传达情感的效果。可见,言语和非言语交流在咨询活动中都起着重要的作用。

非言语交流的途径包括身体姿势、肢体运动、目光接触、面部表情、皮肤接触及声调等。在咨询过程中应注意：一是咨询者要尽可能用有帮助的非言语反应。如儿童来访者在与咨询者的交谈中身体紧缩，双手紧紧交叉在一起，表现出紧张、害怕和恐惧，这时，咨询者应轻轻抚摸孩子，让其感到亲切、平静、放松下来。咨询交谈中，咨询者对来访者保持善意的目光接触；咨询者听到来访者谈论的话题，不时点头表示肯定，这都能让来访者感受到咨询者的接受、尊重和理解。二是咨询者避免做出不利于晤谈的非言语反应。如当来访者交谈中表现出痛苦、忧愁时，咨询者用冷冰冰的语气说："我知道你的痛苦，有什么需要帮助的？"这句话表达本身是理解和关爱的，语气却传达了咨询者漠不关心的信息。咨询者要学会更多的非言语交流信息的技巧，以了解来访者的内心活动，同时以健康的心理感染来访者，促进咨询活动的顺利进行，以达到咨询的目标。

（七）心理咨询的手段

心理咨询过程的完成需要一定的手段和方法，它是咨询人员知晓来访者心理问题的前提。

1. 宣泄

宣泄是指来访者把自身郁积已久的、压抑在心底深处的焦虑不安、恐惧心理、罪恶感、屈辱感、烦恼、苦衷与变态行为通过某种途径发泄出来或倾诉给咨询人员的过程。它是一种发泄痛苦的形式，可以给人以极大的解脱，使人感觉到一种像卸下重担后的轻松和舒畅。因此，宣泄是人摆脱恶劣心境的一种重要的手段，是咨询者了解来访者的心理不适和精神障碍的重要途径。在心理咨询过程适当给予机会让来访者宣泄，可强化来访者战胜困难的信心和勇气。

2. 领悟

领悟指来访者在咨询者的帮助下，全面、深刻地认识自己心理不适与情绪障碍的过程。它常伴有深刻的认识飞跃，使来访者得以积极地协调自我与环境的关系。改变某些偏见与消极的行为方式，减弱和避免不良情绪对身心的危害。因此，领悟是来访者克服心理不适与障碍的关键。

3. 强化自我控制

在心理咨询中，常发现某些来访者对自身的异常或变态行为无法自我控制。强化自我控制（如进行厌恶疗法的治疗），可使来访者解除某种不良情绪状态与行为方式对自我的禁锢，协调个人与环境的关系，从而获得内心的和谐。这样就可以消除自我意识中的混乱与偏差，进而有效地控制心理失常及变态行为的发展。

4. 增强自信心

有心理问题的人都有一个共同的弱点——自卑且缺乏自信心，一旦有外在侵袭，就容易产生心理问题。心理咨询者在咨询的全过程中，始终应把增强来访者自信心放在重要位置。自信心的缺乏与人对自身的认知失调有关。例如，有的人个子矮，相貌丑，对自己缺乏自信心而出现羞于见人的恐惧心理；有人记忆力差，想象力弱，对自己缺乏自信心，因而害怕学习。最直接的是帮助他们调整认知，如世上万物没有十全十美的、每个人的生存都有其合理性、绿叶和红花的辩证关系等，逐步使他们对自身的生理和心理有正确的认识。

自信心的丧失也反映了人对自身的悦纳不够。"我很丑而憎恶自己""我能力差而讨厌自己"，这是从情感上不能接受自己。在来访者认知得以调整后，要帮助他们学会悦纳，找出自身的闪光点，如"我很丑，但我很温柔""我口笨拙，我笔雄健"，以此来帮助其恢复对自身的信心，重建合理的情感结构，保持良好的心境，以更有效地应付生活中的忧愁、烦恼，不断地走向心理成熟。因此，增强自信心是心理咨询最重要的目标。

（八）咨询者的基本要求

心理咨询的对象既有患者也有健康人，他们来自社会各个阶层，其职业、文化水平、社会经历、性格特点、人生观和信仰各不相同。这就对咨询者提出了严格的要求。从事心理咨询工作的人员必须经过国家心理咨询师资格认证考试和培训，得到认可后才能承担咨询工作。此外，还应满足如下基本要求。

1. 具备良好的人格基础和道德素质

（1）情绪稳定：健全的、乐观的人生观；和谐的人际关系；真诚地关心来访者；不断地完善自我；为理解人的本质而不懈努力；与人协作配合的能力；亲切、和蔼、平易近人。

（2）道德素质：

①不得因求助者性别、年龄、职业、民族、国籍、宗教信仰、价值观等任何方面的因素而歧视求助者。

②在咨询关系建立起来之前，必须让求助者了解心理咨询的工作性质、特点、工作的局限性以及求助者的权利和义务。

③对求助者进行咨询工作时，应与求助者对工作的重点进行讨论并达成一致意见，必要时（如采用某些疗法）应与求助者达成书面协议。

④与求助者之间不得产生和建立咨询以外的任何关系，尽量避免双重关系（尽量不与熟人、亲人、同事建立咨询关系），更不得利用求助者对咨询师的信任牟取私利，尤其不得对异性有非礼的言行。

⑤当咨询者认为自己不适于对求助者进行咨询工作时，应对求助者做出明确说明，并且应本着对求助者负责的态度将其介绍给另一位合适的咨询者或医师。

⑥咨询者应始终严格遵守保密原则，要有较高的伦理道德标准，尊重来访者的意愿和权利，与其建立平等、友好的咨询关系。

2. 广泛的知识和技能

心理咨询过程需要助人自助。所以，咨询者应该具备普通心理学、社会心理学、发展心理学、医学、伦理学、教育学、心理健康与心理障碍、心理测验学、咨询心理学等基础知识和与心理咨询相关的法律知识。掌握与人交谈和解决问题的基本方法与技巧，善于与不同来访者建立和谐的人际关系，这些也是咨询者必备的条件。

3. 良好的心理素质

咨询者应具备敏锐的观察力，在咨询过程，善于洞察来访者的内心世界。有思维判断、表达、人际沟通能力及自我控制、自我心理平衡、交往控制能力；有流畅的言语表达能力，富有幽默感；对来访者热情、耐心，善于与人交流思想和感情；乐观、开朗、自信，具有一定的情绪感染力；真诚、坦率，容易取得来访者的信任；坚强的意志，旺盛的精力，沉着、镇定的品质。良好的心理素质是咨询者工作的基础。

（九）护理中常见心理咨询的内容和方式

1. 常见心理咨询的内容

护理中常见心理咨询的内容包括：从患者及家属等信息源获得有关患者的心理问题、心理障碍的资料；对患者的心理成长、人格发展、智力、社会文化及家庭、婚姻生活事件等全面评估，概括心理和生理测查；根据心理发展史和心理、生理测查的结果，对患者做出心理评定，协助主管医生制订心理治疗计划，并辅助指导实施；在心理咨询中发现患者有精神障碍或躯体疾病时应及时上报主管医生。

（1）心身疾病咨询：许多躯体疾病，如高血压、冠心病、肿瘤等，其发生、发展转归也均与心理-社会因素有一定关系，可以及时进行心理咨询，从而解除心理压力，以防躯体疾病加重。

（2）保健问题咨询：包括饮食起居、生活习惯、术后调养、酒和药物依赖等各种心理问题。要求护士尽可能满足社会各阶层、不同年龄、不同疾病、不同性格和不同要求患者的需要。

（3）心理危机干预：患者因天灾人祸或患病遇到沉重的心理创伤和打击，如亲人的意外死亡、病情恶化等导致急剧的精神崩溃时采取的心理咨询。

（4）精神障碍咨询：如神经症、人格改变及其他精神障碍患者，可就有关药物治疗、社会功能康复、婚姻与生育等问题征求医护人员的意见。

（5）其他心理卫生问题咨询：如家庭、群体心理卫生问题亦可进行心理咨询。

2. 护理中常见心理咨询的方式

护理中常见心理咨询的方式是个别咨询，由患者单独向护士提出问题，一般也由单个护士出面解答、劝告和帮助。它是护理心理咨询的主要形式。当然也包括电话咨询、现场咨询等方式，请参见前面"心理咨询的形式"部分。

三、心理护理

（一）心理护理的意义及基本原则

1. 心理护理的意义

（1）调整患者的不良心理状态，帮助其恢复稳定、协调的心理状态，从而增强抗病能力，并有助于发挥药物和手术的疗效。

（2）帮助患者消除不良的心理刺激，避免身心疾病的恶性循环，并能对某些精神性疾病起到治疗作用。

（3）帮助患者适应新的社会角色，建立新的人际关系，特别是医患关系，以适应新环境。

2. 心理护理的基本原则

（1）心理护理和生理护理协调的原则：心理护理要遵循生理护理原则，生理护理也要遵循心理活动规律，两者不能互相取代，必须互相配合。

（2）交往的原则：心理护理是护士与患者在交往过程中完成的，在这个过程中要注意加强交往，平等交往，发挥护士的主导作用，不断提高交往技巧。

（3）针对性原则：即个性化原则。人的心理活动有一定规律，心理护理原则上也有统一的模式，但作为个体的人，因年龄、性别、心理特征、文化素养或病情的差异，其心理反应也各不相同。因此，心理护理必须在全面、客观的观察、分析、评估的基础上，因人而异，因时、因地而异，采用灵活的护理措施。

（4）启迪的原则：在心理护理中，护士要不断地向患者进行医学知识和心理学知识的宣传解释，消除患者对疾病的错误认识。

（5）自我护理的原则：心理护理的目的在于调动患者的主观能动性，帮助和指导患者尽可能地进行自我护理，切不可企图包办一切，这样才能更好地满足患者的心理需要。

（二）心理护理的基本方法

任何一种护理情形中都含有心理护理的内容，心理护理是常规护理工作的一部分，而且许多情况下是与躯体护理不易截然分开的，应融于整个护理过程中，即要以护理程序为框架开展系统的心理护理。科学的心理护理程序与方法有助于心理护理的实施。心理护理也应遵循护理程序的基本步骤。

1. 评估

评估包括收集患者和家属的资料，将患者现存的或潜在的心理社会问题和异常生理信息有机结合起来，以形成患者的护理信息，为下一步进行系统分析和提出护理问题做好充分准备。这些信息包括生理、心理和社会功能。

（1）主观资料：

①患者过去的健康问题及患者对这些问题的态度。

②患者过去如何看待自己，现在又如何看待自己。

③患者在患病前如何处理问题、找谁帮助。

④患者靠什么生活、对家庭的主要责任是什么，还能否回到原来的工作岗位，能否担负起对家庭的责任。

⑤对所患疾病的理解。

⑥身体结构或功能改变对患者的意义。

⑦患者亲属对患者的反应。

（2）客观资料：可通过观察和实验来收集。护士一般可通过自然观察，如观察患者的表情、行为来发现其心理变化（如焦虑、抑郁、愤怒、恐惧等）。用实验方法收集患者心理信息，就要通过一些心理测验，如个性测验、气质测验，或用某些症状评定量表来测定患者的心理状态（如抑郁、焦虑的程度），或生活事件的冲击等。

1）以下内容均在心理护理的评估范围内。

①躯体评估：常规体检记录心率、血压和呼吸，以及生活方式等。

②社会评估：涉及人际关系中的应激源、社会支持网络、对现实生活的适应性。

③情绪评估：从患者的仪表、行为判断心境与情感，可以使用评定量表。

④智力评估：智力水平会影响认知，要了解患者的非理性思维。

⑤心灵评估：宗教信仰、个人的理想抱负、价值观、生死观以及生活目标。

⑥环境评估：医院、家庭、单位和社区的环境条件

2）护士在收集患者心理资料时，需要的基本知识技能包括：

①知识和经验：特别是有关社会、心理、文化方面的知识和经验。

②交往的技能：可依靠其建立良好的护患关系，使患者乐意把所有的心理问题都告知护士。

③观察技术：护士要善于察言观色，从患者的细微变化中获得心理变化的信息。

收集的资料需及时记录。各医院都有自己设计的各种表格，填写时要注意正确反映患者的问题，不能带有自己的主观判断和结论。记录患者主观资料时应尽量用患者的原话，记录客观资料时尽量应用医学术语。

2. 心理护理诊断的拟定和应用

（1）基于北美护理诊断协会（NANDA）提出的有关心理方面的护理诊断：一般护理诊断所应用的 PES 公式在心理护理诊断中仍可以适用（详见第二篇第七章）。护理诊断的内容是全方位的，即有生物性的、心理性的、社会性的内容。心理护理程序和护理程序是完全一致并同步进行的。心理护理诊断是整个护理诊断的一部分，护理诊断的内容包含心理护理诊断与评估的内容。

（2）护理诊断中常见的心理问题：

①自我概念紊乱：个人对其本人的感觉、想法和看法的消极改变或不适应，包括身体

意象、自尊，以及角色行为的消极改变。自我概念紊乱发生于对各种健康问题、某些情境及矛盾的反应，如病理生理因素，由于身体部分结构或功能的丧失、严重创伤致使活动能力丧失或毁容等；情境因素，由于亲人丧亡、离婚、失业、大手术等；其他因素，如更年期、白头发、脱发、退休等。自我概念紊乱的表现不十分典型，可能的表现有拒绝抚摸或观察身体变化了的部分；不愿意讨论其缺陷或毁容问题；拒绝进行康复活动；自己对残缺部位进行不恰当的处理；否认残缺或损害的存在；低头不语或悲伤表现（哭泣、失望、愤怒等），或依赖性增强；拒绝参与或回避社交；自毁行为（大量吸烟、饮酒）。

②知觉改变：输入知觉量的变化引起的反应异常，如知觉剥夺和知觉超负荷。导致知觉改变的常见因素包括：病理、生理方面，如感觉器官异常，神经系统疾病，水、电解质和酸碱平衡失调，肌肉骨骼异常；情境方面，如药物作用、噪声污染的环境、酗酒或药瘾；其他，如老年人及儿童的孤独、隔离等。知觉改变的表现有明显特征，如对时间、地点、人物的定向障碍，解决问题的能力改变，行为沟通方式变化，睡眠形态紊乱，冷漠或恐惧、焦虑。

睡眠形态紊乱：睡眠时间不规律及睡眠质量差引起的身体的不适感，干扰了所期望的生活方式。常见原因有生活环境变化；躯体不适，如疼痛、咳嗽等；药物因素，如咖啡因、安眠药等；精神因素，如焦虑、恐惧等。睡眠形态紊乱可表现为难以入睡、睡眠不深或早醒，也可表现为贪睡、白天打瞌睡等。

3. 心理护理计划

心理护理计划是根据心理护理诊断的结果制定心理护理目标、设计行动步骤（详见第二篇第七章）。

4. 心理护理的实施

心理护理应具有针对性，其方法可分为一般性心理护理和治疗性心理护理两种。

（1）一般性心理护理：适用于所有患者。主要有：

①建立良好的护患关系。良好的护患关系是进行心理护理的前提和基础，具有缓解心理应激、调节情绪的作用。

②强化患者的心理支持系统。社会支持系统是个体面对应激性事件时的应对能源之一。应当努力促进患者与家人、朋友、同事之间的友好交往，同时促进病友间的良性交往，减轻患者对疾病以及相关问题的心理应激。

③创造良好的治疗、休养环境。安静、舒适而优雅的治疗环境，对患者的心理调节有重要的作用，而情绪对身体健康的巨大影响早已为科学所证明。

④加强健康教育。通过各种医学相关知识的宣教，提高患者对疾病的认识，帮助患者树立战胜疾病的信心，同时可以预防疾病的复发。

（2）支持性心理疗法：又称精神支持疗法，是运用治疗性语言，如鼓励、安慰、解释、指导、启发、支持和保证性的语言帮助患者改变认识，改善不良情绪，矫正不良行为。通过心理、生理的交互作用，调节生理功能，改善健康水平，促进疾病的康复并预防其复发。

在心理护理中，支持性心理治疗是一项基本且重要的技术，能使患者增强安全感，减少紧张、焦虑和恐惧。其基本要求是：在建立和发展相互尊重、信任和理解的良好护患关系的同时，积极倾听患者的讲述，鼓励消极情绪的适当宣泄，提供适当解释、安慰、保证和暗示等，必要时征得家属、亲友和有关人员的配合，或动员已康复、有相同经历的病友现身说法，配合实施，提高效果。

实施是将护理计划付诸行动，所有护理人员都应该按护理计划对患者进行护理和关怀，以保持一致性。这个阶段的特点是多人参与，相互配合，包括患者、家属、护士和其他医务工作者，他们都应对患者由于患病这一应激所带来的心理反应给予关注，并帮助患者。护士同时要持续评价以上人员的相互联系，保证对原有计划做必要调整的灵活性。

5. 心理护理的评价

根据预期结果来衡量现实，了解患者经过一系列的计划并实施心理护理的效果。包括诊断是否正确、计划是否恰当、是否达到预期目标等。但在实际工作中，评价心理护理措施的效果是随时出现的、动态的，且贯穿心理护理工作全程。因此，心理护理评价应该是灵活的、动态的。

（三）影响心理护理效果的主要因素

心理护理的效果如何，除了与护理程序和具体护理措施有关外，还受到许多其他因素的影响。

1. 护士的心理修养

缺乏心理护理知识与技能，心理护理工作就难以开展，当然更难保证质量了。因此，要做好心理护理工作，护士不仅要有心理学知识，还应有良好的心理素质。为此，护士必须学习和运用心理学知识，首先要正确认识自我，形成健康的心理状态；其次，将心理学知识运用于临床，为患者提供高质量的心理护理。

2. 传统生物医学模式的影响

生物医学模式长期影响医疗服务系统，使医务工作者只重视与躯体疾病有关的生理变化。护理专业的本质是关怀和照顾伤病员和体弱者。由于传统医学模式的影响，护理被看作是医疗专业的附属工作，而且工作范围仅限于患者的生理方面，而忽视心理-社会因素对疾病的影响。尤其是用缺少人文关怀的方式与患者接触，将会提高患者的应激水平，无意识地导致患者的心理损害。

3. 心理护理效果不易评价

心理护理涉及的因素常常是主观的，难以量化和测量。很多资料是靠护士的感知能力、对信息的整理能力、解释和判断能力、推理能力等加工后产生的。因此，护士、患者及其家属的个人价值观、信仰情绪及个人偏见都会影响心理-社会护理的效果。心理护理效果的评价常常采用问卷调查的方法，在这个过程中很多因素可能使问卷的可信性下降。

在传统生物医学模式占主导地位的医疗服务机构中，实验性研究被认为是最有科学性的，而问卷调查的价值得不到同等的认可；同时我国的心理护理的科研基础比较薄弱，需要在参照国外经验的基础上，对标准的量化心理护理工作方法进行大量研究，才能促进其发展。

4. 认知和管理的偏差

人们在面对重大疾病这样的重大生活事件时，会产生各种情绪。护士的责任是帮助他们完成正常的情绪转变过程，尽早达到积极应对的阶段。有许多社会心理因素会使情绪过程复杂化，甚至使之偏离正常范围，最后出现无效应对。从这个意义上说，心理护理是复杂的，需要护士与患者或家属一起制订系统的计划，并逐步实施。

5. 文化心理背景

我国的传统文化背景不鼓励人们暴露个人的感受和情绪，忍受痛苦常常被视为美德而受称赞。人们认为情绪反应是不良状态，因此对情绪反应，有的人可能有防御行为，压抑个人情绪，否定主观感受，而有的人面对表达情绪的人总觉得不舒服，想尽办法回避，如不能回避便阻止别人的情绪反应。

四、护患关系

在护理工作中，护理人员必须对护理服务对象的躯体、心理和社会的需要做出反应，进行全方位的关怀和照顾，从而建立起一种相互影响的关系，即护患关系。许多学者认为护理工作是相互关系的职业，护理专家佩普罗认为：护理的独特功能是帮助服务对象或患者获得超过他们生病时所具有的理性和人际的能力。护患关系在整个护理过程中起着重要作用。有人认为这种关系的实质是治疗性的（therapeutic）；还有人认为这种关系是帮助性的（helping），并且把"帮助"定义为一个促进发展的过程，在这个过程中，一个人帮助另一个人解决问题或面对危机，以使局势向良好的方向发展。这种帮助（或治疗性）的关系是护理人员实现专业宗旨的基石，它影响护士的行为、态度，也直接影响护理工作的效果。因此，护患关系也是护士与服务对象或患者之间相互影响的双向过程。

（一）护患关系的特点

1. 目的性

在护患关系中，护士对患者的照顾既有权利又有专业与法律的责任。护士运用临床护理技能、心理学知识及个人品质，与服务对象或患者共同努力，帮助服务对象或患者内省，以达到认知、情绪和行为方面的改变。护患关系的最终目标是促进发展，发展的主体不仅指护理服务对象，而且包括护理人员本身；发展的任务包括躯体、心理及社会功能全面发展。

2. 双方性

护患关系是以服务对象或患者为中心的认知和情感两方面的联系。人际关系是人与人之间的心理关系，通过交往和联系而建立，反映了人们追求需要和满足的心理状态，人际关系的变化与发展取决于双方需要满足的程度,并形成一定的情感关系。在护患关系中,通过接触,护患间不仅相互了解和认识,而且护士在了解患者痛苦的同时,还有情感的触动,从而在不同程度上设身处地地理解服务对象或患者。护患关系是以服务对象或患者为中心的,服务对象或患者的利益始终是护患关系的焦点。护患关系是为直接满足服务对象或患者需求存在的,而护士需求的满足不完全直接来源于护患关系。当然,良好的护患关系和服务对象或患者对护理的满足或感激也是护士所期待的,护士同时得到医疗机构经济方面的补偿而达到满足。因此,在护士与服务对象或患者的交往中,只有服务对象或患者的利益或需求的满足才是评价护理质量的唯一标准。

3. 个体性

护士尊重服务对象或患者,并把每一个服务对象当作独特的个体。有人类学家指出:人与人之间既有相同部分,也有不同部分,这个不一样的部分就是个体的独特性。一个人的观念、思维方式、对人的态度、处理事情的方法,受家庭条件、文化背景、受教育水平等诸多因素的影响,而任何两个人都不会在这些方面完全相同。因此,护士必须注意了解和接受服务对象或患者的个人特点,在不与治疗和护理计划发生矛盾的情况下,允许其存在个人习惯。良好的护患关系在很大程度上取决于护士与服务对象或患者互相尊重与接受各自不同的人格特质。

4. 保密性

护士尊重服务对象或患者保守个人秘密的权利。疾病意味着患者在生理、心理及社会方面出现了一定程度的损害,给患者带来许多不利因素和问题,此时患者往往表现为既需要得到帮助,但又不愿把自己的不利处境和问题过多地公开;另外,护士在与患者交往中,或多或少地了解一些患者病前或病中的隐私,因而患者难免不对这一问题有所担忧。严重的担忧会增加患者的心理负担,有时会使病情加重。作为一名护理工作者,应该以自己高尚的职业道德和良好的行为规范,在和患者的交往中得到患者的信任,如涉及患者敏感的个人隐私,则应明确表示医护人员一定为其保密,让患者放心,以减轻患者的心理压力。为患者保守个人秘密会在提供支持和帮助的同时带来心理安抚。

5. 互信性

护患关系是基于护患之间的相互信任、尊敬和接受建立的。这一特点不是一开始就存在的,而是在交往中逐渐建立和发展的。护患关系开始时,双方是陌生的。面对护士的护理计划,患者可能有抵触情绪。原因有很多:他们可能没有意识到自己需要帮助;他们害怕面对和暴露自己的感受;他们担心改变问题行为模式带来不快;他们害怕护士认识问题的方法与自己不同,而显得自己的方法不恰当。患者也可能表现出试探性行为,他们要检查护士对他们的兴趣和态度,也要弄清楚护士对他们是否有耐心。如果护士的行为能表现出关怀患者的态度、真诚的兴趣和过硬的业务能力,患者则会减少抵触情绪和试探性行为。只有当他们意识到护士有兴趣、有耐心、有能力帮助他们,又能尊重和理解个人的价值观念,同时确信护士尊重自己的隐私权时,他们才能与护士谈及情感或其他的敏感问题,也才能懂得护患关系的作用及自己在此关系中的角色,并积极参与康复计划的制订。

(二)护患关系常见模式

护患关系是指护士与患者通过特定的护理与被护理而形成的人际关系,是护理实践中人际关系的主要方面。美国学者萨斯和荷伦德提出的医患关系的三种模式也是护患关系的常见模式。

1. 主动-被动模式

在这种模式中,护士居主动地位,患者被动服从护士的命令,或者完全被动接受护士的护理。这种关系强调护士的权威,却忽略患者的主动性,主要适用于昏迷、休克、全麻、严重创伤、婴儿及精神病患者。

2. 指导-合作模式

在这种模式中,护士居主导地位,对患者进行指导,在取得患者信任与合作的情况下开展护理工作,包括常规指导、随时指导、情感指导,适用于众多的一般疾病患者和急性病患者。

3. 共同参与模式

这种模式以护患双方平等关系为基础,患者不仅主动配合,还主动反映情况,与护士共同探讨采用何种护理措施。此模式适用于有一定受教育水平的患者、慢性疾病患者和一般的心理治疗。

(三)护患关系的性质

护患关系不同于一般人际关系,它具有独特的性质。

(1)护患关系不仅是某一护士与某一患者的关系,而且体现了医护系统和患者系统两个系统之间的关系。

(2)护患关系建立过程中,护士不能以自己的好恶亲疏去对待患者,而必须遵循规范的行为模式。护士是建立护患关系的主动方。

(3)护患关系是相互影响、相互作用的,但这种影响和作用又不是对等的,是一方(患者)依赖另一方(护士)的关系,是决定护患关系发展与好坏的主导方面。

(4)护患关系的实质在于作为关系一方的护士要满足患者的需要。护士是给予者而不是索取者。

(5)护患关系中含有工具性关系成分,同时含有感情性关系成分;护患关系应当是吸引性关系而绝对不能成为排斥性关系,是平等性关系而非支配性关系。

(四)良好护患关系的标准

这里所提的标准,是就一般患者而言的,不适用于婴幼儿和昏迷等危重患者以及精神病患者。

(1)护患双方互相尊重,互相理解,互相接受。

（2）护士指导患者，患者密切配合或积极主动参与护理活动。

（3）医嘱和护理计划得以正确实施，其结果既有利于患者身心康复，又有利于护士心理需要的满足。

（五）建立良好的护患关系

能否建立良好的护患关系，涉及护士与患者两方面，但是从护患关系的性质可以看出，关键在于护士。

1. 护士要提高自己的自尊与自信

对己、对人、对人际关系均应有正确的认识，尤其对自己应有正确的认识，这是人际关系中的理性条件。在对己的认识中，首先要自尊、自信。护理患者时，护士担负着消除各种不利因素、建立有助于患者身心康复的物理和社会-心理环境的任务。护士应充分认识到自己工作的崇高性质，充满荣誉感和自豪感，这样在护患交往中就会有良好的心理基础。

2. 护士要有高尚的职业道德

良好的心理素质和精湛的技术是心理护理取得成功的基本条件。护士的优良品质能增加品质吸引；而护士的言行如果恰好与患者的期望相符，就会产生相互吸引。调查结果显示，患者对护士的期望主要是应当同情患者，尊重患者，热情服务；应当性格温柔，情绪稳定，善于忍耐，活泼敏捷；同时要有高超的护理技术。

3. 护士要满足患者的需要

护士在护理工作中担任着治疗和照顾角色，应从各个方面去满足患者需要。这既是护理工作的实质，也是建立良好护患关系的方法。

4. 护士要提高交往水平和技巧

护患关系体现在护患交往过程中，交往水平与技巧具有非常重要的作用，护士除了要掌握各种沟通技巧外，还要注意增加接触吸引。在向患者传授卫生保健知识的同时，也学习他们的长处，以增加互补吸引。

5. 护士要善于处理医护过程中所有的人际关系

医护过程中的其他人际关系，如医护关系等，都可能影响到护患关系。护士不应把情绪带到工作中，更不能迁移到患者身上。

心理护理能否达到目标，其中一个重要因素就是是否具备良好的护患关系，而善于与服务对象或患者进行沟通是形成和谐护患关系的决定因素（详见第二篇第七章第五节）。

【课后练习】

一、单选题

1. 过去经历过的事物再度出现时仍能确认叫作( )。

A. 再现   B. 再认   C. 识记   D. 保持

2. 心理过程指的是以下过程( )。

A. 感知觉、记忆、想象、思维、情感意志等

B. 感知觉、记忆、理想、思维、情感意志等

C. 感知觉、记忆、想象、能力、情感意志等

D. 记忆、想象、能力、自我意识、情感意志等

3. 能力分为一般能力和特殊能力,属于特殊能力的是( )。

A. 记忆能力   B. 想象能力   C. 观察能力   D. 数学能力

4. 评价心理健康的标准不包括( )。

A. 人际和谐   B. 情绪稳定   C. 身体强壮   D. 人格完整

5. 对于同样的应激源,不同的个体会产生( )。

A. 相同的反应   B. 不同的反应   C. 类同的反应   D. 积极的反应

6. 短时记忆指在感觉记忆基础上信息能保持( )左右的记忆。

A. 0.25秒   B. 2～4秒   C. 半分钟   D. 1分钟

7. 用于人格测验的问卷是( )。

A. SAS   B. SCL-90   C. EPQ   D. LES

8. 下列哪一个不属于心理咨询的方式( )。

A. 门诊咨询   B. 信函咨询   C. 电话咨询   D. 电报咨询

9. 对同一个患者,( )。

A. 医患关系模式永远不变   B. 医患关系模式随时在变

C. 依年龄变化改变医患关系模式   D. 依病情变化改变医患关系模式

10. 心理健康的标准不包括( )。

A. 恰当的自我评价   B. 稳定的生活环境

C. 良好的人际关系   D. 足够的自我安全感

11. A 型性格的人与（　　　）疾病有关。

A. 冠心病　　　　　　　B. 脑出血　　　　　　C. 肿瘤　　　　　　　D. 湿疹

12. 当一个人真的意识到病情严重、初次感到死亡的威胁时，典型的反应是（　　　）。

A. 感到抑郁　　　　　　　　　　　　B. 感到异常愤怒

C. 感到震惊，并否认疾病　　　　　　D. 接受事实，并寻找可能的补救办法

13. 艾宾浩斯发现的遗忘规律是遗忘的进程不均衡，表现为（　　　）。

A. 先慢后快　　　　B. 先快后慢　　　　C. 时快时慢　　　　D. 均匀递减

14. 一支白粉笔，无论把它置于明亮处还是黑暗处，人们都会把它知觉为是白粉笔，这种知觉特性被称为（　　　）。

A. 知觉的整体性　　　　　　　　　　B. 知觉的理解性

C. 知觉的选择性　　　　　　　　　　D. 知觉的恒常性

15. 知觉过程中以过去经验来对知觉对象做出某种解释，使其具有意义的特性，被称为（　　　）。

A. 知觉的整体性　　　　　　　　　　B. 知觉的理解性

C. 知觉的选择性　　　　　　　　　　D. 知觉的恒常性

16. 作为社会的一员，患者和平时一样需要别人的尊重是（　　　）。

A. 被关心和接纳的需要　　　　　　　B. 尽快解除病痛的需要

C. 尊重的需要　　　　　　　　　　　D. 信息的需要

17. 记忆过程包括（　　　）。

A. 识记、保持和遗忘　　　　　　　　B. 识记、再认和回忆

C. 识记、保持和联想　　　　　　　　D. 识记、保持、再认或回访

18. 以下对知觉特征理解正确的是（　　　）。

A. 知觉是直接作用于感觉器官的客观事物的整体在人脑中的反映

B. 知觉常常是各种感觉器官协同活动的结果，不受人的知识经验和态度的制约

C. 同一物体，不同的人对它的知觉是相同的

D. 同一物体，不同的人对它的感觉是不同的

19. 学生解题能够一题多解，说明他的（　　　）能力强。

A. 再现思维　　　　B. 求同思维　　　　C. 辐合思维　　　　D. 发散思维

20. 联觉是指（　　　）。

A. 同一分析器由于受不同刺激物的作用而使感受性发生变化的现象

B. 由于感受器受到刺激物的持续作用而使感受性发生变化的现象

C. 刺激作用停止后依然保留的感觉

D. 一个刺激引起一种感觉的同时还引起另一种感觉的现象

21. 注视一个红色的正方形一定时间后,再将视线转到白色的背景上,就会看到一个蓝绿色的正方形的现象,称为( )。

A. 知觉   B. 适应   C. 对比   D. 后象

22. 升职属于( )。

A. 良性应激源   B. 应激性生活事件

C. 恶性应激源   D. 慢性应激源

23. 人类生存环境发生火灾、战争、政治变革等称为( )。

A. 职业性应激源   B 环境性应激源

C. 社会性应激源   D. 文化性应激源

24. 已获得的知识经验对学习新知识技能所产生的一种影响,称为( )。

A. 定势   B. 迁移   C. 功能固着   D. 知觉特点

25. 刚刚能引起感觉的最小刺激量,被称为( )。

A. 绝对感受性   B. 差别感受性

C. 差别感受阈限   D. 绝对感受阈限

26. 感受性与感受阈限的值成( )。

A. 正比   B. 比例   C. 反比   D. 重合

27. 错觉( )。

A. 是不正确的知觉   B. 是虚幻的知觉

C. 精神患者才有   D. 正常人才有

28. 人格中不包括( )。

A. 气质   B. 能力   C. 情绪   D. 性格

29. 性格的结构特征不包括( )。

A. 现实态度   B. 意志特征   C. 情绪特征   D. 道德特征

30. 马斯洛认为需要的最高层次为( )。

A. 归属与爱   B. 自我实现   C. 尊重   D. 安全

二、判断题

1. 暗适应是感受性提高的过程。   ( )

2. 冲动、盲目的行动都不是意志的行动。   ( )

3. 短时记忆经复述转为长时记忆。   ( )

4. 否认是指对某种痛苦的现实无意识地加以否定。   ( )

5. 感知是认识的开端,是一切知识的源泉。   ( )

6. 感知是思维的基础。   ( )

7. 神经活动的强度是指大脑皮质细胞经受强烈刺激或持久工作的能力。 ( )

8. 心理防御机制是精神分析学说的一个基本概念,是一种潜意识的心理保护机制。

（　　）

9. 原识记材料的巩固程度有助于再认和回忆的准确性和速度。　　（　　）

10. 知觉反映的是事物的整体属性。　　（　　）

11. 性格主要是后天的,更多地受社会环境的影响,有好坏之分。　　（　　）

12. 气质主要是先天的,较多地受高级神经活动类型的制约,无所谓好坏。　　（　　）

13. 错觉可以通过主观的努力加以避免。　　（　　）

（魏碧蓉　宋秀娟　李 蓁　林雪琴）

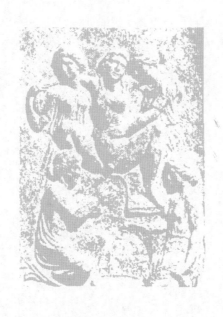

第四篇

妊娠、分娩、产褥各期的
心理变化及护理

第十一章　妊娠期的心理变化

案例导入

案例描述：
　　36岁的小李好不容易怀孕了，夫妇俩高兴不已。可好日子没过几天，小李就开始有反应了，先是晨起恶心、呕吐，后来发展到每顿吃过饭都要吐，看到油腻的犯恶心，闻到肉味就不舒服，连怀孕前最喜欢的鱼虾类都觉得腥味太重，体重也明显减轻。这可愁坏了丈夫小李，于是带着小李一起来到医院就诊。

请思考：
　　（1）小李处于孕期的什么阶段？
　　（2）如何对小李进行心理护理？

第一节　怀孕的初衷

　　妊娠牵涉所有的家庭成员，每一个家庭成员必须以他（她）自己的方式来适应新生命的孕育，然而与妊娠关系最为密切的仍然是妇女。随着我国社会环境的改变，妇女的职责发生了巨大变化，相当一部分妇女推迟生育年龄，积极地参加经济、社会及政治生活，并在家庭中占了主要地位。妊娠将使她们的生活发生很大的改变，所以她们在心理上要逐渐适应母亲这个角色。

　　妊娠使少女转变为妇女。在成为一个母亲的过程中，少女由以往的规律生活转变为与抚养婴儿相关的生活。妊娠代表了一种女性成熟的时期，意味着妇女准备进入一个新的层次，即养育和责任，自我概念转变为母亲的身份。虽然决定是否妊娠，女性意愿占主导地位，但是丈夫及其他家庭成员的意愿也对决定是否妊娠及是否维持妊娠起着重要作用。

一、女性心理

　　女性怀孕动机与男性的相比要复杂得多。妇女因文化程度、身体状况、家庭背景不同,怀孕动机亦不同。

（一）愿意怀孕

1. 自然的生物学过程——生命的延续

大多数妇女常把怀孕看作一个自然的生物过程,是她们生活计划的一部分、生命的延续及人类的社会责任。

2. 爱情的结晶

部分妇女将妊娠看作爱的升华。据有关报道,怀孕可以使夫妻关系更亲密、更成熟,夫妻承担新的角色,并且发现对方新的一面,伴侣间互相支持,互相信任,也相互依靠。当过去 20 多年过着完全不同生活的两个人一下子开始共同的婚姻生活时,有诸多的关系需要适应,她们认为生儿育女是促使夫妻关系适应的一个重要的外在因素。

3. 健康及能力的体现

对于久病或不孕的妇女来说,希望妊娠也许就是要证明个人的健康状况或自己的能力,特别是久治不孕的妇女,妊娠的意愿尤其强烈。另外一些妇女有高度的自我认识。愿意妊娠是为体现自己有能力给她的孩子提供各种类型的照顾、培养。

4. 封建思想的影响

还有一些女性,尤其是农村比较落后的地区,受封建思想的影响很深,她们认为结婚生子就是为了传宗接代,将自己当成生儿育女的工具。

5. 35 岁以上的妇女怀孕

妊娠较晚的妇女可分为两类:一类女性已有孩子,另一类女性初为人母。这两类妇女都是将此次妊娠的时间推迟至 40 岁左右。

（1）多产女性:一些生女孩的家庭可能因为重男轻女,认为没有男孩就不能传宗接代;某些地方男女不同工同酬;还有一些人认为多子多福,非常愿意怀孕;一些人缺乏避孕知识,不用避孕措施,或是在婚育年龄成功避孕但由于临近闭经以为月经已停止,停止应用避孕措施导致怀孕。

（2）初产妇女:近 10 年,35～40 岁才第一次怀孕的妇女增加了 37%。推迟怀孕的原因可能有:深造、工作、避孕方式较好及不孕症等。这些妇女认为,为人父母的生活与无孩子的生活不同。生活上与伴侣构成一种模式,包括照顾自己,逐渐积累家庭财产。当她们认识到不孕的可能性越来越大,或她的孩子患遗传性疾病的可能性越来越大的时候,才会选择怀孕。

（二）拒绝怀孕

1. 社会因素

目前,我国一些即使结婚时间较长的妇女仍不愿意妊娠。在诸多的原因中,社会因素占有很大的比率。对职业女性而言,妊娠可能会影响到现有的工作,影响升迁的机会,甚至失去工作,尤其是一些知识型的女性不愿意让孩子拖累工作;有些妇女想上学或出国深造；还有些夫妻感情好的妇女希望生活在浪漫的二人世界里，如 DINK（丁克）家庭。调查显示，近七成的人认为不要孩子的丁克家庭会越来越多。但也有一些妇女是由于家庭成员关系紧张，夫妻感情差或丈夫有外遇而不愿意妊娠。

2. 生理因素

一些女性体质较差，因患病或遗传性疾病不宜怀孕。为了自身和下一代的健康，他们不敢或不愿意怀孕。

3. 心理因素

包括对身体形象的改变及分娩疼痛的恐惧。一些妇女尤其是年轻妇女认为女性的身体形象对个人价值和特征最有影响。她们认为随着妊娠月份的增加，腹部明显突出，腰部变粗，乳房变大，想到自己妊娠以后可能变得丑陋，因此难以接受妊娠；部分妇女恐惧分娩的疼痛，断然拒绝怀孕。

二、配偶的心理

男人是否愿意成为父亲受以下因素影响：家庭的经济情况，夫妻间关系是否稳定，是否接受二人世界生活的结束，等等。

许多男人表示关心家庭的经济情况。对家庭经济有责任感，往往表示在经济条件允许的情况下，愿意妻子怀孕。甚至通过加班或兼职等方式增加家庭的收入，为妻子怀孕做准备。

妻子怀孕意味着无子女的二人世界生活结束。部分男人把拥有子女、成为父亲看作他们生活计划的一部分。夫妻关系稳定的男人认为孩子是他们爱情的结晶，非常愿意接受即将承担的职责。他们一般在恋爱或结婚时就会讨论将来想要孩子的时间及孩子的名字等。

一些男人把怀孕看作男子汉的证据或其主要任务。与女性相比，丈夫愿意妻子怀孕多作为男子汉的责任感、价值观的体现。这些男人认为父子的联系与母子关系一样强烈，在培养孩子方面他们与母亲一样称职。

每一位丈夫对怀孕的态度影响着他对夫妻关系的调节。儿时的经历、对胎儿性别的接受、社会群体中父亲的作用以及从其父辈那里体会到和学到如何做父亲，这些都影响他的选择和责任感。一些男人表现出对怀孕的妻子的极大关心，保护和支持妻子，认为怀孕是父母角色的准备期，在此期间充满强烈的求知欲。

此外，在我国，一些男人受封建思想影响很深，尤其在落后的农村地区，他们认为娶妻生子、传宗接代是天经地义的事情，错误地认为"不孝有三，无后为大"，结婚就是为了生儿育女。

三、家庭成员对怀孕初衷的影响

(一)父母关系

女儿与父母的关系对其决定是否怀孕、适应怀孕和做母亲有重要的影响,特别是母女关系。若母亲感情亲密,一般母亲会在女儿结婚前后甚至恋爱期间和女儿一起回忆其儿时时光,讲述自己与婆家人的关系、何时怀孕、怀孕后的自身情况、丈夫及其家人如何对待自己、分娩时的经历等,这样有助于女儿参与并准备怀孕或分娩。女儿听到自己童年的故事,可使其充满爱心并决定妊娠。母亲尊重女儿的自主性,增加了女儿的自信心,可帮助女儿独立,而不是指导或干扰。

母亲对女儿怀孕的反应显示了她是否接受外孙。如果母亲支持,女儿会和母亲讨论妇女怀孕、生产及其喜悦和烦恼。如果母亲不喜欢这次怀孕,女儿将怀疑其自身价值,甚至母女关系会受影响。

一般结婚后的妇女会以自己的母亲或其他母亲为模板,体会怀孕后的母亲角色。许多年轻人称,怀孕在他们与父母亲之间的代沟上建立起一座桥梁。当怀孕的女儿经历过母亲所经历过的喜悦、焦虑、惊恐后,母女之间的疏远消失了。

(二)祖父母的希望

在我国,大多数公公婆婆希望儿子结婚后儿媳立即或在适当的时候怀孕。一般认为帮助儿子成家立业、娶妻生子是老一辈人的责任和义务。他们希望晚年生活无忧无虑,多姿多彩,儿孙满堂,老有所养,老有所依,所以非常愿意儿媳妇怀孕。

有的父母刚刚退休回家感到无所事事,无所适从,失落感明显;有的父母在子女成家后独立生活,或丧偶独居,一时难以适应,引起"空穴综合征"。儿媳妇怀孕,可能会唤醒他们年轻时的记忆:怀孕的兴奋,成为父母的喜悦,孩子的第一个微笑、说的第一句话、走的第一步路,等等。他们觉得养育孙辈也是他们的职责;在家庭生活方面,帮助、支持年轻人,他们也不再感到孤独、空虚。儿媳妇怀孕维系着家庭成员之间的联系。即将成为父母的年轻人应利用这个机会解决与父母之间的冲突,这也有利于与自己孩子之间的关系。

因为身体及经济状况,极少数人不希望儿媳妇怀孕。对未来的祖父母来说,第一个孩子的诞生不可避免地证明自己的衰老。一些人认为祖父母应该是老得一头白发,精神和身体都虚弱了。然而实际上,许多祖父母才40~50岁。一些未来的祖父母不仅仅不支持年轻的父母,还会打消他们怀孕的积极性。母亲们会谈论她们可怕的怀孕经历,父亲们会讨论抚养孩子无上限的花销,婆婆们会抱怨儿子忽视了她们而只关心怀孕的儿媳,影响了整个家庭关系。

(三)已有子女的适应情况

近年,随着国家二孩政策的调整,有相当一部分夫妻有生育第二个子女的计划。因此与弟弟或妹妹分享大家的关注是大部分孩子遇到的第一个危机,他(她)经常会感到失落或妒忌。影响这种情况的因素有年龄、父母的态度、父亲的作用、与母亲分开的时间、医院的制度等。做母亲的必须花时间，努力建立她与已有孩子的新关系。她需要为新生儿做准备，开始家里已有孩子角色的过渡，并且应该同情大孩子为保护他们自己在家中的地位所做出的举动。没有孩子愿意放弃小皇帝或小公主的地位。

大孩子对于怀孕的反应与他们的年龄、依赖性和需要有关。1～4岁的孩子意识不到这种过程。5～6岁的孩子可能首先会想如果妈妈再生一个小弟弟或小妹妹，他们会分享我的玩具，给新生儿准备的玩具或童车也可能经常被他们抢走或破坏。

上学的孩子可能对母亲的怀孕更感兴趣。他们对某些问题比如"小孩是怎么到世界上的""他（她）怎么出来"等的答案想知道得更具体。这个年龄段的孩子到处注意怀孕的妇女，如马路、商店、俱乐部等公共场所。他们接近怀孕的妇女时有时会感到害羞。他们好像想要一个小孩，而把自己看作父亲、母亲，并喜欢给孩子买东西或布置床铺。

青春早、中期的孩子对母亲怀孕较为敏感。许多有正处在青春期孩子的母亲承认，她们的孩子是她们怀孕中最大的难题。

青春期后期的孩子不会表现出过多的反应，因为他们认为很快就会离开这个家了，不会被家中的新成员影响。他们的做法更像一个成人而不像一个孩子。一位正在怀孕的母亲说："我的大女儿对我唯一的抱怨是'妈妈，我就要结婚了，你不担心肚子太大而不能来参加婚礼吗？'。"

案例导入

案例描述：

　　孕妇31岁，孕四产一，孕前一个月曾行第二次人工流产，现孕39周，春节期间生活不规律，因无痛性阴道少量流血住院观察3天自动出院，今晨又少量阴道流血再次住院，测血压低，腹部软，大小与孕周相符，入院后4小时突然阴道大量出血800 mL，随后面色苍白，血压50/20 mmHg，脉搏102次/分，四肢冰冷。孕妇非常紧张，丈夫急得团团转，不知该如何是好，不断请求医生救救他的老婆和孩子。

请思考：

　　（1）此孕妇在孕期有什么不适？

　　（2）如何对她进行安慰？

第二节　妊娠期的正常心理过程

妊娠妇女的情绪变化已经受到广泛关注。情感很不稳定，大多数孕妇都经历了情绪改变、情绪化反应的增加及压抑。对一些事物反应十分敏感,情绪转变非常快,对外界的洞察力可能有所改变;并且喜欢开放自己的心灵,与他人共享自己的经验。许多孕妇可能焦虑感增加,表现为疲倦,易怒,失眠,及爱哭泣,恐惧死亡及灾难,抑郁。她们将梦、幻想、成就、死亡、生命等抽象概念与生产、生活和食物等自然形式相联系。这种心理过程与孕期各个阶段的生理改变相关。

妊娠期间,性生活减少可能加重婚姻中的矛盾,然而孕期的性适应似乎与孕前对性问题的看法有关。一些妇女妊娠后的性活动和快感增加,但大多数女性却因疲劳、性欲低、担心胎儿损伤、身体不适、位置或因医生忠告等而不能成功或完全适应性生活。

虽然妊娠期及产后母亲的心理活动很多,而且很复杂,但是在整个妊娠期她们的心理过程还是有特定的顺序的,妊娠期各个阶段的生理改变不同,心理过程亦不相同。

一、妊娠早期

(一)接受妊娠

妊娠早期是一个自身调整时期。首先应面对已经怀孕的事实,接受这个事实是妊娠早期最重要的心理任务。许多女性对此心情矛盾,既快乐,又不安。据文献报道,近80%的孕妇经历了既高兴、骄傲,又失望、忧郁、烦闷、焦虑甚至排斥、沮丧的时期。妊娠早期孕妇常见的早孕反应可多达10余种:低热畏寒、疲乏冷漠、嗜睡懒言、恶心呕吐、厌食择食、情绪不稳定、易激惹、语言多而意向不明或寡言少动、敏感、易受伤害等。如果孕妇没有把这些矛盾和消极的感情作为妊娠期的正常反应,她就很可能对将来出生的非正常孩子有种强烈的罪恶感。

女性对于妊娠的态度,尤其是接受程度,与妊娠是否属于计划内没有直接关系。对于妊娠,初产妇比经产妇更感到喜悦。两次妊娠之间的间隔越长,女性对其接受度越大。50%～60%的女性对于妊娠的接受是渐进性的,一般开始持负面或模棱两可的态度,但是到了妊娠中、晚期,大多数孕妇对于她们的妊娠都持正面态度。另一个影响因素是孕妇是否已有子女。对已有子女的女性,两次怀孕的间隔越长,越能够接受这次妊娠。

心理动力学研究显示,孕妇与其母亲的关系会影响到她对妊娠的态度。母女关系良好、快乐的家庭生活、社会关系良好、经济地位稳固的妇女比那些没有经济地位或经济能力差的妇女接受妊娠的程度高些。

(二)早孕反应

大多数妇女妊娠早期有恶心呕吐,多在早晨发生,可由以前对身心并无影响的气味引起,如不愉快的异味、油味、烟草味等,但剧吐不常见。疲乏等症状在早孕时发生,至孕中期消失。Wolkind 和 Zajicek 报道:长时间的恶心呕吐较常见于缺乏家庭关爱的妇女,也多见于有流产或引产史的妇女。呕吐是排斥反应的表现之一,也是一种保护性机制,因为对孕妇来说胎儿是半异体同种移植物,被母亲的免疫系统识别和排斥。许多妇女认为恶心是妊娠状况良好的表现而感到自慰。有些妇女表现为以前喜爱的食物在怀孕后感到厌恶，如咖啡、茶、酒、高脂肪食物。早孕妇女并非均嗜酸性食物，也有偏爱咸食者。有的孕妇不厌食也不挑食。目前对早孕胃纳和味觉变化尚缺乏系统研究。

（三）情绪变化

妊娠早期的情绪变化主要为焦虑，一方面是对自身的焦虑，一方面是对妊娠过程是否顺利的焦虑。早孕妇女的焦点是她们自己。怀孕影响着她们的生活（特别是有工作者），她们不得不承担新的责任，她们担心是否具有成为母亲的能力以及一些亲人能否接受她们妊娠的事实，等等。妊娠早期末的孕妇已经接受了妊娠的事实，一般矛盾及焦虑会终止，同时妊娠早期的一些不适如呕吐、疲劳、食欲改变、情绪不稳定也逐渐好转。实际上，对怀孕的最终接受与对一个婴儿成长的接受是平行的，女人可能不喜欢怀孕，但同时又对未出世的婴儿有爱心。

妊娠早期还是孕妇等待妊娠是否很好建立并能继续维持的一个焦虑时期，特别是那些以前有过流产或担心流产及胎儿畸形的健康妇女。这些妇女急不可待地盼望妊娠早期的末期的到来，妊娠早期末以后她们的心情能够放松并对妊娠充满信心。

孕妇在妊娠早期易出现忧郁、烦闷或紧张等情绪，这主要与其生育意愿和角色顾虑有关。如果妇女在她并不十分想要孩子的时候怀孕了，或者她怀孕多少带点勉强的性质，她的情绪低落就可想而知了。另外，角色顾虑也是不可忽视的因素。所谓角色顾虑，是指孕妇对生育后马上出现的角色转变和生活负担存有担忧。特别是一些事业心较强的女性，或者心理素质比较脆弱者，其角色顾虑更加突出。

（四）性欲变化

一般认为妊娠早期妇女的性欲减低，性交频率和快感均锐减。这个时期需要与其丈夫公开、真诚地交流。一些孕妇更需要其丈夫的关心和关爱。性欲受疲劳、恶心、抑郁、痛苦、担心、焦虑、关心以及乳腺发育的影响，这些可能都是妊娠早期的正常反应。

（五）对家人的要求

妇女一旦接受妊娠，她会告知家人，希望家人分享快乐，但更多的妇女希望得到家人的关心和照顾。由于妊娠期情绪变化较大，家人应给予理解，多给予温暖、鼓励和支持，使孕妇顺利度过妊娠早期。

妊娠早期，母亲的思想以她自己和怀孕本身为中心，孩子被当作自己的一部分。多数妇女认为她们的胎儿在这个阶段不是真的，如果做 B 超，胎儿显得更真切。妊娠早期时，孕妇还没有将胎儿看作一个独立的整体。

二、妊娠中期

妊娠中期是一个相对稳定的时期，可分为两个阶段：胎动前期和胎动后期。胎动预示着一个独立生命的形成。一般孕妇从不适应到适应了正常妊娠的生理过程，感觉良好。

大多数妇女在妊娠中期心理状态比较平稳，表现为宽容，友善，富有同情心，主动关心别人，心境良好，对周围的一切都感到那么美好，对未来的生活充满了希望。

在妊娠早期末和妊娠中期胎动出现之前的这段时间，孕妇对自己与母亲的关系进行了重新温习、体验和再分析，检查了母女关系中一些潜在的问题。通过对母女关系的再次衡量、评估，她们理解了母亲并承认了母亲的价值，消除了对母亲的一些片面看法，甚至一些偏激的语言或行动，对她们的母亲更加尊重。在这段时间里，孕妇从一个被别人关心者（例如从她的母亲那里）成为一个关心给予者（准备成为一个母亲）。她们可以和其他母亲比较谁是一个好母亲。随着孩子的出生，这些方面可能显得越来越突出。

胎动使孕妇感觉到小生命的存在，也使她们意识到自己所孕育的小生命再有一段时间就要与自身分离。孕妇逐渐把增大的胎儿当作一个人来看待，有时会与胎儿说话，有时会想象未出生的孩子可能拥有家族的特点、超强的能力，孩子的外表也被想象成3～4个月大小的婴儿形象。这种新的感觉使得处于妊娠中期的妇女与其他孕妇或刚成为母亲的妇女的联系增加了，她们的兴趣和活动多集中在胎动情况、将来孩子的喂养以及准备成为母亲这件事上。

大多数的孕妇在妊娠中期时性欲增加。妊娠中期时孕妇的妊娠反应基本结束，阴道的润滑度增加，相关的焦虑、担心，以前的矛盾想法和抑郁心情减退，几乎80%的孕妇性欲比妊娠早期及妊娠前高。因此她们由向母亲转向丈夫寻求安慰，这也是性欲增加和性满足的结果。

三、妊娠晚期

妊娠晚期是等待的时间，也是充满希望的时期。这一阶段更注重即将为人父母的体验。随着分娩的临近，这一阶段也充满忧虑和恐惧。

（一）为人父母的体验

在妊娠晚期，孕妇意识到了胎儿作为一个独立个体有可能在任何时候出生，因此只有等待，观察临产的症状和体征。她们为胎儿出生和成为母亲做准备，注意力集中在即将来临的婴儿身上。胎儿的活动和子宫的增大都证明胎儿生长情况良好。孕妇认为医生和亲人应该围绕在她们周围，为婴儿制订各种计划。她们想象着外界潜在的危险，采取各种措施保护胎儿，远离人群，也远离任何她们认为危险的人和事。她们参加孕妇学校的准父母教育学习班，为将要出生的婴儿起名字，购置婴儿的全套用品，有的还准备好婴儿的房间，准备抚养婴儿。

（二）忧虑和恐惧

妊娠晚期仍有许多忧虑和恐惧。父母期待着胎儿生长，向往孩子的出生，但同时担心孩子可能存在智力或身体方面的缺陷。孕妇的注意力转向自己和孩子能否有一个平安的分娩过程。害怕疼痛和损伤及关心产程中她的行为及可能出现的失控等。

孕妇听到或亲眼见到一些孕产妇在妊娠或分娩过程中因妊娠合并症、并发症或未及时救治而死亡或胎儿、婴儿死亡，所以害怕失去自己和孩子的生命。她们担心孩子不正常，担心胎儿踢腿时会伤及自身的器官，担心胎儿能否正常出生，担心临产和分娩时自己能否耐受子宫收缩的疼痛、出血过多，等等。有人曾对妊娠晚期的情绪及心理方面进行研究，结果显示：失眠、易怒及焦虑的发生率均超过 40%，并且在多产妇中的发生率显著高于初产妇；甚至在产后多产妇的心理问题发生率亦高于初产妇。

妊娠晚期多数孕妇感到生理上变化不大，但自觉身体笨拙、丑陋、邋遢，需要丈夫的关爱。身体的不适及胎动经常打扰孕妇休息。多数孕妇在妊娠晚期感到呼吸困难、尿频、背痛、便秘和静脉曲张。日益增加的笨拙和不方便的身体影响着她们的日常生活，她们很难找到舒服的姿势。她们对克服这些不适会感到越来越不耐烦。

由于子宫增大，性交发生障碍，性交的位置及性满足方法都可能因为她们的不适而失败。因此，需要夫妻之间真诚地交流以及相互协商。

孕妇在妊娠期的心理变化均不相同，对妊娠期心理状态的影响除生理改变外，人际关系是影响妊娠时心理状态的重要因素。许多文献报道孕妇与其母亲的关系会影响到她妊娠时的心理状态，影响她对一个女性的认知和她对即将成为母亲的角色适应。一般来说，孕妇如果能够顺利接受做母亲的职责，那么在妊娠期间发生心理上的压抑和冲突则比较少。

另一个决定孕妇是否能够承受妊娠所带来的巨大的心理与生理上的改变的因素就是孕妇与其丈夫的关系。夫妻双方都应该了解到妊娠期间情绪上的巨大变化，以及正常妊娠所有生理上的不适。更重要的是，夫妻双方都应该了解到这些改变都是暂时性的，并且相互沟通、理解和支持来度过这段时期。孕妇准备孩子的出生并准备为人父母，此时的她认为自己将成为一个母亲，并且决定了这个孩子的性格和特点。

妊娠中以上变化具有个人内涵的独特情况，只要不影响工作情况，应当认为是正常的身心变化。

第三节 妊娠期的精神心理问题

自恩格尔提出生物-心理-社会医学模式后，人们对心理问题这一重要而又复杂的致病因素有了新的认识。在产科，心理问题尤为重要。有证据表明，生儿育女能引起心理问题，而病态心理的发生和发展不仅影响孕妇的健康，还将影响其婚姻、家庭和后代。

临床医师很早就发现妊娠期间的情绪改变。1969 年有学者报道妊娠早、中、晚期的巨大情绪改变，注意到孕妇对焦虑、死亡的恐惧感都明显增加。换而言之，妊娠期间最常见的情绪改变包括心情抑郁、情绪大幅波动、冲动、情绪化的反应和行为异常。失眠、易怒、哭泣、注意力不集中等几乎在所有孕妇身上都会出现。然而，只有少数孕妇的情况改变是严重的，可以被诊断为情绪失调。

一、抑郁

1961 年，有学者发现许多孕妇都有抑郁症状，有的甚至严重到需要服药治疗。有学者调查发现，妊娠妇女比非妊娠妇女更容易出现如哭泣及易怒的忧郁症状。事实上，据报道，84% 的妊娠妇女都有忧郁症状。有学者研究妊娠晚期情绪及精神方面的改变，发现妊娠妇女有 55% 出现失眠，43% 情绪失调，40% 出现焦虑，与未妊娠时相比均显著升高。而经产妇与初产妇相比，在妊娠期间及产后更容易出现抑郁。有学者注意到许多产妇容易出现内省性的忧虑。64% 的孕妇感觉心理状态比怀孕前更差，表现出焦虑和或抑郁的症状，甚至认知障碍。然而客观的测试并没有证实这些发现。几乎所有的孕妇都会表现出情绪低落并且常常哭泣，大部分都会有大幅度的情绪波动、情绪化表现、无精打采及注意力不集中。事实上，有学者认为，在整个妊娠、分娩及产后的过程中，所有的女性都有情绪方面的问题，但是抑郁情况在妊娠期间没有明显的变化。

二、焦虑

整个妊娠期间孕妇在情绪上的变化很大。绝大多数女性都有焦虑、压抑以及明显的情绪波动。焦虑的情况以妊娠中期最轻，妊娠晚期最严重。

（一）与孕期焦虑有关的因素

有人认为焦虑的程度与孕妇对妊娠和分娩的接受程度呈负相关，但是与母亲、婴儿间的互动无关。而另一些人认为焦虑的程度与母亲、婴儿间互动的程度有关，事实上母亲与婴儿的互动并不是正面的，而是一种过分保护的反应。他们认为这些在产前持拒绝或是模棱两可态度的孕妇会出现心理和生理上的症状，产后她们的负面情绪受到压抑，所以变得对婴儿过分保护。随着妊娠的结束，孕妇感觉轻松，妊娠导致的混乱情绪也减少，这显示出情绪问题实际上与婴儿有关。有研究发现，这一类母亲多有流产史或不孕史，从而产生妊娠期焦虑。而焦虑与生理学上的症状有直接关联。

有人曾对妊娠晚期及产后 8 个月妇女进行调查，发现敌视以及控制是两个影响焦虑及压抑的主要因素。他们注意到良好的人格特质与敌视的态度成负相关。对家庭及生育子女持负面态度也容易造成孕期抑郁及焦虑。对妊娠晚期妇女的压力及焦虑的研究显示，主题统觉测验（thematic apperception test, TAT）结果中表现出伤害、暴力、侵略和死亡特质的妇女其焦虑程度较高。许多孕 34 周后的妇女显示出精神方面的紊乱。美国学者曾经调查了丈夫职业为医师的白人孕妇，发现她们在妊娠中期焦虑程度最低。但是在有生产及流产史的妇女中，妊娠中期的情绪症状比较严重，并显示出焦虑的程度较高。有学者认为这只是反映前次妊娠所遇到的问题。但按照其他方法检测，妊娠各期中焦虑状况并没有显著差别。

此外，身体不适的症状与焦虑呈正相关，与孕妇妊娠之前月经失调病史呈正相关，但是受教育程度与总体焦虑情况呈负相关。这不仅证实了妊娠期间焦虑与身体不适症状有显著相关性，而且也提出了月经失调病史与身体不适症状的相关性。许多孕妇身上都会出现的情绪波动主要是与缺乏协调性有关。有学者使用 TAT 评分表来研究心理学上的压力与妊娠期间客观指标的相关性，如体重增加、孕期长短、产时合并症以及婴儿的健康程度。报告显示，体重增加的程度及第二产程的长度明显与压力指数相关，而压力指数与总产程时间、合并症及婴儿的健康程度无关；在妊娠晚期有显著焦虑症状的孕妇分娩时容易遇到困难；而焦虑程度及产程的长短和无痛分娩时麻醉药的用量成正比。

（二）孕期焦虑的分类

孕期焦虑分为两类：

（1）心态性（state）焦虑，即个体处于危险或受威胁情况下的情绪反应，其反应强度及反应时间不一。此外，随着时间的延长，这在将来可能作为个体遭遇压力时的应变技能、感知危机的能力和个体适应压力的能力。

（2）特征性（trait）焦虑，即个体在焦虑时的倾向，也就是个体感知到危险或受胁迫时的行为倾向。特征性焦虑较强的人相比较弱的人容易感知环境中的危险或胁迫。

可顺利分娩的女性在分娩前六周心态性焦虑水平开始下降，并持续到分娩前一周，但是很可能在分娩前一周又急剧上升。无法顺利分娩的女性则不同，她们的心态性焦虑水平在分娩前一周均相对较高，而在分娩前一周开始突然下降。有合并症的孕妇的心态性焦虑水平在妊娠早期较高，而在妊娠晚期则没有明显差异。所以研究者认为，妊娠早期的焦虑能够导致功能失常。妊娠早期的焦虑在某种程度上与婴儿的先天性畸形和其他与分娩无关的问题有关，而妊娠晚期严重焦虑的孕妇则更容易出现早产或产程较长，甚至出现难产。许多研究都发现曾经历过难产与未经历过难产的妇女的焦虑是不同的。现在有些研究将焦虑程度作为预测分娩是否顺利的因素，但是诊断分娩是否顺利的标准不同，其结论也不同。

三、围生期的困惑

围生期孕妇的心理是极其复杂的。多数孕妇表现为性格内向，凡事表现消极被动，依赖性强，情绪较为脆弱，易被激惹，日常生活中的小事都会成为她们的烦恼，易出现焦虑不安，对异性的兴趣明显降低，而对自己的身体以及胎儿的关注却明显增强。对爱抚充满了渴望，当得不到某种满足时则心情抑郁。在围生期，由于孕妇的身体日渐沉重，往往不再愿意抛头露面，情绪变得焦虑和烦躁不安。她们在临产前既兴奋又紧张：高兴的是，十月怀胎的漫长日子即将结束，自己马上就要做母亲了；紧张的是，此时出现多种恐惧，担心新的生命诞生后会给生活、工作带来许多新问题。由于孕期拒绝服用各种药物（包括补血药物和钙片等）担心胎儿发育不正常，缺乏预防妊娠并发症的知识（如妊娠期高血压等疾病）。一些孕妇不知道孕末期乳房肿胀、乳房体积增大是正常现象，以为是患病；不知道临产有哪些征兆，什么叫破膜，破膜后怎么办；害怕临产后的阵痛自己难以忍受；临产时，害怕宫口不扩张或扩张费时甚久，害怕经阴道分娩失败后改剖宫产；害怕分娩导致产道裂伤或胎儿损伤。还有一些孕妇不能全面、正确地认识剖宫产，错误地认为剖宫产是分娩的捷径，甚至认为剖宫产出生的孩子比正常产道出生的孩子聪明。少数产妇受封建思想的影响，重男轻女，害怕如果生女孩会遭到公婆及丈夫的冷遇；担心能否母乳喂养及母乳喂养是否会影响自身形象。

孕妇的紧张与焦虑情绪可使中枢神经系统及内分泌系统的调节发生变化。临床早已发现，妊娠期高血压好发于长期处于焦虑、神经过敏及对分娩过于紧张的孕妇身上。同时明显的激动、焦虑可使子宫的交感神经活动增强而发生宫缩，导致早产。研究显示，易焦虑、紧张的孕妇其疼痛阈可相对下降，对疼痛的耐受降低而对疼痛反应敏感，在分娩过程中则会出现阵痛较早且剧烈程度相对较重。泌乳与心理应激相关，妊娠期间焦虑或抑郁均可导致催乳素水平下降，间接或直接地导致产后泌乳减少或断乳。调查结果显示，易发生产痛和泌乳不良者多呈依赖性人格。

案例导入

案例描述：

小林，32岁，结婚4年，性生活正常且未避孕，一直未能怀孕。平时月经规律，月经量正常。末次月经××××年5月1日，停经后无明显反应，与平时一样，至6月10日仍未来月经，在家用验孕棒自检是弱阳性，小林暗自高兴又不敢相信自己怀孕，未予重视。于6月13日出现阴道流血，出血量比平时月经量少，持续10天，下腹部偶感腹胀，小林开始当心，于是到医院就诊，诊断"先兆流产"，住院保胎治疗。

请思考：

（1）在诊断之前，小林的做法有哪些错误？应该如何正确处理？

（2）作为护士，如何对小林目前的情况做好健康宣教？

第四节　妊娠期的心理护理

助产士是与孕产妇接触最早和交往最多的医务人员，因此助产士的态度对孕妇与医务人员和医院的关系起着重要的作用。在整个孕期检查过程中，助产士应持和蔼关切和认真负责的态度，以使孕妇建立起对医务人员和医院的信赖，乐于接受孕期检查和健康指导，消除对妊娠、分娩的焦虑和恐惧。初诊检查时助产士的态度尤为重要。

一、妊娠早期

母体是胎儿生长的小环境，孕妇的生理和心理活动都会影响胎儿。大量研究表明，受情绪困扰的孕妇易发生妊娠期、分娩期并发症。因此，对妊娠期孕妇的护理中要把心理护理放在首位，使孕妇逐渐形成对妊娠及分娩过程的正确认知和把握，从而指导孕妇构建积极健康的心理状态，循序渐进地提升心理健康水平，使孕妇慢慢接受并适应妊娠这一应激事件，避免心理障碍对妊娠和分娩的消极影响。努力做好孕妇的心理护理，以帮助其顺利度过妊娠期。

（一）一般心理护理

（1）保持良好心态：婚后妊娠是正常的生理生活现象，应把妊娠看作一件平常事。妊娠后要保持良好的心境和情绪，不要因过分喜悦而激动，也不要因一些小事而自感悲伤。妊娠期要做到心宽、开朗、随和、不计较，始终以平稳的心态为人处事。

（2）合理安排生活：饮食起居要有规律，按时作息，可参加适度的工作、劳动和锻炼。保持每天不少于8小时的睡眠，卧室空气要流通，室内温度不宜过冷或过热，睡眠姿势提倡左侧卧位，以舒适为主。定期参加孕妇学校学习，更多地掌握孕期的保健知识。

（3）接受事实：接受小生命诞生后使夫妻生活空间和自由度减少的变化；接受夫妻双方自觉或不自觉地将自己的情感转移的变化；接受妊娠后丈夫应该尽更多责任的变化，如体贴、理解、照顾等。要以平和、自然的心情和愉快、积极的态度，迎接妊娠和分娩。

（二）营造良好的社会支持系统

良好的心理-社会支持能为处于应激状态中的孕妇提供全方位的心理帮助。所以必须通过多种方式调动社会支持和帮助。社会支持作为个体社会生活中一种重要的环境资源，影响着人们的身心健康和行为模式。调查显示，社会支持度越高，抑郁发生率越低。良好的社会支持有利于妊娠期健康。

为孕妇营造良好的家庭环境。营造雅静、整洁、温馨的生活环境，播放一些优美动听的轻音乐，让孕妇感到放松、愉快，心情舒畅。

为孕妇营造良好的家庭氛围。孕妇责怪或喜怒无常时丈夫和家人不要计较，尽可能多地包容，以免孕妇受到不良刺激。特别是妊娠早期反应较重时，要积极帮助孕妇缓解症状。要多关心孕妇，及时沟通，协助她们适应妊娠带来的变化，让其感到舒适，以减轻心理负担，从而防止和减轻抑郁情绪的发生。孕妇可以向同伴或同事咨询，找到信心，通过改变认知来减轻焦虑的情绪。

为孕妇营造良好的工作环境。荷兰研究人员发现，女性在妊娠初期面临巨大的工作压力，这可能会使她们生产低出生体重儿的风险增加。许多孕妇常常在妊娠后期开始减少工作时间或工作量，但研究提示，如果在妊娠早期就采取措施可能会取得更好的效果。

（三）产科心理护理

妊娠早期孕妇容易接受暗示，依赖性增强，常表现为愿意与人交往，渴望与人分享快乐。因此，要改善妊娠早期妇女的负面情绪，重点要加强心理干预，促进其心理健康。

（1）做好产前检查：孕妇首次产前检查时，陌生的环境因素会增加孕妇的不安定情绪。此时，医护人员要积极主动地介绍科室环境、医术水平，关心体贴她们的生活，使她们消除陌生感，表达出自己的想法。

（2）倾听：对有心理障碍的孕妇要耐心倾听，尽量满足孕妇的心理需要，最大限度地减少孕妇的不适，缩短彼此间的心理距离。非必要时，避免打断孕妇的谈话。

（3）及时沟通：建立孕妇学校，组织孕妇小组讨论，交流经验，互相支持，诉说苦恼，分享快乐。如果出现一些不利于胎儿的因素，如服药、发热或被病菌感染，使孕妇对胎儿发育非常担心，指导其请教专家，以消除不必要的担心。

（4）指导性生活：妊娠早期、晚期应避免性生活。妊娠早期，胎盘在子宫内还没有生长牢固，性生活易使子宫收缩引起流产。妊娠最后两个月，宫颈口微张开，性行为会将细菌带进子宫内，可能引起产褥感染，子宫受刺激，还会引起早产或出血。因此，夫妇双方一定要相互体谅，相互体贴，共同度过这特殊时期。

（5）个性化教育：对于担心分娩痛苦的孕妇，要向其解释分娩是一个正常的生理过程，让孕妇了解这一生理现象，从而减少或消除因担心分娩痛苦而产生的焦虑；对于担心胎儿性别的孕妇，要通过教育使其树立男女平等的正确思想；对于担心体形变化的孕妇，要让其明白妊娠和分娩不是改变体形的决定因素，产后进行体育锻炼可以恢复良好的体形；对于有妊娠合并其他疾病或妊娠并发症的孕妇，要特别注意心理护理的全方位发展，即除了常规护理之外，还应加强对相关疾病的教育。

美国心理学家鲁宾（Rubin）1984年提出，妊娠期妇女为接受新生命的诞生，维持个人及家庭的功能完整，必须完成4项孕期母性心理发展任务：①情绪上与胎儿连成一体；②确保自己及胎儿能安全、顺利地度过妊娠期、分娩期；③学习为孩子贡献自己；④促使家庭重要成员接受新生儿。

二、妊娠中期

妊娠早期的不适应减轻或消失，但距分娩尚有一段时间，这一时期情绪平稳，心理安定，同时随着妊娠的进展，一些妊娠合并症可能出现。因此，护理的重点应在于通过饮食指导、相关知识的宣教、合理的建议，使孕妇保持良好的心理状态。

（一）掌握妊娠知识

教会孕妇计数胎动，进行胎儿宫内安危的自我监测。

（二）胎教

胎儿不仅具有视觉、听觉、活动和记忆能力，而且能够感受母亲的情绪变化。在妊娠期间，采取适当的方法和手段，有规律地对胎儿的听觉和触觉实施良性刺激，通过神经系统传递到大脑，可促进胎儿大脑皮质得到良好的发育，不断开发潜在能力。现代科学研究已证明，胎儿从第 5 周开始即有较复杂的生理反射功能；第 10 周有感觉、触觉功能；第 20 周左右，开始对音响有反应；第 30 周时听觉、味觉、嗅觉和视觉功能形成，能听到母亲的心跳、说话的声音，而且对外界发出的各种声音都会有一定的反应。如听到外界过响或不舒服的噪声时，胎儿会有皱眉、踢脚、显得烦躁等动作反应；听到母亲熟悉的声音或优美的音乐时，会有舒服安静地吸吮手指、轻轻踢脚等表现。孕妇可以在临睡之前，把双手放在腹部，由上至下用手轻轻抚摸腹部，每次 5 分钟；可以轻轻地和胎儿聊天，并对其讲话，想着孩子的模样，为日后与孩子建立良好的情感奠定基础。

（三）听觉训练

音乐胎教是通过对胎儿不断施以适当的乐声刺激，促使其神经元轴突、树突及突触发育，为优化后天的智力及发展音乐天赋奠定基础。智力的高低与神经元的发育直接相关联。医学研究表明，音乐胎教可以使胎儿的神经元增多，树突变稠密，突触数目增加，甚至使本无关联的脑神经元相互连通。研究认为，胎儿在一段时间内反复听同一首曲子很有好处，不仅能使胎儿熟悉音乐，对音乐产生兴趣，而且能使已有记忆的胎儿记住乐曲。孕妇要选择音质柔和、优美，节奏明快或舒缓，频率适中的音乐，为自己选择一个舒适的姿势，放松全身，让呼吸保持轻松、自然通畅，摒弃杂念，让自己完全浸入音乐所表达的意境和音乐的节奏之中，想象带着爱意与胎儿一同徜徉在美丽的大自然中。还可以唱歌给胎儿听，如能经常对胎儿哼唱旋律优美的歌曲，或跟着音乐哼哼曲调，胎儿的音乐素养及综合素质会更好。胎儿在子宫内最适宜听中低频调的声音，而男性的说话声及唱歌声正是以中低频调为主，因此，父亲是音乐胎教的最佳老师。

（四）适当的劳动及运动

正常情况下，妊娠中期仍应正常上班，也可从事力所能及的家务劳动，参加一些平缓的运动。妊娠期适当的劳动及运动，可以增强孕妇的肌肉力量，对顺利分娩有一定帮助。

（五）增强为人母的感觉

由于已经有了胎动，这种新生命存在的感觉可以帮助孕妇自己增强做母亲的感觉。也可以把丈夫的手放到孕妇腹部，与丈夫一起分享胎动的幸福，或为婴儿的出生做一些准备，以增加这种为人母的幸福感。

三、妊娠晚期

国外的研究表明，妊娠晚期是孕妇发生心理应激的危险时期，此时心理状态非常复杂，不良的心理状态会通过相关的内分泌、免疫等机制影响孕妇全身各系统、各器官的功能。此时要给孕妇提供具体的心理护理措施，以帮助缓解症状，减轻不适，并为孕妇及其家庭提供心理上的支持。

（一）一般心理护理

妊娠晚期加强心理护理将有助于调动孕妇的主观能动性，使其积极主动地做好自我护理，以利于身体恢复及保持心理健康。

（1）了解分娩：可以克服分娩恐惧。产前可以到孕妇学校了解有关分娩的知识，了解分娩的全过程及可能出现的情况，进行分娩前的配合训练，这对有效地减轻心理压力、解除思想负担有积极的作用。

（2）做好准备：分娩的准备包括妊娠晚期的健康检查、心理上的准备和物质上的准备，准备的过程也是对孕妇的安慰。孕妇可以了解到家人及医护人员为自己做了大量的工作，从而缓解紧张情绪。

（3）转移注意力：根据兴趣做一些转移注意力的事，如编织一件小毛衣、布置喜欢的房间、听优美的轻音乐或漫步于风景优美的大自然中。这些方法都可以舒缓孕妇忧虑、紧张的情绪。

（4）语言暗示：可以经常对自己说"我就要见到日思夜想的宝宝了""我的骨盆较宽，生宝宝没问题""我很健康，生宝宝时肯定有力气""分娩疼痛是幸福的开端"等。

（5）宣泄紧张：当感到焦虑紧张时，可以找丈夫、家人、朋友倾诉，这样也可以使紧张的情绪得到抚慰和释放。为孕妇传授孕妇沟通技巧，使其能主动寻求各种心理调节措施来减少压力带来的消极效果。

（6）散步：妊娠晚期最适宜的运动是散步。散步有利于血液循环和神经调节，可以安定孕妇的神经系统，放松紧张与焦虑的心态，振奋精神，有利于分娩。

（7）调整睡眠姿势：有睡眠障碍者尽量避免白天睡觉，减少咖啡、红茶的摄入量。睡眠时尽量采取左侧卧位，但可以适当改变睡姿，右侧睡姿不会对胎儿造成太大的影响，胎儿也会调节自己的姿势。

（二）完善社会支持系统

WHO 指出，21 世纪个体、家庭和社会在决定和满足孕妇健康要求方面将扮演重要的角色。家人平时要以良好的情绪和积极的态度鼓励和支持孕妇的日常活动，使孕妇心中有所依托。要有乐观向上的态度，培养良好的心理品质，以积极的方式去应对应激源，促进心理健康水平的提高。不要在孕妇面前做反面知识的宣传，以防加重孕妇的心理负担。增强新家庭处理问题的能力，协助家庭获得各种经验，使孕妇以最佳身心状态迎接分娩。

有研究发现，45.73%的孕妇愿意与亲朋好友进行经验交流，40.64%的孕妇愿意阅读有关书籍或听课，21.25%的孕妇需要通过休息，17.78%的孕妇通过娱乐来缓解负性情绪。所以这些信息提示我们，应该有计划、有系统、有目标地对孕妇、家人、社区支持组织实施健康教育，实现社区、家庭的护理干预。

（三）产科心理护理

（1）树立正确的认知：助产士可以向孕妇讲解分娩的生理知识，减少孕妇对分娩产生的恐惧，也可以创造条件，开展孕妇同伴间的经验分享，或和家人一起为孩子准备些必需品，这样能使心情得到放松，对分娩从恐惧逐渐变为急切的盼望。

（2）开展分娩减痛的一些技巧训练：如孕妇产前瑜伽，拉玛泽呼吸减痛法等训练，使孕妇在产前学习的分娩法与生产时助产士指导的内容相一致，分娩时能迅速听从助产士指导配合分娩，提高配合生产过程中的主动性和正确性，减少因心理因素而导致的宫缩异常及继发的产程延长或停滞，从而促进产程进展，顺利完成自然分娩。

（3）学会适应新角色：为使孕妇在本阶段考虑承担母亲的作用，建议她们进行广泛的社会交往，增加与其他母亲接触的机会，获得更多有关做母亲的知识。

（4）学习产后护理：为孕妇及家庭提供照顾新生儿的培训课程，并体验护理"新生儿"的感觉，使其了解新生儿的特点和护理方法、容易出现的问题及应对措施，从而增强胜任照顾新生儿的信心，减少孕妇和配偶的心理压力。

（5）开展个体心理咨询：在产科开设心理咨询门诊，对少数心理健康状况较差的孕妇进行个体心理咨询和治疗，及时排除心理障碍和不良情绪。

（6）心理辅导：目前开展较多的是音乐疗法。音乐疗法（music therapy）是一个系统的干预过程，是一门新兴的，集音乐、医学和心理学为一体的边缘交叉学科，是音乐的作用在传统的艺术欣赏和审美领域之外的应用和发展。选曲原则为带有诗情画意、轻松优雅和抒情性强的古典音乐和轻音乐。平卧位或半卧位听音乐，音量 40 dB 左右，不带耳机，CD 机播放或电脑播放。每晚 30 分钟左右，连续 4 周。音乐疗法可以改善妊娠期睡眠，对孕妇情绪的改善有着长远的影响。孕妇们慢慢习得了情绪宣泄适当表达和调节的方式，再遇到情绪问题时会采用同样方式，从而形成良性循环。建立预防、干预一体化的心理治疗体系，使孕妇和胎儿及更多家庭受益。

第十二章 分娩期的心理变化

案例导入

案例描述：

某孕妇，年龄38岁，系试管辅助怀孕8周，今晨起突感阴道流血，没有腹痛，家属陪伴来院检查，孕妇一直询问医生胎儿有没有问题。

请思考：

（1）该孕妇的心理变化有哪些？

（2）如何对其进行心理护理？

第一节 分娩期的正常心理改变

一、分娩期产妇的心理状态

产妇在临产时的正常心理状态，对保证母婴安全、最大限度地减少心理因素造成的难产，起着十分重要的作用。一般产妇临产时有以下心理状态。

（一）恐惧和焦虑

多数初产妇由于无分娩经验，对即将到来的分娩感到紧张及恐惧不安。引起紧张及恐惧不安的因素包括怕分娩疼痛、怕胎儿发育异常、怕暴露身体、怕难产及出血、怕子宫宫颈不扩张或扩张费时甚久、怕经阴道分娩失败后改剖宫产及怕分娩导致产道裂伤或婴儿损伤。少数产妇及其亲属受封建思想影响，重男轻女，怕生女孩等。

临床观察证明，分娩疼痛与产妇的精神状态有密切关系。恐惧、焦虑、疲惫、缺乏信心及周围环境的不良刺激（如其他产妇的喊叫声、工作人员不良语言及不良服务态度的刺激等）都能影响产妇的痛阈，以至于在轻微疼痛时产生强烈的反应。严重疼痛可使子宫收缩和子宫颈口扩张的协调关系失去平衡，从而导致产程进展异常。面临分娩时，产妇有种前景叵测、人生"闯关"的感觉，这种担心母婴安危的心理状况错综复杂，且因人而异，以初产妇更为明显。临产以后，随着宫缩加剧，难以忍受的胀痛使产妇"度时如度年"，焦虑不安。有研究表明，98%的产妇在分娩时有恐惧感。

（二）陌生和孤独

待产室和产房严格的消毒、隔离制度，使产妇与家人不能见面，产妇接触的只是忙碌、陌生的医务人员，因为得不到家人的关心和专人照料而陷入"孤独的紧张"之中，部分产妇甚至连续数小时或几天都处于强烈不安的紧张状态，进而更加重了恐惧和焦虑心理，严重时形成恶性循环。赵有业等调查显示，82%的产妇对住院有心理负担并且希望改善病房环境。

（三）焦急和疑虑

有些孕妇未到预产期就焦急地盼望能早日分娩，到预产期仍无产兆时，更是寝食难安，失去耐心，害怕超过预产期对自己或胎儿不利；害怕过预产期后难产的机会增加；怀疑自己能否经阴道分娩；害怕经阴道分娩过程中出现异常时，需要产钳助娩或者需忍受经阴道分娩及剖宫产手术带来的两种痛苦。

（四）悲伤情绪

因孕妇疾病、胎儿畸形或死胎必须终止妊娠时产妇会感到很伤心、悲伤。

悲哀是人类的一种本能，一般发生于突然事件引发的悲痛或受到压抑的时候。悲伤会引起失眠、疲劳、消化不良、叹气样呼吸等体征；对衰落景象的不满；负罪感；敌对感及愤怒感，对日常生活模式的破坏以及现在已为人们所认知的病理性悲哀表现。

助产士应认识并理解这些父母的悲哀，否认就会发生误解及诊疗错误。如患者的愤怒及敌对情绪得不到重视，患者及家属就会在语言和行动上对医护人员表示不满，从而使患者在最需要帮助的时候得不到安慰和支持，引发医疗纠纷。有些医务人员不愿意或避免与患者讨论死亡，而倾向于依赖镇静剂，以缓解患者的悲哀情绪。此时产妇及其家属最需要的是一个有同情心的倾听者，可以有倾诉对象来倾听他们的负疚感，发泄他们的愤怒、无助及其他悲痛的情绪，从而从超负荷心理压力造成的失衡状态中恢复平衡。

二、心理预防方法

指导夫妻双方迎接新生儿的方法有很多，其中使用最广泛的就是 Dick-Read 方法以及拉玛兹心理助产/心理预防（Lamaze）法。

（一）Dick-Read 方法

理论基础：所有自然过程一般来说都不是痛苦的，而分娩也不应该例外。许多妇女生产时感受到的巨大痛苦大多来源于恐惧和忧虑。孕妇因为接收到的一些社会文化观念而产生精神状态上的紧张，所以分娩时不能放松。这个方法就是教会孕妇放松，并且排除她对于生产的虚假印象，减少痛苦。训练的方法包括让孕妇了解女性解剖学、分娩的过程以及有关于生产的一切其他知识，包括能够提高生产过程中舒适程度的一些运动，利用呼吸的方法来放松。这个方法坚持将分娩时的疼痛减到最少，并且不使用麻醉或镇静药物。

（二）Lamaze 法

与上述方法类似但有不同。这个方法的基础理论源于巴伐洛夫反射理论。许多孕妇都会将生产过程中的一些身体感觉自我解释为疼痛，然后表现为哀号、大叫、痛苦地扭动身体，使真正的疼痛加重。这种方法训练孕妇在分娩前就学习用不同的反应来面对子宫收缩的感觉，孕妇可以学习不用哀号和痛苦地扭动身体来面对这种感觉。这要指导孕妇了解基本的解剖学常识及分娩的过程，纠正关于分娩过程中许多不正确的观念，指导孕妇进行一些改善一般体格状况的运动以及掌握呼吸技巧来替代那些传统的反应。

心理预防是降低分娩疼痛的一种非药物方法，包括放松、呼吸运动以及丈夫或亲属的陪伴与安抚。最有效的方法之一是在孕妇学校的分娩前教育课程中向夫妻俩讲授妊娠生理及正常分娩过程。多数情况下，丈夫和妻子可以在分娩前参观待产室及分娩室，这样可能减少由于不了解分娩而引起的恐惧感。

虽然心理预防可以减少药物应用，但孕妇千差万别，并不是所有的孕妇都对心理预防感到满意。部分孕妇还害怕分娩中会失去控制和自尊。她们担心分娩时会失去理智，如对她们的丈夫哭喊、敌视或歇斯底里。这时，孕妇可以适当地服用一些止痛剂或麻醉剂。

案例导入

案例描述：

小王怀孕 38 周了，昨晚肚子隐隐作痛，就像平时月经痛，但自己感觉没有规律宫缩。早上七点多起来上厕所后，突然感觉有液体流出来，量不多，小王丈夫赶紧拨打了"120"。到了医院后，医生检查宫口还没开。因为破水不能下床，大小便都得在床上，第一次用便盆，小王躺着怎么都尿不出来。

请思考：

（1）小王目前主要的护理问题有哪些？

（2）如何对其进行护理？

第二节　影响分娩的心理因素

分娩是一种自然生理过程，然而对于人类，分娩往往构成重大的应激事件。临产妇容易出现一些心理变化，而焦虑和抑郁是心理应激最常见的反应。适当的焦虑可提高个体适应环境的能力，可伴随有交感神经系统适度激活，对适应环境有益。而过度的焦虑不利于适应环境，抑郁通常是人们经过反复应对而不能奏效，而备受挫折的结果。过度焦虑或抑郁可导致体内去甲肾上腺素分泌减少及其他内分泌激素分泌量的改变，使宫缩减弱，是难产率增加和产后出血增加的一个可能因素。

一、影响分娩的心理因素

1998 年刘兰芬等对 100 例正常初产妇进行产前心理状态调查时发现，处世表现、情绪控制、有无流产史、与父母的关系、对分娩的心理准备、家庭角色 6 项因素与临产妇心理状态有显著相关性，其中重要的 3 项因素依作用大小依次为：与父母的关系、对分娩的心理准备及处世表现。国内外报道还显示，住房拥挤、婆媳关系不合、经济状况差、对胎儿性别不满意、家庭支持系统不良与产前孕妇心理状况有相关性。研究认为焦虑与抑郁的发生主要与社会因素相关。产妇对分娩过程认识不足，包括对生产时疼痛、胎儿性别、分娩时医护人员的照顾程度、胎儿及本人的健康等的担心，易使其产生焦虑及抑郁。此外，生产时内分泌变化，产妇的个性因素、年龄、文化程度等也是造成焦虑和抑郁明显高于正常人群的因素。1995 年，温坚等对 122 例经阴道分娩的初产妇进行分娩前心理评分与分娩过程生物学指标的相关分析后指出：以情绪焦虑、躯体化为主诉，多与潜伏期时间、总产程时间延长有显著相关性；抑郁情绪与活跃期时间、第二产程时间有一定相关性，抑郁评分低者，活跃期和第二产程时间比较短，而评分高者，活跃期和第二产程时间比较长。可见，产妇的情绪状态是影响分娩的一个重要因素，孕妇对即将分娩、分娩过程顺利与否、胎儿性别及即将为人母亲的角色转变存在不同程度的焦虑，这一不良情绪如果不能及时发现和纠正，最终会影响产程的进展，成为难产的心理学因素之一。许多研究已经表明：为分娩做了充分准备的孕妇所感到的疼痛及不舒服的压力和焦虑较少，因而医生干预也较少，且产程较短，特别是第一产程缩短。

二、心理因素对产程的影响

产妇对分娩的恐惧和焦虑心理，使中枢神经系统发生功能紊乱，影响正常的子宫收缩。焦虑使体内儿茶酚胺水平升高，子宫收缩力受到影响。同时这种心理状况影响饮食摄入，又消耗大量体力，进而能量不足，内分泌紊乱，电解质异常，影响子宫肌纤维收缩力，延长产程。有实验证实，猕猴在紧张情况下胎盘血流量减少并可发生胎心率的改变。所以，产妇对分娩的恐惧和焦虑可以引起心理性难产，导致胎儿窘迫、产后出血、产后抑郁症等。

三、对孕产妇进行心理咨询与指导

分娩过程伴有多种社会、心理因素的参与，它已经不再是单纯的分娩、接生的技术性问题。随着医学模式的转变，人们已经开始关注社会及心理因素对分娩过程的影响。因此，产科医务人员应该高度重视孕产妇的心理状态，不但要排除其生物性难产因素，同时也应洞察其非生物学的难产因素，运用心理学知识实施照护，对孕产妇进行分娩前的科普宣教，提高对分娩这一自然生理过程的认知水平，使她们能正确对待分娩过程及由此而产生的生理、心理问题。临产前做好心理护理，消除紧张、恐惧、焦虑情绪，这对于有产科并发症，需行产钳、胎头吸引及剖宫产等手术以终止妊娠的妇女及平时处世不良的、情绪控制能力差的妇女尤为重要。

四、普及和推广导乐陪伴分娩

由于产科学的发展、住院分娩的普及，产科服务模式发生了很大变化。目前我国各地大力普及和推广美国科劳斯（M. Klaus）医生倡导的导乐（*doula*，意思是由一个有经验的妇女帮助另一个妇女）陪伴分娩。导乐陪伴分娩是指由一个有生育经验的妇女在产前、产时及产后陪伴产妇，特别是整个分娩过程中持续地给产妇以生理上、心理上、感情上的支持，这样可以明显缓解她们的不良情绪，使产妇感到舒适、安全，不断地得到支持与鼓舞，从而顺利分娩。助产士们帮助产妇在产程中更好地发挥其主观能动性来完成分娩过程；要持续不断地给产妇支持、鼓励；阵痛剧烈的时候要告诉产妇这是正常的，不要害怕；帮助产妇将注意力集中到对付当前的宫缩（放松和减轻疼痛），也可以帮助产妇创造一种想象（如宫口在逐渐开大），将注意力集中在想象上。随时用目光、语言等来帮助产妇，结合产程的进展，有的放矢地进行心理疏导。

（一）第一产程

（1）第一产程早期：应让产妇尽量放松，自由活动，照常进食，观察宫缩的间隔及持续时间，多饮水，每小时排尿一次。

（2）第一产程晚期：此时产妇宫缩更强，间隔更短，应全身心地给产妇以支持、鼓励，劝其尽量避免取平卧位。对体质弱、宫缩无力、第一产程延长的产妇，除应用上述办法使其增加体力和减少体力的消耗外，还应通过安慰和鼓励使其增强信心和耐心，并指导其调整节奏，产生有效的宫缩。少数产妇可能会因精神过度紧张而导致宫颈扩张进展缓慢，甚至产生宫颈痉挛。可以通过听录音及观看有关分娩知识的录像等方法，消除其紧张情绪，并在镇痛时协助产妇做腰、腹部按摩，转移其注意力及痛点，使其精神稳定，再配合全身应用镇静药物和宫颈局部应用解痉药物，往往会产生较好的效果。个别产妇在第一产程中会出现宫缩过强、宫缩持续时间长、间歇时间短的现象，这样常会导致胎儿窘迫，此时除应用药物调节宫缩、吸氧纠正胎儿窘迫外，还应劝导产妇消除紧张情绪，分散注意力，从而达到延长宫缩间歇时间、缓解胎儿缺氧的目的。

（二）第二产程

提倡自由体位，自然屏气，多解释、多鼓励，并给予体力上的支持。在第二产程中，少数产妇也会产生宫缩乏力、宫缩时间短或强度不够的情况，或产妇因体质弱及在第一产程体力消耗过多等所致的腹压不足，除适当应用药物调节宫缩外，还应安慰产妇，使其增强信心,消除顾虑,恢复体力以等候并很好地配合宫缩,应用腹压,娩出胎儿。

(三)第三产程

胎儿娩出后,多数产妇已精疲力尽,此时可嘱咐产妇休息,注意产妇的血压、脉搏、出血情况及软产道的裂伤情况。如新生儿有异常,应及时处理,但要避开产妇,以免增加其精神负担。一般在胎儿娩出几分钟至十几分钟后,胎盘即可娩出。如宫缩乏力,可应用宫缩药物或嘱咐产妇稍加腹压,即可娩出胎盘。个别产妇会因宫缩乏力、产道损伤或胎盘滞留而发生出血。此时除应做好相应的处理外,还须妥善安慰产妇,减少其顾虑。分娩结束,可让产妇与新生儿多接触。产后第二天可与产妇夫妇一起回忆分娩过程,畅谈分娩经验,让夫妇尽量分享正面的感受,可补充产妇遗忘的内容。

1996 年 WHO 倡导的爱母分娩行动和 1997 年国际母亲安全技术磋商协会提出的《母亲安全》行动的十项要点中,都强调了产程中的陪伴。陪伴能消除产妇的恐惧和焦虑,产程中对产妇的支持和鼓励能促使分娩更加顺利。已知紧张、焦虑能促进体内儿茶酚胺的分泌,使子宫收缩乏力,减少胎盘血流量及改变胎心率。人体各个系统的生理功能都受环境、精神、心理诸多因素的影响。分娩是一个较复杂的生理过程,更易受以上因素的影响。导乐式分娩使产妇充满信心,在全身心放松的情况下与产科医护人员密切配合,最大限度地调动自己的主观能动性,发挥自身作用。因此,全面地推广导乐式陪伴分娩,可使更多母亲能经历健康而愉快的分娩过程,母婴更加安全、健康。

案例导入

案例描述:

　　某孕妇年龄 14 岁,身高 145 cm,此孕妇为孤儿,系寺庙收养长大。老公年龄 17 岁。现臀位足月临产,一朋友陪伴入院,医生建议剖宫产。

请思考:

　　(1)此孕妇的心理变化有哪些?

　　(2)该孕妇需剖宫产,院方应通知哪些家属进行决策?

第三节　分娩期的精神心理问题

一、生理性因素

(一)激素分泌变化

与妊娠有关的主要是孕激素和雌激素。研究表明,妊娠时黄体持续分泌孕激素和雌激素,随着胎盘的增大,胎盘亦分泌激素,至妊娠晚期雌激素可达非孕时的 1 000 倍,孕激素在妊娠早期缓慢增加，中期急速上升，晚期仍维持较高水平。两者在分娩后均急速下降，并在月经恢复前都维持在低水平。虽然这些改变与妊娠期及分娩期的心理问题有关，但仍应注意这些改变并不能直接导致精神疾病的症状，是否间接相关仍有待讨论。

（二）产痛

临床观察显示，分娩过程中上述各种情况尤其是产痛都可能引起产妇的精神紊乱。分娩产生的疼痛主要是子宫收缩引起的，在分娩过程中胎头下降压迫盆底及扩张宫颈使产痛加剧。在产程的潜伏期，宫缩使产妇有一种牵扯性胀痛；进入活跃期后，随着宫颈逐渐扩张，疼痛也随之逐渐加剧，且放射至腰骶部，并向大腿下传；至宫颈扩张 7～8 厘米时疼痛最难忍；待宫颈口开全，胎头下降至盆底，产妇被迫产生一种排便感，全神贯注地加强腹压用力下屏，此时产痛似乎减轻。分娩疼痛与产妇的痛阈有密切关系。有的产妇痛阈低，在产程的潜伏期，只要有宫缩就大喊大叫，不能与医务人员配合；而恐惧、焦虑、疲惫、缺乏信心及周围环境的不良刺激（如其他产妇的喊叫声、工作人员的不友好语言和不良服务态度等）都能影响产妇的痛阈，以致在轻微疼痛时产生强烈的反应。剧烈的疼痛可能引起产妇的精神紊乱。

二、心理性因素

我国妇女对分娩的认知常有消极的一面，认为分娩是"过鬼门关"，因此分娩期产妇可能有紧张、恐惧、焦虑、不安等心理状态。由于认知上的偏差，许多初产妇入院后就盼望有技术良好、态度和蔼、责任心强的助产士为其接生。当出现宫缩痛时，特别渴望家人及助产士时刻陪伴在身边给予支持和安慰，依赖感增强。一些产妇因不知如何应对疼痛，加上消极的情绪，使得疼痛感受性增强，痛阈降低，疼痛非但没有减轻反而更加严重。这种认知使很多产妇害怕自然分娩的疼痛，强烈提出行剖宫产术。

案例导入

案例描述：

陈女士，34岁，自测早孕阳性，先是晨起刷牙出现恶心、呕吐等早孕反应，后来发展到吃油腻或闻到油腻的味道都想吐，后来吃什么吐什么，其丈夫带她来医院就诊。

请思考：

（1）该孕妇现在的心理变化有哪些？

（2）如何对其进行心理护理？

第四节　分娩期的心理护理

分娩是一个自然生理过程，但对产妇而言是一件重大的应激事件，尤其是初产妇，非常容易出现复杂的心理变化。分娩应激反应，是产妇对内、外环境中各种因素作用于身体时所产生的非特异性反应，是指当产妇察觉到自己的安全、稳定状态受到威胁时出现的一种生物反应。这种引起应激的威胁被称为应激源。我国医学十分重视产妇临产时的精神状态，认为产妇的精神状态对分娩过程影响极大。如《竹林女科》中指出："人有疑虑，则气结血滞而不顺，多致难产。"因此，产妇临产时要镇静，要有充分的信心，才能顺利分娩。

一、第一产程心理护理

促进自然分娩是我们共同的目标，而在分娩中的人文关怀已成为助产士服务的主要内容。

（一）一般心理护理

入院时，助产士应以热情、耐心、亲切、和蔼的态度接待产妇，要像对待自己的亲人一样去关心和照顾她们，主动关注产妇的需求，尽可能地多陪伴产妇。助产士必须具备丰富的专业知识、熟练的操作技能和良好的人际沟通能力，这样才能根据产程进展的不同阶段及产妇不同的情况和心理反应，给予相应的语言和非语言沟通，增加产妇的信任感、安全感，消除产妇孤独、紧张、恐惧的心理，使其以愉快的心情配合顺利完成分娩。

（二）产科心理护理

认真做好检查，测体重、体温、脉搏、血压及实施实验室检查等。需要做产科检查时，应尽量保护产妇的隐私，关上房门或用屏风遮挡，请家属或亲友在外等候，操作结束后应该帮助擦净血污，穿好衣服，适当遮盖，避免产妇尴尬，同时解除心理顾忌。

1.树立自然分娩的信心

讲解子宫收缩在产程中的作用、产生疼痛的生理基础、疼痛出现的时间及持续时间、分娩的正确方法、分娩不适的应对技巧,让产妇了解自己的产程进展情况,以消除顾虑,增强信心。让产妇明白"分娩是一种自然的生理过程""宫缩阵痛是一种正常的过程,是能够耐受的""宫缩是帮助胎儿娩出的正常现象""待产的过程不能急躁,既来之,则安之"。帮助产妇分析顺产的优点及剖宫产的弊端,从而增强其自然分娩的信心。

有了正确的认知,产妇将更好地控制自身的感觉,并与助产士配合,利用最适合产妇的方式来减轻疼痛。有准备的分娩,即使疼痛来临,产妇也会主动、积极地面对。

2. 观察产程

第一产程发动时即将产妇送至待产室,待产室内保持温、湿度适宜,最好由助产士全程陪伴,提倡导乐陪伴分娩。监测血压、胎心,检查宫口扩张情况,及时向产妇及家属交代。潜伏期时间长,心理及生理变化大,所以既要注意观察其心理变化,还要注意观察异常情况,如胎心改变、胎位异常、羊水污染等情况,及时给予对症处置。

3. 耐心倾听

不是不动脑地随便听听,而是全神贯注地、用心地听。在听的过程中,不要随便打断产妇的话。倾听,不单是听,还要注意思考,要及时而迅速地判断产妇除了心理需求外,身体是否出现分娩并发症,在听的过程中要及时地把握关键点,及时处理并尽可能多地使用非语言交流,如微笑的表情、目光的接触及身体的姿势等。与产妇保持适当近距离及触摸产妇,都可以为产妇带来安全感和亲切感,建立情感交流。

4. 亲切交谈

对产妇的话表现出感兴趣,并及时回答,话语应亲切、温柔、生动。经常询问产妇的感觉,并表示理解。尽量应用开放式问题,以引导她们发挥,获得详细资料。告之所需准备的物品及预测分娩的时间,以减少产妇及家属的担心。

了解她们的思想状况、对分娩知识的掌握情况,以便在分娩过程中有针对性地进行护理。针对产妇的社会角色、性格、文化素质等特点,尊重产妇,以礼相待,采取多样化的形式,给予必要的健康心理疏导和行为指导,消除重男轻女、传宗接代的思想,严格遵守保护性医疗制度,并为其保守秘密。

5. 适时鼓励

经常表扬及鼓励,以使产妇树立信心。对于人体来说,心情舒畅,全身肌肉会放松;心情紧张,全身肌肉就紧张。分娩时,产妇高度紧张,心理负担重,则肌肉也紧张,产道不容易打开,胎儿不能顺利出来,宫缩的疼痛及紧张、恐惧等也会使产妇的胃肠功能减弱,不愿意进食,个别产妇可出现恶心、呕吐现象,助产士应鼓励产妇在宫缩间歇期摄入高热量、易消化、营养丰富的食物,以清淡而富有营养的半流质饮食为宜,在宫缩间歇期尽量休息。对于不能进食又呕吐者应静脉输液补充能量,增强体力,以适应分娩时的体力消耗,鼓励产妇进行适当的休息和睡眠,鼓励产妇多走动,促使胎头下降,缩短产程。

助产士要尊重产妇对疼痛的反应,鼓励产妇表达其对疼痛的感受,应以鼓励和安慰的态度设法减轻产妇的心理压力。鼓励产妇将自己的想法、情绪公开化，使其认识自己错误的认知，从而减轻心理负担。每次宫缩时都要鼓励产妇，给产妇信心，增强产妇对助产士的信任，让产妇知道只有疼痛才能带来希望，不断鼓励和表扬产妇，使她们树立信心，产生有效宫缩。

6. 激励式分娩

激励式分娩是指持续激发产妇动机，通过激励使机体始终处于高度兴奋状态，对分娩充满信心。激励式干预可缩短产程的生理机制可能与下丘脑-垂体神经内分泌系统有关，激励可使机体处于高度兴奋状态，增强机体应激能力；同时能促进内源性垂体后叶催产素的释放，增加子宫平滑肌细胞内钾离子浓度，增强兴奋-收缩偶联，增强产力。

助产士在整个产程中可采用持续的生理、心理、体力支持，增强产妇自然分娩的信心；进入产程后，查体完立即告知产妇，满足其对第一产程宫口扩张进展的关注心理。还可以通过相对地对产程的限时，使产妇认识到分娩并不是一个遥遥无期的痛苦过程。助产士一边指导用力，一边看时间，可以使产妇的大脑皮质兴奋，产妇注意力高度集中，产力倍增，从而积极有效地配合，在预定的时间内结束分娩。同时指导产妇根据宫缩的强度、频率和持续时间，主动调整呼吸频率和节律，从而使产妇的注意力转移到对呼吸的调整上，缓解因宫缩所产生的心理压力，保持情绪稳定，减少对分娩的恐惧，达到减轻分娩疼痛的目的。

7. 缓解疼痛

人们希望选择一种既能避免或减轻分娩的痛苦，又能完成做母亲的神圣使命的方式来结束分娩。研究显示，假如在第一产程中实施镇痛措施，孕妇会倾向于选择正常分娩。每位产妇缓解疼痛的方式不同，尽量帮产妇找到合适的减轻疼痛的方法。宫缩时，助产士轻轻按摩腹部或腰骶部，并握住产妇的手与其一起做胸式深呼吸，观察宫缩持续和间歇时间；潜伏期时，陪伴产妇在待产区随意走动以转移注意力；活跃期时，根据产妇需要变换体位，握着产妇的手或按摩下腹部及腰骶部，指导产妇做深呼吸，使其精神安定、放松，可用指压合谷、三阴交穴位，达到镇痛、缩短产程的效果，使其安全进入第二产程。同时还可给予擦汗、喂水、抚摸、听音乐、分散注意力、控制呼吸等方法来达到心理放松，让其感到家庭般的温暖，消除恐惧心理。

产妇在分娩时心理状态十分复杂，助产士应为产妇创造实现愿望的条件，随时向产妇提供相关的信息及应对措施，帮助产妇获得相关知识和技能，使产妇充分发挥自己的潜能，运用自己的才智，参与相关护理活动及诊疗决策，积极配合，实现自己的愿望。

二、第二产程心理护理

（一）增强安全感

为产妇提供安全、清洁、舒适的生产环境，如完善的管理制度、齐备完好的急救药品、配置先进的医疗器械，以增加其生理和心理上的安全感。近年来，应用一对一全程负责的导乐分娩法，是在温馨的家庭环境中，专由一名助产士负责一名产妇从产程开始到结束的一种助产模式。这种模式既增加了产妇生理上的安全感，又增加了产妇心理上的满足与需求。

（二）及时告知产妇

在第二产程时，产妇会觉得极其无助，非常希望得到帮助，对将要面临的各种问题，以及所要进行的必要检查和处理，会感觉非常恐惧和紧张。助产士在进行各种检查或护理前，将目的、程序告诉产妇，提供相应的信息，可以减轻产妇的焦虑，降低疼痛的强度。同时，将产程的进展及胎儿情况随时告知产妇及家属，使其在知情和无顾虑情况下分娩。每次宫缩时要鼓励产妇，给产妇信心，以取得密切配合，保证胎儿顺利娩出。

（三）及时鼓励

此时助产士要更加和颜悦色，忙而不乱，熟练果断，指导产妇正确使用腹压并与助产士密切配合。不断给予产妇精神上的安慰和鼓励。采取的各项检查要向产妇耐心解释，让其理解，产妇有点滴进步应及时给予肯定和鼓励，并注意多进行情感交流，如笑的表情、目光的接触及肢体语言等。

（四）想象及暗示

第二产程历时较短，但宫缩持续时间长，间歇短，产妇难忍宫缩的疼痛，这时要向产妇说明疼痛的原因，让她想象宫缩时子宫口在慢慢开放，阴道在扩张，胎儿渐渐下降，同时让她想象"我很顺利，很快就可以见到我的宝宝了""一个活泼可爱的小宝宝即将降临"的幸福情景，增加期待感以提高对疼痛的耐受力。

（五）做好产科指导

指导初产妇摆好体位，当子宫收缩时先深吸一口气，随子宫的收缩如排便样向下屏气用力，宫缩间歇时全身肌肉放松，安静休息，等待下次宫缩时再做屏气。每次宫缩时都要鼓励产妇，给产妇信心，使产妇对助产士更加信赖。

（六）有效配合

有的产妇此时显得特别被动，过分依赖助产士，不懂自己在分娩时的作用。如果用力不当，无效且消耗体力，容易引起子宫收缩乏力，影响产程进展而致第二产程延长，易使胎儿发生宫内窒息及颅内出血。

（七）激励

研究发现，尤其在第二产程，在产床上一边用力一边看时间，能使产妇的大脑皮质显著兴奋，使产妇注意力高度集中，主观上感到疼痛减轻、产力倍增，从而在预定的时间内结束分娩。

（八）有助于放松的方法

有助于放松的方法包括肌肉松弛训练、深呼吸、按摩、水中分娩、自由体位分娩。当子宫收缩时，全身肌肉必须放松，才能让足够的氧气输送到子宫，以供胎儿使用。此外，肌肉放松后,产妇才能集中精神运用呼吸技巧,以达到减缓疼痛的目的。

(九)适当宣泄

可借助哼、呻吟、叹气等减轻疼痛。许多妇女发现分娩时呻吟有助于解除紧张情绪。如果能够忘记周围的人,让自己的感情随着产程的进展尽情宣泄,那么将会更有效地进行分娩。

三、第三产程心理护理

(一)密切观察

虽然第三产程时间很短,但对产妇来说很关键。产妇的情绪对宫缩影响极大。情绪激动可导致宫缩乏力而引起产后出血、胎盘残留等。胎儿娩出后多数产妇极度疲劳,要让产妇安静休息,同时密切观察产妇生命体征及阴道出血情况。

(二)及时告知

胎儿娩出后,首先要告诉产妇新生儿是健康的、无畸形。事先要了解产妇对新生儿性别有无思想顾虑,以免新生儿的性别与产妇的期望相反而使产妇精神受打击,情绪产生波动,从而影响子宫收缩能力,导致子宫收缩乏力,产后大出血。所以待胎盘娩出、子宫收缩良好时再告实情,避免产妇情绪波动。

如新生儿畸形或其他异常情况发生,暂时不告诉产妇,待胎盘娩出、子宫收缩良好时再向其解释,或选在其他适当时间再告诉产妇。如遇到新生儿窒息需要抢救时,应及时向产妇做好解释工作,或者避开产妇,以免增加其心理负担。

(三)肯定和赞扬

此时产妇既疲惫又兴奋,助产士可以用赞美和夸奖新生儿的语言,详细地描述胎儿相貌等情况,充分调动产妇的自豪与满足感。同时应该对产妇的表现给予肯定和赞扬,倾听产妇的诉说。良好的心情有利于子宫收缩,有利于胎盘完整剥离娩出,缩短第三产程,减少产后出血。

(四)协助哺乳

如果母婴一般状况良好,可以让新生儿与母亲皮肤接触,吸吮双侧乳房,鼓励并协助产妇触摸与拥抱新生儿,宣传母乳喂养的好处,让产妇了解母乳喂养对新生儿生长、发育的重要性,及对加快子宫恢复、减少产后出血的积极作用。多给她们鼓励与支持,使其实现早接触、早吸吮、早开奶。

(五)增加社会支持

产妇在分娩后往往会感到非常空虚、无助、委屈,很希望得到亲人、朋友及周围人们的关心、爱护、支持和理解。因此,良好的护患关系对于满足产妇爱与归属需要非常重要。应与产妇建立彼此信赖的友好关系,同情、理解、关心、体贴产妇。鼓励家属多关心产妇,为产妇营造温馨的、有家庭氛围的分娩环境。家属多陪伴产妇,满足产妇爱与归属的需要。

第十三章　产褥期的心理变化

案例导入

案例描述：

　　小朱，30岁，剖宫产诞下一女婴。产后第二天，拒绝母乳喂养，情绪激动，哭泣，发脾气，闹着要出院。

请思考：

　　（1）小朱处于什么生理阶段？

　　（2）为何会出现上述症状？

　　（3）如何对小朱进行心理护理？

　　产后的妇女突然面对新生儿并且本身也经历生理变化。良好的心理状态对产褥期的恢复、新生儿的喂养以及母婴关系具有重要影响，而产褥期精神紊乱将给产妇的恢复及新生儿带来危害。产后妇女可能遇到的问题已经受到广泛关注。

第一节　产褥期正常心理改变

　　产褥期妇女需要对新生儿的出现进行心理调适及面对产褥期生理恢复所带来的问题，如产后常遇到的会阴或腹部伤口疼痛、子宫收缩痛、腹痛、排尿困难、尿痛及便秘。面对新生儿，大部分产妇感到快乐、满足，能够很好地照顾新生儿，母婴关系良好。但也有些产妇不能进行良好的心理调适，可表现为兴奋或一过性的"产母忧郁"及烦躁；有些妇女产后兴奋不已，常常难以入睡，不停地向别人诉说，希望和别人分享她做母亲的幸福；而有些妇女则轻度忧郁或烦躁，担心自己是否能照顾好新生儿、新生儿是否会幸福以及自己的身体能否恢复，等等。

　　妊娠末期及分娩后的一个月缺乏睡眠是抑郁及易怒的主要原因。有人在实验中发现妊娠36周以后孕妇的睡眠大量减少，此外总睡眠时间也减少，睡眠时醒来的次数增加。这种情况要分娩后6周才逐渐恢复正常。临床观察到分娩后的一个月，母亲多感觉到原来是什么都会，但现在照顾新生儿的事必须样样从头学起，自己好像变成一个小孩子，什么都不会，因而心理压力很大，容易失去平衡。这种感觉是因为她需要适应做母亲的行为模式，此时如果再发现她的丈夫明显处在一种良好健康状况或漠不关心，愤怒及怨恨油然而生，因此夫妻双方吵架时有发生，两人的心理都会失衡。所以这段时间她需要调适，去适应做一个母亲，感觉到做母亲并不像原来所期待的那么快乐。产褥期的妇女需要丈夫、父母以及亲人的关心、照顾，从而顺利地度过产褥期。

案例导入

案例描述：

　　某产妇，36岁，孕二产一，现妊娠26^{+3}周，双胎，十年前剖宫产娩一女婴。入院前半天自觉下腹闷痛，以为胃肠炎未引起重视，1小时前腹痛加剧拨打"120"急送入院，入院时宫口近全，于半小时后分别顺娩及臀助娩两男婴，均于数分钟后死亡。产妇丈夫在国外打工，入院仅有婆婆陪伴。入院时产妇精神非常紧张，分娩后痛哭不已。

请思考：

　　（1）该产妇的心理变化有哪些？

　　（2）如何疏导产妇的情绪？

第二节　产褥期的精神心理问题

　　产褥期常见的精神心理问题是精神紊乱。精神紊乱多是由产褥期心理方面异常造成的。最近研究认为产后精神病的主要原因并非器质性病变而是心理动力学方面的，是由产褥期许多心理学方面的紊乱造成的。

　　WHO把与产褥期有关的精神和行为紊乱分为轻度和重度两类：前者是指产褥期抑郁，亦称产后抑郁症（postpartum depression），后者是指产后精神病（postpartum psychosis）。但目前大多数学者趋于一致的意见，将产褥期精神障碍大致分为产母忧郁（maternity blues）或称为产后忧郁（postpartum blues）、产后抑郁或称为产后抑郁症以及产后精神病。

一、产母忧郁

　　最常见的产后心理表现是一过性的哭泣、焦虑、激惹、不安或忧郁状态等。这些表现被称为产母忧郁或产后忧郁。由于50%～80%的产妇都可能出现上述症状，因此这也是正常现象。这些症状可以出现在产后第一周内，个别产妇可能在产后数周出现短暂的复发，特别是哭泣。主要的症状包括：生理上感觉不适，热泪盈眶，抽泣或是哭泣，轻度的抑郁状态, 不安, 难以集中注意力, 轻度的困惑, 健忘, 难以入睡, 失眠, 情绪不稳, 易激惹, 失去个性, 病态的安乐感, 对于自己和新生儿的健康感到焦虑及对婴儿情感异常, 等等。并非每个产妇都会发生上述所有的症状, 因此各个学者对此病的定义及诊断不同, 各地报道的发生率也不同。

产母忧郁的妇女最常见的心理因素就是对新生儿感到忧虑或与哺乳有关的问题, 也会有想家的感觉, 但是否是因为疼痛而哭泣, 不同的报道则有不同的结论。部分妇女对她们的忧郁提不出特别的原因。生理学因素, 特别是激素改变受到广泛的关注。研究者发现分娩前雌激素水平与分娩后是否易怒呈正相关。此外, 分娩后孕激素水平下降越多, 妊娠期妇女越感到抑郁, 但是一般不会有睡眠障碍。而分娩后雌激素水平下降越多越容易出现睡眠障碍。产后心理上的发病高峰是在分娩后 3~4 天, 这与孕激素及雌激素在这个时候达到低谷有密切的关系。此外, 产母忧郁还与社会、经济或个性有关。

产母忧郁的症状轻微, 病程短暂, 抑郁状态可以持续几个小时到几天。其中一些症状是由于睡眠不足, 多休息有助于消除症状。家庭成员预先予以解释, 同时对此采取同情、理解的态度, 对患者缓解这些症状是有益的。除了给予精神安慰外, 不需要干预性治疗, 有人认为这是正常的情绪反应。换而言之, 产母忧郁是一种常见但不严重的综合征, 并特发于分娩后, 与体内激素的改变可能有关。它可能是一种很轻的、临床前期的精神疾病。

二、产后抑郁

产后抑郁是指分娩后首次发病, 以抑郁、悲伤、沮丧、哭泣、易激惹、烦躁甚至有自杀或杀婴倾向等一系列症状为特征的心理障碍。

产后抑郁的发生率国内外报道不一, 从 6% 到 54.5% 相差悬殊, 且有逐年增高的趋势。其差异由各国的文化背景、生活状态、卫生条件及诊断标准不同所致。1968 年 Pit 首次报道了产后精神抑郁的发生率。他发现妊娠 28 周至产后 6 周的孕产妇中有 11% 患产后抑郁症。20 世纪 80 年代以后, 产后抑郁症受到了国际上的普遍关注, 为此进行了大量的研究工作。

产后妇女心理比较脆弱, 其特殊的心态是暂时的, 随时变化的, 可表现出产后抑郁状态。产妇家庭经济状况、夫妻感情不和、住房困难、婴儿性别及健康状况等都是重要的诱发因素。对母亲角色不适应、性格内向、保守固执的产妇好发此病。Posner 等研究表明有如下几种表现者应高度重视, 此类孕妇易发生产后抑郁症: ①小于 20 岁; ②未婚; ③不了解医学知识; ④来自有多个兄弟姊妹的家庭; ⑤儿童或少年期与父母双方或一方分离; ⑥儿童期很少得到父母的支持与关爱; ⑦成年期很少得到父母的支持; ⑧与丈夫或男友的关系差; ⑨在住房或收入方面有经济困难; ⑩对受教育的程度不满; ⑪过去或现在有情感问题; ⑫自信心不足。此外, 对围生儿死亡的家庭来说, 母亲产后抑郁更为常见也更加严重。研究表明, 新生儿死亡后想再孕的妇女中自然流产和不孕的发生率增加。

产后抑郁常在产后第 3 天开始出现，相应症状有：失眠、焦虑、烦躁、伤心流泪、处理事情的能力低，精神压抑、无助、沮丧；悲观失望，对生活失去信心；害羞，孤独，对身边的人充满敌意和戒心；与丈夫和家人的关系协调方面出现障碍；常伴有头痛、食欲不振、呼吸加快等。

产科工作中常用于产后抑郁辅助诊断的有如下几种量表：

（1）爱丁堡产后抑郁量表（Edinburgh postnatal depression scale，EPDS），目前应用较多（详见附录）。

（2）产后抑郁症筛查量表（postpartum depression screen scale，PDSS），见附录。

（3）抑郁自评量表（self-rating depression scale，SDS），见附录。

（4）汉密尔顿抑郁量表（Hamilton rating scale for depression，HRSD），见附录。

（5）90 项症状自评量表（symptom checklist-90，SCL-90）等心理量表，有助于本病的诊断，见附录。

因为本病尚缺乏统一的诊断标准，因此许多医院也采用美国精神病学会在《精神疾病的诊断与统计手册》（1994）一书中制定的产褥期抑郁症的诊断标准（表 13-1）。

表 13-1　产褥期抑郁症的诊断标准

1. 产后 2 周内出现下列症状中的 5 条或 5 条以上，必须具备（1）（2）两条
（1）情绪抑郁 （2）对全部或多数活动明显缺乏兴趣或愉悦 （3）体重显著下降或增加 （4）失眠或睡眠过度 （5）精神运动性兴奋或阻滞 （6）疲劳或乏力 （7）遇事皆感毫无意义或负罪感 （8）思维力减退或注意力涣散 （9）反复出现死亡想法 2. 在产后 4 周内发病

三、产后精神病

与分娩有关的最严重的精神问题就是精神病。这种情况大多是突然发病并且具有戏剧性的精神病症状。早在 19 世纪末就发现精神病是产褥期的一种精神紊乱情况，最近更是受到广泛的关注。

产后精神病是与产褥期有关的重度的精神和行为障碍，其临床特征为精神错乱、性幻觉和妄想、抑郁或狂躁交叉的多形性病程及症状易变性。产后精神病以分娩后 7 天内发病者最多，主要好发于高龄初产妇，多子女、低社会经济阶层妇女。

（一）好发因素

人格缺陷、社会逆境、婆媳关系紧张、夫妻感情恶化甚至婚姻关系破裂、经济困难、住房条件差是产后精神病的好发因素。

（二）临床表现

绝大多数产褥期精神病发生在分娩后头 2 周，但是在产后 6 周内任何程度的精神病都可能发生。许多前驱症状都在分娩后第 3 天发生，有学者发现轻度的精神紊乱大约在分娩后第 3～4 天发生，中度的抑郁和焦虑则在分娩后的第 6 周发生，而精神病可以在分娩后到 6 个月内任何时间发生。

（三）产褥期精神病的类型

产后精神病的临床症状复杂，根据其表现大致有如下几种状态：

（1）抑郁状态：是产后精神病中最多见的一种状态，多在产后 7 天内发病。发病与心理因素密切相关。主要表现为情绪低落、悲观失望、伤感、不安、焦虑、不愿与外界接触。病情加重时可出现抑郁、自卑、自责、自罪，表现出对新生儿强迫性担心或对新生儿产生厌恶，甚至有杀婴的想法存在。

（2）谵妄状态：起病多在产后早期。初期可能有失眠、烦躁、情绪不稳定、食欲不振等症状。之后发展成对新生儿过分担心，易激惹，猜疑。然后很快出现明显的精神运动性兴奋，思维紊乱，伴有各种幻觉，隐隐约约听到婴儿哭声及别人议论她等。对新生儿根本不关心，也有杀害婴儿的危险。

（3）躁狂状态：产后 1～2 周发病。表现为少眠、兴奋多语、好动、唱歌、情绪高涨、好夸耀自己、昼夜忙碌不停、精力充沛、记忆力增强、自我感觉良好。躁狂状态镇静后可发展为抑郁状态，故又称为躁郁状态。

（4）幻觉妄想状态：产后大多数急性或亚急性起病，情感症状明显，妄想内容波动且欠系统，存在片断的关系妄想、忌妒妄想，大喊大叫，行为孤僻，伤人伤物等，类似精神分裂症样状态。国内资料表明，大多数急性起病，国外文献报道，以紧张型和青春型较多。

（5）反应性精神病：表现为焦虑、紧张、乱语、意识不清，定向障碍，反复产生错觉及幻觉等。

（6）感染性精神病：临床症状有高热、意识恍惚或蒙眬状态、语言不清、定向障碍、行为紊乱、有时喃喃自语。

目前国内外尚无专用的辅助诊断产后精神病的心理量表，但是可以参考使用下列心理量表：

（1）症状评定量表：目前使用的有 90 项症状自评量表（SCL-90）、抑郁自评量表（SDS）、焦虑自评量表（self-rating anxiety scale，SAS，见附录）等，以了解患者的情绪状态。

（2）事件评定量表：生活事件量表（life event scale，LES，见附录）是目前使用较广泛的量表。

第三节　产褥期精神心理问题的预防

一、加强婚前保健

婚前通过各种健康教育形式，使适婚青年了解性生理、性心理、性卫生，计划受孕和避孕方法的正确选择，孕期保健、新生儿保健和影响男女婚育的常见疾病及遗传病等医学知识。婚前保健对提高妇女生殖健康的自我保健意识与能力，掌握科学的避孕方法，减少计划外妊娠，起到了积极作用。

二、开展孕产期心理保健

孕产妇心理保健已经成为围生期保健的重要内容之一。常规产前检查应包括心理卫生指导与咨询；应当告诉孕产妇在孕产期可能遇到什么样的心理障碍，使她们及其家属提高认知、早期识别异常；若发现异常应及早向医生反映以求得帮助，并在治疗中与医生很好地配合；注意对诱发因素的认识，对筛查出具有发生某种心理障碍危险的孕妇给予特殊的干预。当然必须包括孕产妇或产妇丈夫在内的家庭协助。精神障碍患者对其丈夫隐瞒疾病至妊娠结束的例子并不少见，这增加了患者的紧张感并成为易复发的重要原因。患者丈夫或主要亲属应与患者共同接受医生指导，充分了解病情，避免不必要的精神紧张并愿意说出身心的变化。产后，特别是照料婴儿产生的劳累易成为发病原因，因此通过家庭协助减轻患者负担相当重要。另外，办好孕妇学校，讲授孕产期生理、心理知识及主要保健内容，介绍正常分娩过程和不同手术分娩方式的利弊，尤其对阴道助产手术有所认识亦非常重要。这样可使孕产妇消除对分娩的神秘与恐惧感，提高她们对妊娠与分娩自然生理过程的认知水平和心理健康水平，以乐观的态度正确对待并积极配合分娩。

加强产时保健，开展由有经验助产士陪伴的导乐分娩，及时帮助孕产妇排除心理困扰，消除负面情绪，持续地给予产妇生理和心理上的科学支持，使其身心处于最佳状态，有利于安全分娩。积极开展产褥期保健，重视产后精神心理护理和科学育婴指导，使她们以良好的心态承担起母亲的角色，以预防心理疾病的发生。

三、普及、推广家庭化导乐分娩

无专人照顾、陪伴的集中住院分娩，使孕产妇感到陌生、孤单并产生精神紧张与不安。近年来，越来越多的人关注到周围环境对产妇的影响，尤其重视由于心理因素造成难产使产科干预率上升的问题。金辉等（1996）对孕妇心理的分析显示，93％的孕妇期望分娩时有亲人陪伴。很多研究表明，整洁、舒适的家庭化产科病房，使孕妇住院、分娩时有丈夫或家属陪伴,可增加对她们的心理支持与安全感,无形的力量使产妇增强了自信心和耐心。陪伴者给予产妇体贴、关怀、抚摸、安慰,使产妇情绪稳定,很好地利用宫缩间歇休息,体力消耗减少,以利于顺利分娩和产后恢复。家庭化病房顺应了孕妇的心理需求。助产士要彻底转变纯医疗服务的观点,不断提高围生保健服务质量,同时改善服务态度,注意孕产妇心理状态,重视精神鼓励、安慰与护理,建立良好的护患关系,提供良好的服务环境。特别是临产后,提供配备有专门助产人员陪伴分娩的服务,消除产妇的恐惧、焦虑及疲惫,以减少产时并发症及心理异常的发生。

四、提倡母乳喂养

产褥早期大部分母亲在医院中度过,产科实施的早吸吮、母婴同室、责任制护理等为成功的母乳喂养铺平了第一步,但产妇以上情绪可对乳汁分泌产生不良反应,影响乳汁分泌,从而影响新生儿健康,进而加重母亲的心理障碍而成为恶性循环。实践证明,母婴同室比家庭化休养室母乳喂养成功率高,重要原因是母亲间的相互关心鼓励、相互交流。实行母婴同室和母乳喂养是母婴相互依存关系的继续,通过母乳喂养婴儿时两者之间相互交流、影响与作用,从而促进母婴联结(mother-child interaction),培养早期母婴交流感情。目前在我国已开展创建爱婴医院,提倡母乳喂养的行动取得了很好的效果,继续保护、促进和支持母乳喂养有助于预防产后抑郁的发生。

五、提高围生保健服务质量

随着新医学模式发展的需要,围生保健中有关社会心理因素的保健及疾病的防治研究也必须列入日程。助产士应掌握孕产妇心理学知识,提高心理咨询与心理护理技能。重视孕产妇心理活动特征,正确认识、承认其感受,发挥语言效应,用真挚的言辞、柔和的语气与她们交谈,耐心地倾听,给予精神上的安慰与鼓励。注意及早识别诱发因素,采取有效的保健措施,解除其顾虑和精神压力。同时要掌握预测产妇情绪状态的心理测验适宜技术,提高对产后抑郁高危人群的筛查与管理能力。

六、同精神科医生合作

在指导患者坚持接受精神科诊治的同时,产科医务工作者应根据需要同精神科医生保持联系,以便掌握患者的性格和病情特点,从而及早防止疾病复发。一旦复发时,应将患者移至适当场所(患者家中或医院等),及时请心理医生进行心理及药物治疗并解除其育儿负担,做好紧急处理。

案例描述：

郑女士，年龄 36 岁，已生育一女婴，3 岁。现为第二胎，又顺产一女婴，生产后 30 分钟出血增多，测血压 80/60 mmHg，子宫较软，产妇情绪低落，不爱吃东西。

请思考：

（1）此产妇的心理变化有哪些？

（2）如何与产妇沟通？

第四节　产褥期的心理护理

产褥期的心理护理对助产士来说是一个连续性的工作。要针对不同的情况，给予不同的护理措施。

一、产母忧郁

加强对产妇的照顾是缓解产后忧郁最有效的方法。

（一）做好宣教

要让家属尤其是丈夫认识到产褥期的生理变化对产妇情绪的影响，丈夫要更加体贴、照顾产妇，注意观察产妇的身体变化、饮食营养、睡眠等状况，同时要以亲切、温和的态度与语言和妻子交流，以调节产妇的情绪，使产妇在分娩后处于最佳的心理状态。要让产妇及家属知道，产后忧郁不是病理状态，大多数产妇分娩后或多或少的都有类似的经历。教育丈夫协助妻子进行母乳喂养和照顾新生儿，尽量减轻妻子照顾新生儿的压力。

同时要尊重产妇，对高龄初产妇应给予更多的关注，指导和帮助她们减轻生活中的应激压力。出院后，在做好常规产后访视、产后检查、了解生殖器官恢复状况的同时，也应注意观察产妇的心理变化，以便及时发现问题，适时开导产妇，保持产妇心理卫生健康。

（二）加强与产妇沟通

了解产妇在妊娠前及妊娠时是否有情绪低落的情况，正确评估产妇的心理状况；尽可能地让产妇说出心中的焦虑，进行情感的宣泄。

（三）宣传男女平等的思想

讲解生男、生女的原因并纠正重男轻女的错误思想，消除产妇的自卑和失望感，举出实例说明不良的情绪可以影响产妇的身心健康。

（四）指导产妇产后饮食

摄入太多简单的碳水化合物，可以使情绪波动更明显。故针对产妇的忌口心理，要宣传产后营养的重要性。产妇一方面自己需要营养以补充怀孕和分娩期的消耗；另一方面，还要担负哺育的责任，要做到营养合理，同时对她们的饮食进行科学的指导。在产期，进食原则应该多食高蛋白、高热量、高碳水化合物，忌食辛辣等刺激性食物，多食新鲜的鱼虾、肉、蔬菜及水果等。饮食过于单调，难以满足产妇的营养需要，也会影响母婴的身心健康。

（五）正确指导产妇产后的休息或锻炼

产妇产后强调充分的休息，但并不意味着不活动，适当的活动或者锻炼，是一种积极的休息方法，也是非常必要的。一般顺产妇于产后 6～8 小时就可以坐起吃饭、喝水；24 小时后就可以下床适当活动，如在室内走动、到厕所大、小便等，还可以在床上做一些简单的、活动量小的康复体操或一些轻微的家务劳动，但难产、高危产和剖宫产的产妇应适当推迟下床活动的时间。也可以适当在室外活动，呼吸新鲜空气，暂时抛开母乳喂养、换尿布等，有时即使几分钟，情绪就会有很大的改善。

产妇产后承担了照顾婴儿的主要工作，特别是初产妇及高龄经产妇，常常会有身心疲惫的感觉。护士如产后访视人员应鼓励产妇量力而为，适当地寻求帮助。并且指导产妇在特殊的时期调整好哺乳和睡眠的时间，并适应新的生活习惯。

二、产后抑郁

轻度产后抑郁与产后忧郁在症状上很难区分，故在护理上两者没有太大的区别。虽然产后抑郁症难以预防，但是医护人员可以通过帮助识别和减少主要危险因素而避免重度产后抑郁症的发生。

医护人员加强妊娠期、分娩期及产褥期的健康教育，以及新生儿和婴幼儿保健，可以有效地预防重度产后抑郁症的发生。

首先通过提供必要的教育，帮助产妇和家属认识到产后抑郁症的早期症状和体征，有助于早期发现并及时处理；其次，医护人员可以帮助产妇了解如何表达内心的烦闷和焦虑，达到情绪的宣泄。这种方式可以提高产妇的整体精神健康状态，从而有可能预防或减少重度产后抑郁症发生的可能。Dennis 于 2004 年发现，一些干预措施，包括提供产前培训课程，在产前、产时的支持，产后早期检查和连续性的护理，可能有显著的非药物性预防效果。

如提供一个简单的症状清单（表 13-2），将帮助产妇及家属了解什么症状提示发生产后抑郁症，并知道怎样寻求帮助。

表 13-2 产后抑郁症症状识别表

进行性加重的失眠，即使婴儿已熟睡	越来越不能融入社会
极度情绪不稳定，哭闹	焦虑或恐惧
暴饮暴食或者食欲减退甚至拒食	轻度躁狂、语速快、多动
持续抑郁或烦躁不安	产后抑郁症的症状（可能在产后 4 周至 1 年发生）
有伤害自己或婴儿的念头	

续表

情绪波动	疲劳
哭泣	轻度的睡眠障碍
偶发的轻度焦虑	轻度焦虑
持续抑郁或烦躁不安	产后忧郁的症状（产后 2 周内发生）

虽然产后抑郁症很常见，但有些严重的不能自行恢复而需要专家的帮助。有一些产妇甚至很快发展到产后精神病。所以，如果发现某个产妇有严重的产后抑郁症状，一定要建议她去找心理专家进行咨询和治疗。抑郁症产妇认为自己只是心理问题，只要进行心理治疗就可以彻底治愈。精神科专家指出一个人的性格、心理，或者家庭等都可能诱发抑郁症，但其实抑郁更深一层的因素是由于生理学的因素，即脑部神经系统-脑神经递质发生改变，故需要进行专科治疗。

三、产后精神病

对于产后精神病的产妇，不仅要给予药物治疗，更要给心理安抚和在日常生活方面无微不至的照顾，如将产妇安排在阳光充足、安静的病室，室内空气新鲜，尽力满足生活需求，鼓励进食有营养的食物。针对患者不同的诱因，进行心理方面的护理，主动关心患者，采取个别谈心，了解其心理活动，协助解决实际困难。提高患者的生活信心，认识自身价值，建立正面情感。

妊娠和分娩是一个正常的生理过程，每个母亲和婴儿的健康与生命在这个过程中都面临着危险，"母亲安全"是帮助母亲克服、战胜这些危险，安全、幸福地将一个新生命带到这个世界。助产士应重视围生保健中各级数据信息的反馈，重视个体保健与群体保健相结合，告诉孕产妇在孕产期可能出现的心理障碍，使她们及其家属提高认识并能早期识别异常。通过健康教育，提高孕妇自我保健意识，缩短提供保健服务与享受保健服务之间的距离。

对有危险因素者给予特殊的干预，助产士对产生各种心理障碍的危险因素应该有所了解。孕前有情绪异常史、手术史，产后受到关怀、帮助少，居住条件不好，对孕产期保健服务不满或患某些妊娠并发症等为孕产期抑郁常见的危险因素。出现心理障碍的非孕产期危险因素如幼年丧母、父母早期离异、家中有精神病史等，可以成为孕产期抑郁或其他心理障碍的高危因素。助产士对孕产妇给予足够的关心和帮助，有助于减轻她们的各种压力，从而减少发病的机会，帮助孕产妇顺利度过妊娠、分娩及产褥各期。

【课后练习】

一、单选题

1. 目前筛查产后抑郁症最常用的量表是( )。

A. 爱丁堡产后抑郁量表   B. 产后抑郁筛查量表

C. 住院患者抑郁量表   D. 抑郁自评量表

E. 焦虑自评量表

2. 用爱丁堡产后抑郁量表筛查产后抑郁的最佳时间是( )。

A. 产后 2 周内   B. 产后 2~6 周   C. 产后 4~8 周

D. 产后 6~10 周   E. 产后 8~12 周

3. 关于产后抑郁筛查量表筛查产后抑郁症的临界值,下列正确的是分( )。

A. 总分 ≥ 40 分   B. 总分 ≥ 50 分   C. 总分 ≥ 60 分

D. 总分 ≥ 70 分   E. 总分 ≥ 80 分

4. 关于爱丁堡产后抑郁量表筛查产后抑郁症的临界值,下列正确的是( )。

A. ≥ 9 分   B. ≥ 11 分   C. ≥ 13 分   D. ≥ 15 分   E. ≥ 17 分

5. 关于产后抑郁的描述,下列错误的是( )。

A. 孕期发生不良生活事件越多,患病的可能性越大

B. 可表现出自责、自罪、自我伤害的行为

C. 有家族抑郁症病史的产妇,发病风险高

D. 产后抑郁可由多方面因素造成

E. 是一组精神病性的抑郁综合征

6. 导致产后抑郁的因素,下列错误的是( )。

A. 内分泌因素   B. 心理因素   C. 免疫因素   D. 分娩因素   E. 遗传因素

二、简答题

1. 简述妊娠期妇女常见的心理反应。

2. 简述鲁宾认为妊娠期妇女应承担的主要责任。

3. 简述第一产程孕妇心理评估的方法。

4. 简述产后抑郁症患者的护理措施。

（魏碧蓉　郑素萍　卢州峰　薛志萍）

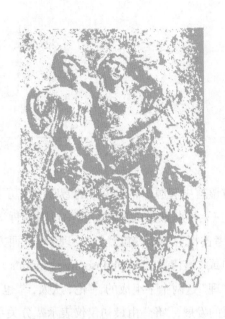

第五篇
伦理学与助产伦理

"伦理"一词在西方语言中起源于希腊语中的 *ethos*，经历了苏格拉底、柏拉图、亚里士多德师生三人不断推进的过程。在柏拉图的哲学体系中，有关人及其道德、政治的思考占据着中心的位置。"伦理学"在西方又称"人生哲学"（philosophy of life）或"道德哲学"（philosophy of morals）。在古汉语中，伦理一词是由"伦"和"理"这两个字组成的，"伦，从人，辈也，明道也理，从玉，治玉也"。随着汉语的发展，"伦"由最初仅仅表示辈分关系，引申为多种多样的人际关系；"理"的本意也由加工玉石、显示美丽的天然纹理，演化出做事的规范、准则、律令的意思。将"伦"和"理"联用见于《礼记》中"乐者，通伦理者也"，这里它已经具有处理人际关系应该遵守的道理、规范、准则的含义。

　　人们常将"道德"与"伦理"两词作为同义词来使用，在一定的词源义上，可视为异词同义，都指社会道德现象。但从严格的科学角度来讲，两者是有区别的。道德指人们之间的实际道德关系，更侧重于道德实践，包括道德规范、行为等；而伦理侧重于道德理学，是道德现象的抽象概括，因而国内外一般把研究道德的科学都称为伦理学。

第十四章　伦理学

案例导入

案例描述：

　　一位年轻的未婚妇女因子宫出血过多而住院，她主诉子宫出血与她的月经有关，而且去年发生过几次。一位正在妇科实习的护士和她关系融洽，在一次聊天时谈及病情，患者说："你能为我绝对保密吗？"在护士保证为她保密的前提下她说自己怀孕了，自己服了流产药物后造成出血不止。此时，护士面临以下选择：

　　1. 遵守自己的承诺，为患者保密并且不告诉任何人。

　　2. 向她保证为其保密，然后告诉指导医生全部实情，但要求指导医生不要让患者知道是谁告诉的。

　　3. 不能为她保密，跟她解释如果医生不了解患者实情，就不能进行正确、及时的治疗，这样会发生危险。

请思考：

　　（1）你遇到这种情况怎么办？

　　（2）理由是什么？

第一节　伦理学概念与伦理学的基本问题

一、伦理学概念

古希腊哲学家亚里士多德（Aristotle，前384—前322年）是世界上最早使用"伦理学"一词的人，他将道德分为伦理美德和理智美德两种，并将研究伦理美德的学科称为伦理学，自亚里士多德以后，伦理学便作为一门独立学科存在和发展。

伦理（ethic）是一种有关"辨别对与错的行为素养"。伦理学，亦称道德哲学，是一门以社会道德为研究对象，研究道德形成、道德本质及其发展规律的学科，是对道德现象进行哲学考察和系统研究的理论体系，旨在研究人类行为的是非，试图经由理性的探究，发现可以普遍适用的原理或规则，以作为伦理判断的指南，并使人类行为有所规范。伦理学研究的是"为人之道"或"为人之学"，目的在于指导人们如何做人，如何做一个道德高尚的人。在西方文化中，伦理学被称为道德学或道德科学，专门研究职业道德的伦理学则称为职业伦理学。

二、伦理学的基本问题

伦理学的任务是从总体上、相互联系上去研究道德对象的各个方面。众多的道德现象之间不仅存在着内在的必然联系，还有一个何者起主导作用的基本问题，一般认为道德和利益的关系问题是伦理学的基本问题。这是因为：

（1）道德是从一定利益关系中引申出来的。道德调整的关系主要是利益关系，当人的利益出现矛盾冲突时，道德才会成为客观要求，不同社会的利益关系会产生不同的道德体系。

（2）道德原则在实际社会生活中适用的程度和范围是由这些原则体现社会整体利益的程度而决定的。

（3）对待利益的态度是检验道德水准的试金石。个人利益和社会利益的关系是道德和利益关系的重要内容，它决定着道德体系的原则和范围，也决定着道德活动的方向和标准。

因此，各种道德原则都会在利益面前显示其道德境界的水平，道德和利益的关系不但是伦理学的基本内容，而且规定和影响着伦理学的发展方向，是始终贯穿于伦理学史上的一个突出问题。

第二节　职业道德与生命伦理学

职业道德是规范从事一定职业的人们在特定的工作环境中或劳动中的行为总和，是人们在工作劳动中的行为准则。而生命伦理学则是研究产生于生物学实践领域，如医学、护理、助产等职业中伦理学问题的学科。对职业道德和生命伦理学的研究有助于护士更加科学、规范地从事好护理工作。

一、职业道德

（一）职业道德的概念

道德是人类社会生活的普遍现象，它渗透在人类生活的各个领域和各个方面。随着人类社会生产的发展出现了社会分工，形成了不同的职业。人们在职业活动中离不开道德问题，这就产生了职业道德。职业道德是社会道德的重要组成部分，是从事一定职业的人们在其特定的职业活动中形成的、用于指导自己行为的道德规范的总和。

职业道德与社会道德之间的关系是一般和特殊、共性和个性的关系。一方面，任何形式的职业道德都不同程度地体现社会道德的要求,受社会道德的影响和制约;另一方面,任何一种社会道德在很大范围内都是通过各种职业道德形式表现出来的,社会道德寓于职业道德之中。二者的区别主要表现在以下方面:①职业道德作用的范围主要是在一定的职业活动范围之内,主要表现在社会生活中成人的意识和行动之中;②由于职业道德与职业活动相联系,具有较大的稳定性和联系性,因而有些职业规范可能不受社会变迁的影响;③职业的多样性使得职业道德在形式上也是多种多样、丰富多彩。

综上所述,职业道德是指从事一定职业的人们,在职业生活中应遵循的道德规范,以及与之相应的道德观念、情操和品质。职业道德不仅是从业人员在职业活动中的行为标准和要求,还是本行业对社会所承担的道德责任和义务。

(二)职业道德的特征

在现实社会生活中,职业道德的特征呈多种表象,但归纳起来有以下四点突出表现:

1. 职业道德的内容

职业道德总是要鲜明地表达职业义务和职业责任,以及职业行为上的道德准则。它将各种职业要求和职业生活相结合,具有较强的稳定性和连续性,成为人们比较稳定的职业心理和习惯,表现为某一职业特有的道德传统和道德习惯。

2. 职业道德的表现形式

职业道德比较具体、多样,具有较大的适用性。各种职业对从业人员的道德要求,一般是从本职业的活动和交往的内容与方式出发,以适应本职业活动的客观环境和具体条件。因此,它往往是具体的而不是原则性的规定。在表达上,往往采取如制度、章程、守则、誓词、保证、条例、公约等言简意赅的方式,便于从业人员的接受和践行,并较容易形成本职业所要求的道德习惯。

3. 职业道德的调节范围

职业道德既用来调节从业人员内部关系,增强职业、行业内部人员的凝聚力;同时也用来调节从业人员与其服务对象之间的关系,塑造职业人员的职业社会形象。

4. 职业道德的功效

职业道德一方面是一定社会或阶级的道德原则和规范的职业化,能促进整个社会道德水平的提高;另一方面又是个人道德品质的成熟化,它是家庭影响和学校教育初步形成的道德状况的进一步发展。

(三)护理道德的基本原则

1. 自主原则(autonomy principle)

自主原则强调每个人都有不受外界干扰,自由地选择自己行为的权利。它包括自由决定及自由行动。自由决定一般指根据自己的价值观念,不受任何条件的约束,在掌握了充分的信息及资料后,有目的地做出决定;而自由行动则是在自由决定的基础上所采取的行动。自主原则承认服务对象有权根据自己的考虑就自己的事情做出合乎理性的决定,要求护士在为服务对象提供护理活动之前，事先向服务对象说明护理活动的目的、优点以及可能的结果，然后征求服务对象的意见，由服务对象自主选择。

护理工作中，自主原则的应用常受到一些客观环境的制约，比如有些患者可能难以达到自主，如婴幼儿、精神病患者及失去知觉者。在另外一些情况下，如经济条件的制约、缺乏必要的信息以及文化方面的原因等，也使患者难以做到自主。因此，护士在临床上应灵活运用自主原则，对于自主能力减弱或没有自主能力的患者，如婴幼儿、严重智障者、昏迷的患者等，不但不应该授予自主权，反而需要加以保护、监督与协助，对服务对象非理性的行为加以控制，避免造成伤害，使自己的行为更符合道德规范。

2. 知情同意（informed consent principle）

知情同意是指患者或患者家属在服务对象接受护理时有权知晓自己的病情和治疗过程。知情同意必须符合三个条件：首先，服务对象必须对所接受的诊断、治疗和护理完全知情，了解其原因、方法、优点及缺点，可能出现的不良反应等；其次，必须建立在完全自愿的基础上，任何强迫服务对象同意或服务对象由于害怕报复而同意的均不属于知情同意；最后，服务对象或家属是在完全清楚、有能力做出判断及决定的情况下同意的。

从伦理学上来说，服务对象的主体地位是由其自主权所体现的，每个人有权决定自己是否接受某项治疗或护理措施，必须对治疗或护理措施十分知情，同意以知情为前提，以自主为条件。只有在服务对象处于自由选择的地位、有同意的合法权利，对做出某个决定有充分的理解力和有做出决定的充分知识时，服务对象的知情才被认可。

3. 有利原则（beneficence principle）

强调一切为服务对象的利益着想、避免或消除对服务对象的伤害是护士最主要的职责之一。但不要过分以有利原则为前提而损害了服务对象的自主权。

4. 无害原则（non-maleficence principle）

不要做有害于服务对象身心的事，突出强调了护士的个人品德，应做到有同情心、仁慈、和蔼，决不可讽刺、挖苦、嘲笑，甚至责骂服务对象。另外，在一些特殊情况下，即使护士不赞成或反对服务对象的伦理观或行为，也不能成为拒绝护理服务对象的理由。例如，当护士面对一个罪犯时，就应从无害原则出发，给服务对象以必需的护理，而不能拒绝或停止服务对象的护理。又如，患艾滋病的人常把已患该病作为个人隐私，护士应为其保密。

5. 公正原则（justice principle）

面对不同种族、肤色、年龄、职业、社会地位、经济状况、文化水平的人，都要给予公正的护理。公正的实质是平等，对服务对象一视同仁、平等对待。医疗资源的公正合理分配问题是公正原则的前提，首先应缩小护患之间认识上的差距，使资源的分配有利于疾病的恢复、康复，使患者获得更长的寿命，按需分配；其次应符合生命质量不断优化和提高的需要。

二、生命伦理学

（一）生命伦理学的概念

生命伦理学（bioethics）是由生命（bio）和伦理学（ethics）构成。这里的生命主要指人类生命。《生命伦理学百科全书》中的定义：生命伦理学是根据道德价值和原则对生命科学和卫生保健领域内人类行为进行系统研究的科学。用道德价值和原则检验此范围内人的行为，包括环境伦理、医疗伦理、社会伦理、对影响生命的技术的使用，以及对生命的爱。

生命伦理学（bioethics）是由美国威斯康星大学的生物学家和癌症研究者波特（Potter）在《生命伦理学：通向未来的桥梁》一书中首次使用的，即用生命科学来改善生命的质量，是"争取生存的科学"。

生命伦理学是在自觉的价值观基础上提出来的，现代医学行为往往涉及多种价值的交叉，如临床实践中有服务对象、医务人员及社会三者价值同时存在。这些并存的价值有时可能统一，有时则发生冲突。当这些价值发生冲突时，哪一个应占优先地位？医务人员应当做出怎样的选择？不同的价值观念产生不同的结果。生命伦理学不仅承认价值观的作用，还要论证作为行动基础的价值的重要性。生命伦理学就是由于传统的道德观念、价值观念与现实发生冲突，需要解决冲突而兴起的。因此，它要系统地、审慎地批判和审查传统及现在的医学价值观，选择最优价值作为医学行为的基础。

（二）生命伦理学中有关的理论

随着生命伦理学概念的不断完善，曾出现了多种伦理学理论，主要有：

1. 公益论

公益论的主要观点是公益来自公正，公正要求公平、合理地对待每一个社会成员，使社会性事业中的利益分配更合理，更符合大多数人的利益。医疗卫生事业是一种公益性事业，作为一种社会事业，就存在着收益和分配是否公正的问题。

2. 义务论

生命伦理学的义务论，就是研究医务工作者在医学活动中的基本道德义务。医务工作者应该无条件地履行其道德义务，力争做到将对服务对象应尽的义务与对社会应尽的义务有机地统一起来。

3. 美德论

美德论是关于医务人员道德品质的学说。历史上的医学道德都强调医务人员的美德，无论是以孙思邈的《大医精诚》为代表的中国传统医德思想，还是以希波克拉底的"誓词"为代表的西方医德思想，都突出了对医务人员的庄重、仁慈、耐心、富有同情心和宽容度等美德的基本要求。

4. 后果论

后果论是伦理学的重要理论，又被称为目的论或效果论，是以道德行为后果作为确定道德规范的最终依据的伦理学理论。它认为确定道德规范的目的是调整人们的利益，道德所规范的就是人们之间的利益关系，从而促使道德行为获取更好的道德行为结果。

5. 生命论

生命论是关于人的生命本质和意义的理论。随着社会的进步和医学科学的发展，对生命的认识和看法，先后经历了生命神圣论、生命质量论、生命价值论三个不同的理论认识阶段。

6. 人道论

人道论是研究人道主义的一种道德理论。"人道"作为与"天道""神道"相对应的伦理学范畴，系指人事、人伦、为人之道的社会行为规范。人道主义是指在健康领域工作的人员应更加注重关爱服务对象健康、珍视服务对象生命、尊重服务对象人格与权利，以及维护服务对象利益的伦理原则。

生命伦理学除研究传统的医德和医学伦理学的内容外，还要研究：

①生物医学和行为研究，不论这种行为是否与临床治疗有关，如安乐死、行为控制等。

②与医学有关的广泛的社会问题，如人口与生育问题、自杀与拒绝抢救、卫生领域中的社会公正等问题。

③与生命有关的价值问题，如胎儿研究、对有缺陷新生儿的研究、生命价值等。

④广义的生命伦理涉及动物与植物的生命与人类的关系问题，即人类的生态环境伦理问题。

生命伦理学顺应了知识整体化的进程，同时也为伦理学的哲学化方向发展奠定了基础。生命伦理学开始独立而自由地提出并解决各种问题，其自身就履行着哲学的某种职能，显示出哲学的某些本质及特征。

第十五章　助产伦理及其准则

第一节　助产伦理

　　伦理学研究的是"为人之道"或"为人之学"，目的在于指导人们如何做人，如何做个道德高尚的人。在西方文化中，伦理学被称为道德哲学或道德科学，专门研究职业道德的伦理学称为职业伦理学。由此我们可以认为，助产伦理学则是运用一般伦理学原理，研究和指导助产领域的道德现象、道德关系、道德问题和道德建设的学说和理论。也就是说，助产伦理是用来制约助产行为的一系列道德原则。发展助产伦理，能使助产人员在伦理层面建立起对工作的敏感度，认清其本人的道德立场及偏见，使其在面临伦理困境时，能够有原则可循，做出恰当的伦理决策，减少患者的痛苦，提高助产服务品质。

一、助产士的伦理责任

　　（1）平等对待。不论年龄、语言、教育、社会背景和国籍，均应一视同仁，尊重服务对象的生命，提供以家庭为中心、符合个体需求、达到专业标准的照顾。

　　（2）积极扎实专业知识和技能。致力于提升专业标准，发展围生期护理服务、管理、研究及教育。

（3）加入专业团体。积极参加对专业发展有贡献的活动。

（4）提高教学能力。重视自我发展，在实施围生护理服务过程中不断提高自身的教学能力。

（5）维护自身良好的心理调适。通过良好的心理调适不断提升个人专业水平和执业能力。

（6）建立良好的团队合作关系。以专业的知识和经验，共同推动专业的发展。

（7）维护自身形象。助产士应自觉维护自身形象，拒绝服务对象各种形式的馈赠。

二、助产士的道德要求

（一）具有奉献精神

产科服务的特点是：

（1）工作量大，床位周转快，助产士常常需要同时照顾母亲和新生儿。

（2）工作时间不确定，因为自然临产的时间不受控制，而且夜间临产的概率更大。对于承担导乐服务的助产士来说往往就更没有日夜之分，随时随地要准备投入工作。

（3）职业暴露概率大，对产妇分娩时羊水、粪便及产后恶露的观察都是助产士需要时时面对的。因此，助产士必须具备坚韧、乐观、全心全意的奉献精神。

（二）准确的判断和敏捷的行动

产科危重患者的病情进展快，往往在很短时间内情况急转直下，突然危及母婴生命。产科工作又有不可预见性，在妊娠和分娩过程中随时可能出现各种意外，如胎心减速、脐带脱垂、胎盘早剥、羊水栓塞、产后出血等。这就需要助产士有良好的判断力、熟练的解决问题以及处理突发事件的能力。

（三）情感纯真和具有同理心

在产科医疗护理服务中，时常会涉及患者生理和心理的隐私。患者时常会拒绝检查，害怕当众述说自己的病情，有些情况甚至连亲人也不愿意告诉。助产士要理解患者的感受，关心体贴患者的痛苦，举止端庄、温柔，遵守操作规程，保护妇女的身心健康。

案例导入

案例描述：

30岁的小梅已没来月经50天，腹痛3小时来院就诊，医生考虑为宫外孕破裂出血，需立即手术，请家属签字，小梅一听要手术，吓得魂不守舍，坚决拒绝手术，老公为海员，已离家半年。

请思考：

（1）如何对小梅进行心理护理，让其接受治疗？

（2）家属咨询病情时如何解答，以最大限度保护患者隐私？

第二节 助产伦理准则

《国际助产伦理准则》从助产人际关系、助产士实践准则、助产士职责及继续教育等方面概述了助产人员应遵守的伦理准则。英国、澳大利亚及我国台湾地区等也相继颁布了具有地区特点的助产伦理准则来指导助产士的临床实践决策和活动，为建立系统规范的助产伦理体系起到提纲挈领的作用。但我国大陆尚未出台相关的适合本国国情的助产伦理法则。

一、尊重原则

（1）个体差异：尊重个体的个别性、自主性、人性尊严，接纳其宗教信仰、风俗习惯和个体价值观及文化差异。

（2）隐私：维护服务对象的隐私，并给予心理支持。

（3）告知：提供照顾的同时应尽告知责任，经同意后方可执行，紧急情况除外。

（4）家属：对服务对象及其家属应采取开放、协调、尊重的态度，鼓励其参与照顾活动。

（5）咨询：具有同理心，提供符合服务对象需要的健康咨询。

二、安全原则

（1）操作：正确执行产科相关规程，保障服务对象的安全及权益。

（2）信息：在执业中不得泄露服务对象的医疗信息。

三、公平原则

（1）经济地位和个人好恶：公平对待所有服务对象，不因其社会经济地位或个人好恶而提供不一致的服务。

（2）国籍和文化：对不同国籍或文化背景的服务对象的疑虑，应一视同仁地给予充分说明和协助，维护其权益。

四、助产士的社会责任

（1）公益活动：积极参加社会公益活动，普及健康教育知识。

（2）商品代言：不以执业身份替任何商品代言。

第三节 助产伦理问题

一、爱德华兹的四层体系伦理框架

建立一个起作用的研究框架有助于探索伦理情境。适用于临床情境的伦理框架有很多，比较著名的是爱德华兹（Edwards）提出的四层体系伦理框架，爱德华兹认为道德思维有四个层次，这四个层次有助于争论的解决，并最终帮助解决道德两难问题（表 15-1），助产士可以利用这个框架来指导临床情境。

表 15-1　爱德华兹的四层体系伦理框架

层　次	内　容
第一层	判断
第二层	规则
第三层	原则
第四层	伦理理论

案例分析：

小杨，28 岁，已怀第二胎。患者要求怀孕期间实行最小干预和安静环境下的无干预无药物自然产。其在第一胎生产时，因伴有血压上升，采用了剖宫产。患者坚信这次不会有任何问题。其责任助产士向其保证母子的安全，这也加深了患者的信任。

从小杨的资料可以看出，患者对其妊娠和分娩的干预方式有强烈的要求，助产士可以非常容易地判断小杨希望自然分娩，不采用干预手段。在助产士和小杨的交流中，将基本规则确定下来是非常重要的，同样，助产士应该确定指导其助产实践的法规和道德规则。其中一个关键的道德规则就是告知。为了在小杨和助产士之间建立信任关系，使其更好地度过妊娠期，彼此诚实并信任对方至关重要。在这段关系中，自主原则应是被助产士推崇和采用的。原则是广为接受的，但自主是建立在尊重对方知情选择权的基础上的。

助产士应该清楚小杨的要求是她自己的选择，但对这些要求合理与否、是否建立在合理判断和信赖上应予以关注。这些一旦确定，如果助产士尊重小杨的自主权并取得其信任，她就有义务支持小杨的选择。如果在上述判断、规则和原则的基础上继续拓展这段关系，我们将看到助产士运用到伦理理论。助产士将把自己置身于自觉照护小杨以寻求小杨及其未出生胎儿的最佳利益为己任的境地，在哲学中称之为道义。由此可以看出，在对小杨进行照护的过程中，助产士经历了爱德华兹提出的四个伦理层次。

（一）判断

助产士做出判断主要是基于患者提供的相关信息，同时结合自身经验——过去类似小杨案例的经历，这些经历也许从来没有被发现或者被考虑过。需要铭记的是，判断的做出是建立在个人价值观、信仰和相似的社会经历的基础上，所以即便是很有经验的助产士，在做出某些判断时也可能存在偏见，也可能未经过认真思考。我们学习助产伦理，就是要学会用规则、原则来指导我们的思考和判断，尽量减少因个人偏见而导致的错误判断。

（二）规则

规则有多种形式，指导着日常生活，波查普（Beauchamp）和柴尔德里斯（Childress）将规则划分为实体规则、法令规则和程序规则。实体规则如隐私权、告知权或保密权等；法令规则由国家或者其所属部门颁发；程序规则是应予以遵循的行为规范。在这个案例中，助产士应将告知权视为与小杨建立信任关系的最重要的环节。

（三）原则

波查普和柴尔德里斯提出四种原则：

（1）尊重自主原则：卫生保健的焦点为医务工作者尊重患者个人自主权并随时鼓励其行使自主权。满足小杨对妊娠和分娩干预方式的要求就是助产士尊重其自主权的表现。

（2）避免伤害原则：也叫作安全原则，大多数的医务工作者都将遵循实现这一原则。布朗（Brown）等学者提出这一原则是最为重要的，不应予以轻率对待。在本案例中，助产士需要分析确认小杨的要求是否是基于事实和健全的信息所提出的，满足她的要求是否不会对其造成伤害。相反，如果不尊重小杨的愿望、坚持对其进行干预或者不验证其要求的合理性就会伤害小杨。

（3）行善原则：一个人的积极行为会使其他人受益。助产士不仅需要满足小杨选择无干预分娩的要求，也应通过积极促进其愿望的实现，支持其选择来保护她的自主权。当医务工作者认为这一行为并不能给服务对象带来最佳利益时，如何决断是有些困难的。在这种情况下，助产士的主要角色是确保获取适当的、及时的、最新的信息和建议。

（4）公平原则：在很多情况下这是人们都期望得到的。医务工作者公平地对待患者是非常重要的。在小杨的案例中，这一原则体现为助产士耐心倾听小杨的心声，支持她的选择以及在决策过程中平等对待她。

从案例可以看出，小杨的行为和想法包含以上四个原则。但现实中的情况并非总是如此。

二、伦理理论

近年来被大众接受和注意的主要有功利论和道义论。

（一）功利论

功利论主张的是"为绝大多数的人做绝大多数的善事"。其基本思想是平衡特定行为和规则的后果。任何决策、行为都被视为一把双刃剑，一方面是行为带来的好处，另一方面是产生的危害。有必要把剑锋指向好的一面，并尽可能防止危害的产生，该理论可追溯至19世纪边沁（Jeremy Bentham）及后来米尔（John Stuart Mil）的研究，他们认为任何给大多数人带来好处的行为在道德上就是正确的。Mill主张应该以社会为目的，并根据公平公正的原则，事先界定出具有普遍性效益的伦理规则或道德规范，作为所有个别行为的预期效益的依据；当个别行为实施之后，将其实际上产生的效益与伦理规范的普遍效益相评价，前者越合乎后者，则越属于伦理或道德所要求的行为范畴，反之则属于有害或违反道德的行为领域。

（二）道义论

该术语由希腊语 *deon*（义务）演变而来，其强调行为本身的正当性，认为义务是绝对的。作为一名助产士，有着各种各样的义务，对自己、对同事、对孕产妇、对新生儿，都有必要对你的义务所在进行探索。但是意识到义务并不等同于能平衡这些义务的需求，在决定何为最好的行为时，这些相互冲突的义务可能造成道德两难困境。对这些义务进行优先排列是非常困难的，但为了使决策更有效，又必须进行某种优先排序。

上述经管小杨的助产士有照护小杨和她未出生的孩子的义务、职业发展的义务，以及对其雇主的义务。义务的优先排序绝非易事。康德（Immanuel Kant）研究强调，不论义务履行过程会带来怎样的后果，但忠于职责仍是最重要的。这就是功利论和道义论的区别所在。如果遵循前者，考虑后果并选择为大多数人带来最好结果的行为是最基本的；而后者就要求不计后果地履行职责。对大多数人而言，道义论实施起来比较困难，因为它要求不计行为后果。而生活是复杂的，有很多其他因素需要考虑。康德还强调尊重个人原则，他认为人是独立的个体，而不是达到目的的手段，应该予以尊重。在产妇保健中，尊重个人原则应予以重视，这一点在小杨的案例中得到了体现。助产士为了和小杨建立信任关系，她必须尊重小杨的愿望并尊重小杨是独立个体的事实。

第四节　生育生殖的伦理道德

一、产前诊断中的伦理问题

（1）平等分配遗传服务：包括产前诊断，最有医学需要者应首先拥有遗传服务，而不考虑其支付能力或其他任何问题。

（2）产前诊断的适用：对于有医学指征的孕妇应该给予提供，而不考虑夫妇对流产的观点。

（3）仅提供有关胎儿健康的信息：产前诊断只是用来提供给家属和医生有关胎儿健康的信息。除了强奸或乱伦，或为了排除性连锁性疾病的性别选择等，产前诊断不用于亲子鉴定。

（4）自愿进行：准父母应自己决定是否同意进行特殊的遗传异常的产前诊断或终止一次受影响的妊娠。

（5）公平优先原则：有医学指征者应比仅仅为减轻妊娠焦虑而无医学指征者有优先权利。

（6）遗传咨询：应先于产前诊断。

（7）结果公开：对孕妇或夫妇双方应公开所有的临床相关发现。

（8）尊重和保护：孕妇或夫妇对受影响妊娠的选择应受到尊重和保护，在国家法律和文化允许的范围内自主选择。

二、辅助生殖中的伦理问题

生殖工程技术是指用现代医学科学技术和方法来代替人类自然生殖的某一步骤或全部步骤，使人类自身生产按照人的意愿进行的人工生殖技术。运用该种技术来取代人类的生殖，将会产生一系列严重的社会、伦理、法律问题，因此在临床工作中，我们必须遵循以下道德原则：

（一）严格掌握适应证

医护人员必须严格筛查，以严肃的科学态度，在法律法规的范围内进行，不滥用生殖工程技术。对于那些企图养男弃女、多胎生育者，应拒绝其要求。为了确保优生，对供体和受体需进行严格的选择，进行相应的进行体检，不能单凭肉眼评判身体是否健康。

（二）尊重患者的意愿

对于供精（卵）者，必须完全知情同意并且自愿签署知情同意书。对于受精（卵）者，必须尊重夫妻双方的意愿，由他们共同提出申请，并自愿选择采取何种生殖工程技术，告知其可能存在多胎妊娠、增加孕妇患病率和死亡率、增加新生儿患病率和死亡率等风险，并且签署知情同意书。

（三）保密原则

由于人们对传统观念的执着及对辅助生殖技术的认识差别不一，医护人员需要维护患者的正当权益和行为。对于供体、受体双方都需要保持"双盲"。医护人员在进行人工操作时，为防止泄密，也必须进行保密，只用代号代替。

（四）伦理监督的原则

建立生殖医学伦理委员会，委员会对开展辅助生殖技术进行指导和监督，对新伦理观加强宣传，禁止买卖精子、卵子等商业化行为。

三、出生缺陷儿的伦理问题

虽然通过产前检查、遗传检验、围生期保健等优生措施，但是不可避免地还是会出现一定数量有出生缺陷的新生儿，对于这些缺陷新生儿的护理问题，需要我们从医学、伦理、情感等多方面综合处理。

（1）生命尊严原则。无论何种缺陷、何种程度，都应该尊重他们出生以后作为"人"的权利。一些轻度缺陷患儿，在医学领域中可以于后天进行矫正和治疗，应同等对待。对于出生缺陷严重的患儿，在医学上和情感上我们可以为其减轻痛苦，使其安乐舒适。

（2）社会公益原则。与患儿及其家属进行沟通，了解其经济能力及患儿的预后情况，从医学及护理的角度尽可能地提供医护服务。

（3）公正原则。无论新生儿有无出生缺陷，我们都应该公正、公平地对待每一个生命。

伦理是人们处理相互关系时应该遵循的行为准则，要求人应该具备仁爱慈善、善良助人、勤奋进取、真诚奉献等道德情感、意志及信念。助产士由于其服务对象的特殊性，患者都是女性，而且涉及生育、婚姻、家庭、社会，这就使得其伦理问题更为突出。因此，助产士必须加强职业道德的修养，以良好的形象和优秀的品格为广大孕产妇服务。

【课后练习】

一、单选题

1. 有关生命伦理学基本原则的描述,错误的是(　　)。

A. 有利　　　　　B. 无公害　　　　　C. 尊重　　　　　D. 公正

2. 下列观点正确的是(　　)。

A. 护士应无条件执行医嘱　　　　　B. 护士应及时、准确、无误地执行医嘱

C. 护士为医生服务　　　　　D. 护士不承担对医嘱的监督责任

3. 伦理审查委员会的首要责任是保护(　　)的权益。

A. 受试者　　　　　B. 实验者　　　　　C. 申办者　　　　　D. 管理者

4. 以下关于伦理的理解,(　　)是正确的。

A. 伦理与道德不可以通用

B. 伦理学的基本问题是道德与人性的关系问题

C. 伦理学是以道德现象作为研究对象的一门学科

D. 伦理是道德的精神基础

5. 器官移植相关标准中涉及卫生资源分配的伦理问题的社会标准是(　　)。

A. 患者的财力　　　　　B. 患者的文化程度

C. 患者的社会价值　　　　　D. 患者的人际关系

6. 以护士应该做什么、不应该做什么以及如何做才是道德的为具体形式的护理伦理学理论被称为(　　)。

A. 美德论　　　　　B. 义务论　　　　　C. 功利论　　　　　D. 效果论

7. 下列权利中最能具体体现患者自主权的是(　　)。

A. 生命健康权　　　　　B. 知情同意权和知情选择权

C. 隐私保护权　　　　　D. 监督医疗护理的权利

二、判断题

1. 对确实患有严重遗传性疾病的人,可以强制实施绝育。　　　　　(　　)

2. 在医学人体实验中,对照实验使用安慰剂和进行双盲试验,不必征得患者的同意。

(　　)

3. 在特殊情况下,为了查清死者的病因,判断诊断治疗的对错,促进医学科学的发展,虽未征得死者生前同意或家属的首肯,经有关特定部门的批准,也可以进行尸体解剖。 (　　)

4. 伦理学的基本问题是道德与利益的关系问题。 (　　)

5. 人体实验是医学研究者提高学术地位和学术影响的重要手段,应无条件支持。

(　　)

6. 护理伦理决策的立场与护理伦理决策的实施方法没有必然联系。 (　　)

7. 医护关系是医生与护士之间领导与被领导的关系。 (　　)

8. 伦理不是关于人际关系的法则。 (　　)

三、简答题

助产士应尊重患者的哪些权利?

四、案例题

产妇,43 岁,G5P1(怀孕 5 次分娩 1 次)。因过去有习惯性流产,第五次妊娠保胎至 31 周早产,新生儿体重 1 850 克,而且出生后呼吸多次暂停,最长一次达 20 分钟。B 超检查发现新生儿有颅内出血,后来又发生吸入性肺炎、硬皮肿。医生向产妇及其家属交代新生儿病情危重,即使抢救能够存活,未来也可能出现智力障碍。但是,产妇和家属商定:即使孩子长大后痴呆也要不惜一切代价地抢救。请对上述家属行为进行伦理分析,医务人员该如何处理?

（魏碧蓉　陈　冰　廖　丽　林秀钦）

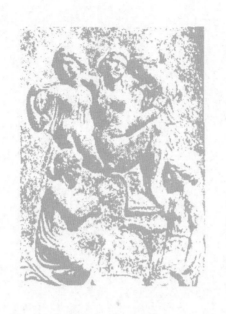

第六篇
助产职业防护与助产
相关法律法规

第十六章　助产职业防护

案例导入

案例描述：

　　某宫颈癌患者，50岁，在体检时发现有子宫颈癌，术前检查时才发现感染了艾滋病病毒。她自己之前毫不知情，没用过相应的抗病毒药，当时她的"病毒载量"很高。医生在给她做手术时，不慎被手术缝针扎到手，隔着手套，医生当时就看到出血了，她马上跟同事说："坏了，我被暴露了。"

请思考：

　　（1）刘医生说的"坏了，我被暴露了"是什么意思？

　　（2）接下去该如何处理？

第一节　职业防护相关概念

一、职业暴露

　　职业暴露指由于职业关系而暴露在危险因素中，从而具有被感染可能性的情况。助产士在工作中接触患者和进行侵入性操作较多，易发生由职业暴露造成的职业损伤，如针尖刺伤、接产中的锐利器械损伤、操作时不慎被血液和羊水等体液污染，以及与患者接触中的意外伤害等。

二、医源性感染

　　医源性感染指在医学服务中由病原体传播引起的感染，是医院感染的一部分，主要指在医院实施手术治疗、诊断、预防等技术措施（如静脉内插管、插导尿管、注射针剂、输血、吸入疗法、烧伤治疗等过程中）、滥用抗生素、应用免疫制剂等而引起的感染。引起此类感染常见的微生物有葡萄球菌、变形杆菌、铜绿假单胞菌（绿脓杆菌）等。

三、医院感染

医院感染是指住院患者在医院内获得的感染，包括在住院期间发生的感染和在医院内获得而在出院后发生的感染，但不包括入院前已开始或者入院时已处于潜伏期的感染。医院工作人员在医院内获得的感染也属医院感染。

四、全面性防护

全面性防护（universal precaution）是针对经血液传播疾病所制订的对医护人员的防护措施，是假定所有人的血液都具有潜在的传染性，而在处理血液、体液时要采取的防护措施。世界卫生组织推荐的全面性防护原则中认为，在为患者提供医疗服务时，无论是患者还是医务人员的血液和深层体液，也不论是阳性还是阴性，都应当作为潜在的传染源加以防护。

五、职业性损伤与职业病

（一）职业性损伤

1. 概念

职业性损伤是指由职业损害因素引起的各种损伤，轻则影响健康，重则损害健康，甚至导致严重的伤残或死亡。

2. 职业性损伤致病模式

疾病的发生常由环境和相关遗传因素交互作用，共同引起。职业性有害因素是引发职业性损伤的病源性因素，但这些因素不一定使接触者必然发生职业性损伤。只有当职业性有害因素、作用条件和接触者个体特征结合在一起，符合一般疾病的致病模式，才能导致职业性损伤的发生。

（二）职业病

职业病是指企业、事业单位和个体经济组织的劳动者在职业活动中，因接触粉尘、放射性物质和其他有毒、有害物质等因素而引起的疾病。

（三）职业性损伤与职业病的区别

职业性损伤与职业病不同，职业病是指与工作有关，并直接与职业性有害因素存在因果关系的疾病。而职业性损伤除了包括传统意义上的职业病外，还包括与工作有关的各种疾病，至少包括3层含义：①职业因素是该病发生和发展的诸多因素之一，但不是唯一的直接病因；②职业因素影响了健康，从而使潜在的疾病显露或者加重已有疾病的病情；③通过改善工作条件，可使所患疾病得到控制和缓解。

六、职业防护

职业防护是指针对职业损伤因素可能对机体造成的各种伤害，采取多种适宜的措施避免其发生，或将损伤程度降到最低。劳动者在不同的工作环境中，可能会接触到不同的职业损伤因素，为避免或减少这些因素对健康的损害，提高劳动者的职业生命质量，最根本的方法是加强职业防护。

七、职业生命质量

职业生命质量是指劳动者对工作的感受和职业对劳动者的身心效应，如职业满意度、身心健康和安全等。职业生命质量和工作效果是一种复杂的因果关系，通过提高职业生命质量，不仅可以直接提高工作效率，还可通过增进劳动者的交流、合作能力，提高其积极性和主动性，间接提高工作效率。

八、医务场所环境

医务场所环境是指医疗服务机构用于诊疗护理、教学科研、预防和技术指导工作的一切外部条件。其中，既有自然环境、物质环境，也包括医疗机构的社会人文环境。工作期间，助产士会经常暴露于各种职业危害中，受其侵袭。例如，医疗场所人员构成复杂，传染源多而密集，某些潮湿的环境和大量存在的血液制品、药物和各种液体，适合病原体存活和繁殖；拥挤的就医空间、护患之间的频繁接触构成接触传播；空调系统使整个场所气流密闭，容易造成病原体的空气传播；长期超负荷的紧张工作、护患关系的处理等加重了助产人员的心理负担，这一切构成了特殊的工作环境。

案例导入

案例描述：
　　某产妇年龄39岁，已生育一女婴，15岁。老公因吸毒已故，现足月临产，一朋友陪伴入院，没有规范产检，也没有任何化验报告单。
请思考：
　　（1）此产妇的心理变化有哪些？
　　（2）该孕妇有可能存在哪些潜在传染病可能，接生过程中该如何进行防护？

第二节　助产士职业损伤环境的构成要素

助产士由于其工作的特殊性，每天不得不暴露于各种各样的职业危险因素中。这些职业危险因素，会不同程度地损伤助产士的身心健康。显而易见，助产士职业损伤环境的构成要素主要包括生物性因素、化学性因素、物理性因素和心理社会性因素。

一、生物性因素

助产士工作的环境，处于人类共同的自然环境、社会环境之中，又具有医务场所的特殊性。大量存在的生物因素是自然环境的组成部分。但其中的某些生物，或其产生的生物活性物质，可以作为疾病的致病因素或传播途径，对助产士的职业健康产生不利影响。环境中存在的对职业人群健康有害的病毒、细菌、真菌、衣原体、支原体、寄生虫、动植物，及其产生的生物活性物质，统称为生物性有害因素。它们不仅可以引起法定职业性传染病，也是构成哮喘、外源性过敏性肺炎和职业性皮肤病的致病因素之一。助产士在工作中经常接触血液、羊水、恶露、大小便、唾液及其他分泌物，受到侵害的危险性高，常见的血液传染病，如甲肝、乙肝、丙肝、淋病、梅毒、艾滋病的病原体，以及产妇阴道分泌物中的真菌、滴虫、淋球菌等都有可能传染给医护人员。目前，产房工作环境中主要的生物性有害因素为细菌和病毒。

二、化学性因素

在人类社会和工作环境中，存在着种类繁多、性质各异的化学物质，这些化学物质有天然形成的，更多是人工合成的。这些物质一方面作为人类的财富，在生产、生活中广泛应用，为人类的生活提供方便；另一方面，长期大量接触也会对人类的健康产生不良的影响，甚至造成严重的危害。美国国家职业安全与卫生研究院资料显示，医院正在使用的至少有 159 种对皮肤或眼睛有刺激的物品以及 135 种具有潜在危害的化学物品。

助产士在日常工作中，可以通过各种途径接触到各种化学消毒剂而使自身受到不同程度的污染，如甲醛、过氧乙酸、含氯消毒剂等。产房相对密闭，污染的空气可引起呼吸道感染。各种不耐高温的器械、污染后的敷料均需用甲醛、84 消毒液、戊二醛等化学消毒剂浸泡消毒，这些消毒剂均易挥发，可刺激皮肤和呼吸道，长期接触可引起呼吸系统、消化系统、血液系统和皮肤、黏膜损害，导致机体免疫机能下降。据报道，1 克甲醛即可刺激皮肤、眼睛、呼吸道，引起结膜炎、气管炎、哮喘等。因此，长期接触化学消毒剂的助产士，有很大概率会受其影响，导致身体出现不同程度的损伤。

三、物理性因素

助产士在日常工作中，容易受到多种物理性危害。

（一）机械性损伤

常见的机械性损伤有跌倒、扭伤、撞伤等。产房助产士在工作中，体力劳动较多，并且劳动强度较大，容易扭伤腰背，造成自身伤害。

（二）放射性损伤

紫外线是产房消毒的主要方式，助产士易受辐射，导致眼角膜炎、皮肤红斑、过敏等。

（三）针刺伤

针刺伤是助产士最容易受到的职业损伤因素之一，而感染的针刺伤是引起血源性传播疾病的最主要因素。目前已证实有20多种病原体可经过针刺伤直接传播，其中最常见、危害性最大的是乙型肝炎病毒、丙型肝炎病毒和艾滋病病毒。同时，针刺伤也会对受伤者心理产生较大影响，多数会因此而产生重度或中度悲观情绪，有人甚至因此停止工作。

（四）噪声

噪声主要来源于机器、物品及仪器的移动等。医院内的一般病室均能保持安静、避免噪声。但在产房，产妇宫缩时大喊大叫、家属不间断地询问及各种电动仪器运作会产生噪声，如胎心监护仪、吸引器、空调等，噪声超过90 dB时会影响人的神经系统，助产士长期处于这样的工作环境中，势必会受到影响，引发听力、神经系统等的损害。

四、心理社会性因素

职业性有害因素除了传统的物理、化学、生物因素外，还包括心理社会不良因素。助产士的工作关系到母婴安危，责任重大，加之患者的高期望值，容易面临各种医患纠纷，尤其是急产、产后大出血、子痫、心力衰竭、胎儿宫内窘迫、肩难产、新生儿窒息等紧急情况，常使助产士处于精神高度紧张状态，常年承担着巨大的精神心理压力。而近年，导乐分娩模式的实施，使得助产士在产妇分娩过程中的地位和责任更加重大，对其专业素质和人文素质有了更高的要求，同时工作时间和强度也有了大幅提高，这无疑又加大了助产士原本已十分巨大的精神心理压力，引起各种心理问题，如紧张、焦虑等，其心理健康水平往往低于一般人群。

第三节　助产士职业防护手段与方法

助产士要提高职业防护意识，改变过去那种认为戴手套就是怕脏、嫌弃孕产妇，就是不敬业的这种错误观念。没有健康的身体，又怎能为孕产妇服务呢？因此，助产士必须认真做好职业防护，保持健康的体魄，才能更好地为孕产妇服务。

一、常规防护手段与方法

助产士在工作中要做到以下几点：将所有孕产妇的血液、体液、分泌物、排泄物等分别对待，直接接触时要戴手套，接触患有血源性传染疾病的孕产妇或手有破损时，应戴双层手套。排泄物可能溅到面部或身体，还需戴口罩、防护眼镜，穿隔离衣或围裙。接触孕产妇血液、体液后，要认真用肥皂、流动水洗手。

（一）洗手

助产士工作中操作较多，接触孕产妇体液的频率高，手被污染的机会最多。据国外报道，通过院内洗手可以降低 30% 的院内感染。用肥皂和清洁剂洗手，可使手上的细菌减少90%。洗手时应严格遵守洗手原则，每步都要在流动水下认真清洗，了解洗手的指征和合格率，加强自我防护，采用七步洗手法：

第一步：洗手掌，用流动水湿润双手，涂抹洗手液（或肥皂），掌心相对，手指并拢，相互揉搓。

第二步：洗背侧指缝，手心对手背沿指缝相互揉搓，双手交换进行。

第三步：洗掌侧指缝，掌心相对，双手交叉沿指缝相互揉搓。

第四步：洗拇指，一手握住另一手大拇指旋转揉搓，双手交换进行。

第五步：洗指背，弯曲各手指关节，半握拳把指背放在另一手掌心旋转揉搓，双手交换进行。

第六步：洗指尖，弯曲各手指关节，把指尖合拢在另一手掌心旋转揉搓，双手交换进行。

第七步：洗手腕、手臂，揉搓手腕、手臂，双手交换进行。洗手全过程要认真揉搓双手15 秒以上。

（二）手消毒

临床上，手消毒的指征是：①护理具有传染性或对多种抗生素耐药的患者之后；②接触被致病微生物污染的物品后，如被黏膜、血液、体液、分泌物等污染；③接触伤口之后；④护理免疫力低下的患者或者新生儿之前；⑤实施侵入性操作之前。

手消毒一般可选浓度为 10～50 g/L 氯己定溶液、浓度为 10～20 g/L 过氧乙酸溶液、浓度为 4.75～5.25 g/L 聚维酮碘和浓度为 50 g/L 氯己定乙醇溶液等。手消毒的方法和程序应根据其消毒指征而定，如护理传染性疾病患者之后，应先浸泡 1～2 分钟后再进行洗手；为达到保护性隔离或在侵入性操作之前，则应反之；特殊情况无法按规范要求洗手时，则可用浸有消毒剂的纱布或者棉片擦手。

（三）戴手套

在大多数情况下，手皮肤表面上的暂住菌可通过洗手而去除。所以，只要手保持清洁，可不必戴手套。护士的手是接触感染的第一屏障，当预料到手要接触血液、体液或污染物时，要戴手套进行操作，减少皮肤接触血液和体液的机会。特别是医护人员手上有伤口时，务必戴手套操作，加强防护。虽然戴手套不能防止针刺伤，但可以减少污染物进入人体的量从而减少感染的机会。操作中，手套破损后要立即更换，脱手套后仍需立即彻底洗手。1939 年德夫尼什（Devenish）就已经指出，手术结束时约有 24% 的手术者手套有针眼，微生物可以通过针眼进入手术伤口造成感染，甚至引发败血症。在护理操作中，抽血、静脉穿刺、伤口换药、整理血液污染的器械、持血标本等都必须戴手套进行，脱手套后仍需立即洗手,戴手套不能代替洗手。

(四)戴口罩和护目镜

一般呼吸道传染病是通过空气飞沫经呼吸道传播的。戴口罩可以防止吸入悬浮在空气中的含有病原微生物的微粒(飞沫及飞沫核)。戴口罩及护目镜可以阻止感染性血液、体液、羊水等物质溅到医务人员眼睛、口腔及鼻腔黏膜。每治疗1名患者应更换1次口罩;N-95口罩或高效过滤口罩(可持续应用6～8小时)、护目镜每班更换,12层以上纱布口罩4小时更换一次;使用纱布口罩时,应经常清洗、消毒;口罩变湿后或被血液、体液污染后要立即更换。提倡使用一次性口罩,由过氯乙烯纤维制成的高效过滤口罩的隔离效果较好,但被水汽浸湿之后失效,建议4小时更换一次,用毕丢入医用垃圾桶内。戴口罩时,要求口罩边缘在距下眼睑1厘米处,下缘要包住下巴,四周要遮掩严密。不戴口罩时,应将口罩贴脸面叠于内侧,放置于清洁袋内,定期更换。配制化学消毒剂时,要戴口罩、帽子及手套,避免直接接触;进行紫外线照射及紫外线强度监测时,应戴护目镜、帽子、口罩,避免皮肤、黏膜直接暴露在紫外线灯光下。

(五)穿隔离衣

在衣服有可能被传染性的分泌物、渗出物污染时应使用隔离衣,而进入隔离室的所有人员必须穿隔离衣。一般情况下使用洗净的隔离衣即可,隔离衣样式同手术衣,不可用前面对襟的工作衣代替。隔离衣为一次性用物,潮湿后失效,应立即更换。如果病原体可通过水或其他溶液作媒介来透过衣服时,必须穿防水隔离衣。穿脱隔离衣时应遵循正确的步骤:

①穿隔离衣:洗手→穿隔离衣并系好颈后领带及腰带→戴口罩→戴手套。

②脱隔离衣:解开腰带→脱手套→洗手→脱口罩→解开颈后领带,并将污染面向里脱下,放入污衣袋内→洗手。脱下隔离衣后,应将其污染面朝内,放在污衣袋内,做隔离标记,运送至洗衣房清洁、消毒处理。

(六)其他防护用具的使用

除了手套、护目镜、口罩、隔离衣以外,还可以选择面罩、防水围裙、防水接生衣、雨靴等防护工具,主要用于防止血液、羊水或其他传染性物质飞溅至助产士的皮肤,滴流至脚面,减少助产士通过破损皮肤和黏膜感染病原体的可能性。助产士在接生或进行其他操作前要评估被体液污染的危险程度,根据情况选择合适的防护用具,如接生时应戴护目镜、口罩、手套,穿防水接生衣、高帮雨靴等防护用具,避免羊水喷溅造成污染。

(七)锐器物品处理

所有锐器物品的处理应谨慎,被血液污染的锐器刺伤后有被感染的危险,皮肤的创口又是感染的途径。使用后的针头或其他锐器应及时、正确地放入专门的容器中。操作后要自己整理用物,以免他人在清理用物时被刺伤。禁止徒手去处理破碎的玻璃,以免被割伤。禁止直接传递锐器,手术中锐器要用弯盘或者托盘传递;使用后的针头等锐器物应立即丢弃到锐器收集容器内；禁止直接接触医疗垃圾。

（八）免疫接种

采取必要的预防措施，增强体质，如预防接种多价肺炎球菌疫苗、注射流感疫苗、乙肝疫苗、乙肝免疫球蛋白等。

（九）血渍清理

地面、墙壁、家具上有血渍时不能直接用抹布或者拖把去擦，应先用 1 : 10 的漂白粉水浸润在血渍上 10～30 分钟，然后戴手套用抹布擦净，擦后立即彻底洗手。

（十）医疗废物的处理

医疗废物是一种危害极大的特殊废物，这些废物主要是患者的生活废弃物及医疗诊断、治疗过程中产生的各类固体废物，含有大量的病原微生物、寄生虫，还含有其他有害物质。如果处置不当，将对人体健康和生命安全构成巨大威胁，对环境造成危害，尤其是废弃的一次性塑料医疗器具，被非法倒卖后制成生活用品，危害极大。因此，如何正确处置一次性医疗废物显得特别重要。有资料显示，日本医疗废物中塑料制品约占医疗垃圾总量的 30%，美国占 20%。我国每年的医疗废物量达 97.8 万吨，塑料制品占 30% 以上。随着人口和医疗机构的增加、医疗条件的改善，医疗废弃物的产生量每年以 3%～6% 的速度增长，塑料制品的数量也相应增长。一次性医疗物品的种类主要有注射器、输液器、输血器，各种输液袋、导管及包装物等。医疗废弃物应放置在专门盛放的黄色垃圾袋和容器中，锐利物品须置于硬质有盖的容器内，由专用密闭运货车送往规定地点进行焚烧处理。

二、不同工作环节的防护手段与方法

（一）产前

孕产妇入院时应认真采集病史，详细翻阅以往的检查结果记录，如孕期保健手册等，如患有血源性传染疾病的，应重点交班并按规定采取防护措施。严格戴手套，特别是在进行抽血等可能会接触孕产妇血液或体液的操作时。有研究表明，被血液污染的钢针刺破一层乳胶手套，进入体内的血量会比未戴手套者减少 50%。抽血或注射等完成后不可回套针帽，应直接将针头取下放进专用锐器盒。

（二）产时

进入产程后，每次阴道检查或肛查前要注意膀胱是否充盈，要求助产士做好孕产妇的心理护理，避免在检查时由紧张等因素引起腹压增加从而导致尿液或羊水喷出污染自身皮肤或衣物。人工破膜选择在宫缩间歇期，尽可能避免高位破膜，并注意在产妇臀部垫好卫生棉垫，以便对流出的羊水集中处理。产房中备各型无菌手套，以供在进行可能接触或观察产妇血液、体液的操作时使用。尽量克服匆忙上台接生，在接生准备前应对产妇是否患有血源性传染疾病充分了解，如已确诊的，安排在隔离产房进行分娩；如为急诊入院即分娩且无任何化验结果的，应戴双层手套、防护眼镜和穿中高帮雨鞋。会阴缝合时，应充分暴露后再进行操作，在阴道裂伤较深进行缝合出针时最好使用血管钳夹出，以免针刺伤发生。

（三）产后

产后的护理，是职业防护中最薄弱的环节。因此，首先应进行意识教育，了解产后护理各环节存在职业损伤的可能及其严重性，再进行职业防护教育。产后当天，产妇恶露量相对较多，在会阴护理时尤其要谨慎。新生儿出生时身上黏附血液及羊水，以头发处最多，首次沐浴均应戴上手套，如其母为血源性传染疾病患者，应安排在隔离沐浴室中沐浴。协助母乳喂养前，首先要注意母乳是否具有传染性。自身有皮肤破损者，同样要戴手套才能接触乳汁。

只有重视各个环节，提高自身的防护意识，培养良好的防护习惯，才能在繁忙的工作中避免职业伤害。

第四节　助产士常见职业危害及防护

一、概述

助产士职业伤害种类较多，是一个重要的公共卫生问题。国外有研究显示，在最具职业伤害的相关科室中，产房排在了第 2 位。

助产士是血源性职业暴露的高危人群。血源性职业暴露是指由锐器引起的皮肤损伤暴露或黏膜暴露于人体血液或高风险体液，且这一事件的发生是因医务人员履行其职责而导致的。研究发现，皮肤黏膜暴露发生率最高的是产房，年发生率为 82.6%，人均年发生率为 1.8%；助产士被羊水和血液溅过者占 56%～100%。羊水或血液经皮肤黏膜暴露是血源性传染疾病的病因之一。

艾滋病病毒（human immunodeficiency virus，HIV）、乙型肝炎病毒（hepatitis B virus，HBV）、丙型肝炎病毒（hepatitis C virus，HCV）以及其他血源性传染病最大的传染源是血液。产房孕产妇进出流量大，化验结果存在着不可靠因素，甚至有些急产妇根本没有化验结果，在参与孕产妇抢救时，助产士有可能来不及进行有效的自我防护，更增加了被传染的危险。与其他医务人员相比，助产士经皮肤或黏膜暴露感染 HIV 的风险更高。此外，助产士在接产过程中常常使用锐利器械，如剪刀、注射器、缝针等，在行抽血、会阴阻滞麻醉、会阴切开缝合术以及在清洗接生器械时都有刺伤的危险。Willy 等的研究发现，24% 的助产士在过去 6 个月中曾遭受至少一次的针刺伤。据报道，被 HBV、HCV、HIV 污染的针和锐器刺伤或碰伤后，相应病毒感染率分别为 6.0%～30.0%、0.4%～6.0%、0.25%～0.4%。

助产士是职业性慢性骨骼肌损伤（occupational musculoskeletal, OMSI）的好发人群。OMSI 是指从事生产劳动或其他工作而引起的肌肉骨骼损伤，占非致命性职业损伤的78.8%。澳大利亚的一项研究表明，颈部和背部疼痛的助产士分别占 40.8% 和 24.5%。研究发现在护理工作结束后，70% 的助产士腿脚发酸，50% 的助产士腰酸，25% 的助产士因腰背部疼痛而无法正常上班，经常的侧身检查姿势及不良的接生姿势易导致膝关节损伤。OMSI 不仅长期影响助产士的身心健康、工作能力和职业发展规划，工作日损失、保健成本增高、工作效率低下和离职等还会造成不可估量的经济损失。英国健康与安全执行委员会的资料显示，2003 年至 2007 年间，OMSI 所造成的经济损失从 1986 年的 810 亿美元上升到 2005 年的 2150 亿美元。

助产士精神压力大，容易出现心理问题。助产士作为护理专业中一个高风险的特殊职业群体，无论从岗位责任还是就其个体而言，其承受的压力明显高于普通护士。研究发现，职业倦怠困扰着 15%～85% 的助产士。Mollart 等研究发现 60.7% 的助产士有中至重度的疲惫感。焦亚萍等对 102 名助产士的调查结果显示，助产士的焦虑和抑郁评分值明显高于国内常模，发生抑郁的倾向性更大。分娩过程的复杂万变、产妇及家属对未来生命的高期望都给助产士施加了心理压力。另外，母婴保健法和举证责任倒置相关法律的实施、产妇及家属法律意识不断提高也在无形之中增加了助产士的心理和精神压力。

职业暴露也显著影响助产士职业伤害的发生。产房由于封闭式管理和严格的无菌要求，各种消毒剂应用较多：过氧乙酸、甲醛、消毒一次性用品的环氧乙烷及戊二醛等，这些有害气体可刺激人体呼吸道，引起哮喘和鼻炎等，并对人的皮肤黏膜、眼睛、胃肠道及神经系统等产生不良影响，直接影响助产士的身心健康。与此同时，产房存在多种噪声，它们来源于胎心监护仪、吸引器、空调、推车声、产妇分娩时的叫喊声和屏气用力声等。研究发现，超过 60 dB 的噪声可以分散人的注意力，使人心情烦躁；强的噪声（80 dB 以上）可引起耳部不适，使听觉发生暂时性减退、听觉敏感度降低，甚至可以导致听力损伤，发生急性外伤，引起耳膜破裂出血，导致双耳变聋，医学上称为"噪声性耳聋"。在一个嘈杂的环境中长期工作，容易出现疲劳、烦躁、头晕、耳鸣、失眠、注意力不集中等症状，增加了职业伤害发生的可能性。助产士的工作以观察产程、检查子宫颈口开大程度、接生、协助大小便、更换尿垫等为主，站立前驱位和步行较多，从而导致下肢静脉曲张的患病率比较高；接生过程中长时间腰椎前屈，增加了腰椎和腰肌损伤的风险，接生时保持蹬脚、右手腕推顶动作，易引起腰疼、手腕疼痛。

综上所述，助产士经常暴露于物理性因素、化学性因素、生物性因素、社会性因素、心理性因素等多种职业危险因素中。全面了解助产士职业伤害危险因素，并预防和控制职业伤害有益于助产士的职业健康和安全。

二、锐器伤的职业防护

引发锐器伤的利器种类有注射器针头、玻璃安瓿瓶、缝针、手术刀、留置针针芯、输液器的针头、一次性塑料镊子等。在医院感染管理中规定这些锐器都要放置在防水、耐磨、坚固密封的一次性锐器桶内，3/4满时要封闭容器，且密封后不能打开取出，防止意外伤害。

助产士在日常工作中频繁接触刀、剪、针等锐器，极易发生锐器损伤，主要涉及针刺伤、刀割伤、抢救患者时玻璃安瓿瓶的划伤，其中又以针刺伤最多。有调查结果显示，针刺伤是最常见的职业危害，占锐器损伤的80%。因此，了解锐器伤职业危害的相关因素和防护措施显得尤为重要。

（一）锐器伤职业危害风险的相关因素

刺伤越深、接触血量越多，危险性越大。刺伤锐器物是否被污染与职业危害风险密切相关，如果是被清洁的锐器刺伤，只要保护好伤口，危害不是很大；如果被严重污染的锐器所伤，则要根据相关病种，采取不同的防治方案，严格消毒并包扎好伤口。

1. 患者相关因素

根据患者的疾病阶段及病情不同，血液中病毒是否存在及浓度高低的差别，在被锐器所伤而接触患者血液后，感染的概率也有明显差异。所以发生锐器伤后，患者的相关化验指标及病情严重程度，均会影响受伤者的感染严重程度。

2. 助产士相关因素

助产士相关因素包括接受的安全培训、防护意识、预防接种、接触频率、安全用具的使用、防护措施等。如实习助产士由于对临床工作尚处于学习阶段，对职业暴露概念模糊，加之各项操作不熟练等因素，防护措施往往不能到位。随着实习时间的延长，发生概率逐渐减少。这说明助产士的职业防护意识要从学生时期开始培养。目前，有的医院护理部已把预防锐器伤作为一项重要的岗前培训项目，在上岗前教会新毕业护士及助产士如何预防锐器伤，如何处理及报告的流程，介绍安全用具的使用，重视安全培训。感染科对发生锐器伤可疑被污染人员进行监控，建立个人健康档案，通过工会对这些护士及助产士进行相应的意外伤害补偿。职工保健科应加强对医护人员的预防接种，定期组织体检，发现问题及时诊治。

医院管理人员，特别是护理部、护士长的观念对护士及助产士锐器伤的发生率有较大的影响。有的产房准备的一次性手套不充足，使得助产士在许多操作中不敢轻易戴手套，害怕被护士长批评，被认为是怕脏、浪费材料。各级管理人员应从保护护士及助产士的角度，要求勤洗手、强调标准洗手法，鼓励职工在接触患者的血液、分泌物及可能被污染的物品时戴手套，准备好高质量的手部消毒液，放置在治疗室、治疗车上，便于护士及助产士及时消毒手部，防止交叉感染。

（二）发生锐器伤的原因分析

1. 安全观念

除了工作粗心、技术不熟练、操作不规范外，对锐器伤的认识不足也是发生锐器伤的不可忽视的原因。已有资料显示，因职业而引起的感染针刺损伤占 80%，被感染需要的血量非常少，如感染乙肝只需 0.4 微升；每毫升感染乙肝病毒的血液中含有 1 亿个乙肝病毒微粒。每毫升感染 HIV 的血液中含有成千上万个 HIV 病毒微粒。发生锐器伤接触相关患者时感染 HBV 的概率为 6%～30%，感染 HCV 的概率为 3%～10%，感染 HIV 的概率为 0.2%～0.5%。所以，应充分认识发生锐器伤会造成多大危害；可能会染上经血液传播疾病的概率有多少，才会引起思想上足够的重视。

2. 工作行为

不规范的工作行为包括：将用过的静脉留置针的针芯不做毁形处理就扔进污物袋里，一次性注射器针头用过后随便丢弃；缝合针、手术器械在器械台上摆放不规整及器械传递不规范等，这些都与锐器伤的发生有着密切的联系。部分护士有将用过的针头双手回套针帽的习惯，据调查显示，此动作在护士被针刺伤的原因中占 80%。

3. 意外损伤

手术室工作中常使用的锐利器械较多，如刀、剪、针、钩，传递频繁极易造成自伤或误伤他人。调查指出，约有 11.7% 的手术室工作人员有过意外的血液直接接触：术中意外针刺伤、刀割伤；污血溅到皮肤或眼睛里；拔针时方法不正确，或没有及时处理拔出的针头，随手放置一边造成意外伤害……所以必须强调规范操作，正确传递器械，包裹好锐器，减少意外伤害。

4. 患者因素

遇到精神病患者或有精神症状的患者，由于这类特殊患者已丧失了正常的理智，他们要么动手打人，要么骂人或威胁，使得助产士在操作过程中紧张、害怕，导致操作失误而刺伤自己。有的患者则在操作过程中，出乎意料突然反抗而导致针头、刀片误伤护理人员。

5. 心理疲劳

助产士每天精神高度紧张，若遇到重、急症及重大抢救等情况时更加明显，尤其是夜班，要独立完成繁重的工作，有时需要同时处理好几件事情，容易在忙乱中发生锐器伤。加之助产士人力普遍配置不足，工作量、工作压力大，易出现身心疲惫，导致操作时精力不集中而造成误伤。

6. 医院管理

医院管理方面存在不足，如防护设备提供不足，因考虑医疗成本而限制手套的使用。如果一个被血液污染的钢针刺破一层乳胶手套或聚氯乙烯手套，医务人员接触血量比未戴手套时可能减少 50% 以上。这一数据有力证明了在操作及处理针头时戴手套的重要性。医院管理方面的不足还包括未开展相关的安全防护教育，对新员工没有做相关的培训；未引进具有安全防护的一次性医疗用品（带自动毁形装置）；废弃物的处理要求不规范等。有调查显示，因一次性物品毁形时造成的损伤占锐器伤的21.7%。为此，应减少非护理工作的损伤。

（三）锐器伤伤口处理流程

1.伤口处理流程

（1）立即从近心端向远心端挤出伤口部位的血液，避免在伤口局部来回挤压，避免产生虹吸现象，反而将污染血液吸入血管，增加感染机会。

（2）用肥皂水清洗伤口并在流动水下冲洗5分钟。

（3）用碘酒、乙醇消毒伤口。

（4）向主管部门汇报并填写锐器伤登记表。

（5）请有关专家评估锐器伤并指导处理，根据患者血液中含病毒的多少和伤口的深度、暴露时间、伤口范围进行评估，做相应的处理。

2.受伤人员免疫及血液监测流程

（1）HBV暴露后24小时内处理流程见表16-1；刺伤后6个月、1年时需要监测谷草转氨酶（GOT）、谷丙转氨酶（GPT）、HBs抗原、HBs抗体、HBc抗体。

表16-1　HBV暴露后24小时内处理流程

暴露者免疫情况		暴露源HBsAg（+）	暴露源HBsAg（-）	暴露源不明或无法检测
未接种疫苗	HBsAg（-）或抗HBs（-）	HBIG+疫苗	疫苗接种	HBIG+疫苗
	HBsAg（+）或抗HBs（+）或抗HBc（+）	无须处理	无须处理	无须处理
已接种疫苗	抗HBs（-）	HBIG+疫苗再种	疫苗再种	HBIG+疫苗再种
	抗HBs（+）	无须处理	无须处理	无须处理

（2）患者为HCV抗体（+）、受伤人员为HCV抗体（-）者，3个月后取血查HCV抗体和肝功能。

（3）患者为HIV抗体（+）、受伤人员HIV抗体（-），经过专家评估后可立即进行预防用药，并进行医学观察1年，于刺伤后6周、3个月、6个月、12个月时检查HIV抗体。预防性用药的原则：若被艾滋病病毒污染的针头所刺伤，应在4小时内，最迟不超过24小时进行预防用药，可用反转录酶抑制剂、蛋白酶抑制剂给予预防。即使超过24小时，也应当实施预防性用药。

（四）防护措施

职业安全的关键点：建立防护制度，进行职业安全教育，提高自我防护意识，做好预防接种,使用安全工具,规范操作行为,完善防护措施。

1.建立防护制度

加强对助产士的预防锐器伤的特殊教育,使助产士养成良好的工作习惯,增强自我防护意识,纠正导致锐器伤的危险行为。教育的内容包括:

(1)进行有可能接触患者血液、体液的诊疗和护理操作时必须戴手套,操作完毕,脱去手套后立即洗手,必要时进行手消毒。

(2)手部皮肤发生破损而需进行有可能接触患者血液、体液的诊疗和护理操作时必须戴双层手套。

(3)在进行侵袭性诊疗、护理操作过程中,要保证充足的光线,器械传递时要娴熟规范,并特别注意防止被针头、缝合针、刀片等锐器刺伤或者划伤。

(4)使用后的锐器应当直接放入耐刺、防渗漏的利器盒,以防刺伤;也可使用具有安全性能的注射器、输液器等医用锐器。

(5)禁止将使用后的一次性针头重新套上针头套。禁止用手折弯或弄直缝合针,禁止用手直接接触使用后的针头、刀片等锐器。

(6)及时处理使用过的锐器,禁止双手回套针帽,禁止用手分离污染过的针头和注射器。

(7)严格执行医疗护理操作常规和消毒隔离制度。执行全面性防护措施,规范操作行为,培养良好的操作素质。禁止直接传递锐器物,可以使用小托盘,避免手与手的直接接触。禁止手持裸露的锐器物指向他人,建立安全管理理念。

2.严格管理医疗废弃物

提供随手可得的符合国际标准的锐器物收集器,严格执行医疗垃圾分类标准。锐器不应与其他废物混放,在操作处置场所设置特定的锐器收集箱,锐器用后应稳妥安全地置入锐器盒内,锐器盒应有大小不同的型号。大的放在锐器废物较多的地方(如手术室、注射室、治疗室)。锐器盒进口处要便于投入锐器,与针头相连接的注射器可能会一起丢弃,所以容器应可一起处理针头和注射器。锐器盒应具有如下特点:

①防漏防刺,质地坚固耐用。

②便于运输,不易倒出或泄漏。

③有手柄,手柄不能影响使用。

④有进物孔缝,进物容易,且不会外移。

⑤有盖。

⑥在装入 3/4 容量处应有"注意,请勿超过此线"的标志。

⑦当采用焚烧处理时应可焚化。

⑧标以适当的颜色。

⑨用文字清晰标明专用字样,如"锐器收集盒"。

⑩底部标以国际标志符号如"生物危险品"。

分散的污物袋要定期收集集中。废物袋应每日运出病房或科室，无标志的废物袋不应搬出，而且应保证安全，防止泄漏。封好的锐物容器或圆形废物桶搬出病房或科室之前应有明确的标志，便于监督执行。清运工人应戴较厚的专用长手套搬运垃圾，防止被锐器所伤。

3. 加强助产士健康管理

助产士在工作中发生锐器损伤后，应立即做好局部的处理，再根据情况进行防治。建立健康档案，定期进行体检，并接种相应的疫苗，如定期注射乙肝疫苗。建立损伤后登记上报制度；建立医疗锐器伤处理流程；建立受伤工作人员监控体系，追踪伤者健康状况，降低感染发生率。由于助产士在发生皮肤锐器伤时有可能产生焦虑、紧张，甚至悲观、恐惧心理，特别是被乙肝、丙肝、艾滋病患者血液、体液污染针头刺伤时其表现的心理问题更为明显。所以，相关管理层领导应积极关心伤者，及时、有效地采取预防补救措施。同时，做好心理疏导，以增强伤者战胜恐惧、战胜疾病的信心。

4. 锐器使用的防护

抽吸药液时应严格使用未接触患者的无菌针头，抽吸后必须立即单手操作套上针帽，静脉给药时须去除针头经三通管给予。使用安瓿制剂时，先用砂轮划痕再掰安瓿，可垫棉花或纱布以防损伤皮肤。注射器使用后处理必须戴针帽毁去针头等。产房制定一套手术中刀、剪、针摆放及传递的规定，规范每名助产士的基本操作，规范孕妇分娩前生化检查项目，准确了解其各类病毒携带情况，并重点做好安全防护。

5. 理解孕产妇

对易激惹或缺乏理性控制的孕产妇，助产士应该体谅和宽容她们的行为，尽职尽责，尽量与其交谈和沟通，使孕产妇对其产生信任感，表现出依从与合作，从而达到治疗的目的。为不合作的孕产妇做治疗及护理时容易发生锐器伤害，必须有其他人协助，助产士之间互相配合，尽量减少锐器误伤自己或孕产妇。

6. 合理安排工作时间

适当调整助产士工作强度和减轻心理压力。分娩高峰期多配备助产士，灵活机动安排人力资源，便于保障工作质量，减少锐器伤的发生。降低夜班助产士的集中工作强度，保障充足的休息时间，使助产士身心得到缓冲，精神面貌、工作效率才能提高。护理管理部门在妇产科应配备足够的助产士及护士人力，减轻助产士的工作压力，同样能达到减少锐器伤的发生概率的目的。

7. 使用具有安全装置的医疗护理用具

为减少锐器伤，医院应尽量使用新研发出来的安全护理产品，如可自动毁形的安全注射器、安全输液器、安全留置针，这些护理用具在注射或穿刺完毕后针头可自动毁形，大大减少了针刺伤的发生。使用无针连接系统，如可来福、一次性无针头输液管路，通过中心静脉输液、抽血,尽量减少助产士及护士接触锐器的机会,从而减少锐器伤的发生。在治疗车上放置多个针座,抽血完毕后可直接将注射器插在针座上,减少污染针头刺伤的机会。另外,使用带有砂轮和掰不同孔径安瓿的组合启瓶器工具,方便操作,减少被安瓿扎伤的概率。

总之,护理管理者和助产士本人应高度认识到锐器伤的危害程度,建立相关的规章制度加以防护,全面启动助产士职业安全教育和培训,严格执行各种操作规程,纠正各种危险行为。助产士能集中精力专注工作,在使用、运输、回收一次性医疗锐器的各个环节中,所有相关人员都养成良好的习惯,就能大大降低因锐器伤而感染血源性传染疾病的机会,从而更有效地做好职业防护。

三、艾滋病职业暴露及处理预防措施

(一)艾滋病职业暴露

艾滋病职业暴露是指工作人员在从事艾滋病防治工作,以及相关工作的过程中被艾滋病病毒感染者或艾滋病患者的血液、体液污染了破损的皮肤、黏膜,或被污染有艾滋病病毒的针头,或其他锐器刺破皮肤而具有被艾滋病病毒感染的可能性的情况。

1. 艾滋病职业暴露的感染源

艾滋病职业暴露的感染源主要来自艾滋病患者或 HIV 感染者的血液或含血体液;患者或感染者的精液、阴道分泌物、母乳、羊水、心包液、腹水、胸腔积液、关节滑膜液、脑脊液等深层体液;含 HIV 的实验室标本、生物制品、器官等。接触患者或感染者的粪便、尿液、唾液、鼻涕、痰液、眼泪、汗液、呕吐物等体液不会感染,除非这些体液含有血液。由于艾滋病的潜伏期很长,HIV 感染者从外表无法辨别,却具有传染性;此外,艾滋病没有特异的临床表现,患者常到各科就医,就诊时接诊医生不易及时做出正确诊断,所以,医务人员在临床工作中面对更多的是潜在的感染源。

2. 艾滋病职业暴露的原因

长期以来,医务人员对职业暴露的危险性认识不足,不少人存在侥幸心理,认为艾滋病主要涉及传染科和疾病控制部门,自己不可能接触到艾滋病患者或 HIV 感染者,而且缺乏对艾滋病相关知识的了解,未接受职业安全教育,缺乏自我防护知识和技能,因怕麻烦而长期养成一些不规范的操作习惯,或因管理者担心成本增加而不注意医务人员必需的防护等。与助产士职业暴露有关的常见操作如下。

(1)与针刺伤有关的操作:导致医务人员职业暴露的罪魁祸首是污染的针刺伤及其他锐器伤,如针头、缝针、刀片等,约占86%。助产士是医院中针刺伤发生率最高的职业群体,产房是针刺伤的高发科室。针刺伤最容易发生的环节是在针头使用后到针头丢弃这一段过程。

(2)接触血液、体液的操作:处理工作台面及地面、墙壁的血液、体液时未先进行消

毒；在遇到急诊时或为患者实施心肺复苏时，没有及时使用有效的防护用品。

3.艾滋病职业暴露后的危险性

引起感染的相关因素包括病原体的种类、接触的方式、接触的血量、接触患者血液中的病原体的量。

（1）感染 HIV 的概率在医务人员群体中，遭遇职业暴露概率最大的是护理人员（事故率为 63%）；其次是临床医师（事故率为 14%），包括外科医生、实习生、牙科医师；再次是医疗技师、实验员（事故率为 10%）。职业暴露后存在着感染艾滋病病毒的危险性，研究资料表明，针刺的平均血量为 1.4 微升，一次针头刺伤感染艾滋病病毒的概率为 0.33%，若暴露于较多血液量和（或）高病毒载量的血液时，其传播危险率将会更高，可能大于等于 5%；黏膜表面暴露后感染艾滋病病毒的概率为 0.09%；无破损的皮肤表面暴露者感染 HIV 的概率为 0。由于职业原因，医务人员持续的暴露累计起来则感染 HIV 的危险较大。一位外科医生累计感染 HIV 的危险可高达 1%～4%，护士是医生的 2 倍。

（2）增加感染危险性的暴露因素：可能增加职业暴露后的危险性情况有以下几项。

①接触污染血液的量多。

②受损的伤口较深。

③空心针头刺伤比实心针头的危险性大

④造成伤口的器械上有可以见到的血液。

⑤器械曾置于患者的动、静脉血管内。

⑥体液离开机体的时间越短，危险性越大。

⑦无保护接触患者血液时间较长。

⑧晚期患者或患者病毒载量较高。

（二）职业暴露后的处理

1.职业暴露后应遵循的处理原则

及时处理，及时报告，保密，知情同意。

2.职业暴露发生后的处理程序

（1）局部紧急处理：根据事故情况采取相应的处理方法。

①如发生皮肤针刺伤、切割伤、咬伤等出血性伤口，应立即脱去手套，对伤口轻轻挤压，由近心端向远心端不断挤出损伤处的血液，再用清水或肥皂水冲洗。

②受伤部位可用 75% 的乙醇、浓度 20～50 g/L 过氧乙酸或者浓度 4.75～5.25 g/L 的碘伏等消毒液涂抹或浸泡，并包扎伤口。同时尽快寻求专业人士的帮助。

③血液、体液等溅洒于皮肤表面，应立即用肥皂水和流动水清洗，如血液、体液溅入眼睛、口腔黏膜等处可用生理盐水反复冲洗。衣物污染：脱掉隔离衣，更换干净衣物。

④涉及污染物的重大损伤及泼溅：污染处疏散人员，防止污染扩散；通知实验室主管领导、安全负责人，确定消毒程序；进行生物安全柜和（或）实验室的熏蒸消毒；穿防护

服,被溅的地方用消毒剂浸泡的物品覆盖,消毒剂起作用 10～15 分钟后,再进行清理。

（2）建立安全事故报告与登记制度:事故发生后事故单位或事故当事人要立即向当地疾病控制中心详细报告事故原因和处理过程。重大事故在紧急处理的同时要立即向主管领导及有关专家报告,主管领导及有关专家要立即到现场根据情况进行评估,确定是否采用暴露后药物预防;如果需要用药,向地区性抗 HIV 安全药品储备库报告,力争在暴露后最短时间（24 小时内）内开始预防性治疗。小型事故可在紧急处理后立即将事故情况和处理方法一并报告主管领导和专家,以及时发现处理中的疏漏之处,使处理尽量完善妥当。

对安全事故的发生应建立意外事故登记簿,详细记录事故发生过程并保存。登记的内容包括安全事故发生的时间、地点及经过;暴露方式;损伤的具体部位、程度;接触物种类（血液、血性体液、精液、阴道分泌物、脑脊液、脑膜液、腹水、胸腔积液、心包液、滑膜液、羊水和组织或病毒培养物等）和含 HIV 的情况;原患者状况（如病毒载量、药物使用史）;记录处理方法及处理经过（包括赴现场专家或领导活动）;是否采用药物预防疗法,若采用则详细记录治疗用药情况,首次用药时间（暴露后几小时和几天）,药物不良反应情况（包括肝、肾功能化验结果）,用药的依从性状况;定期检测的日期、项目和结果。

（3）进行暴露的风险评估:暴露发生后应尽快由专业人员进行危险性评估,根据暴露级别和暴露源的病毒载量水平或危险程度,确定采用暴露后预防的建议方案。

1）暴露程度的级别:

① I 级暴露:可能损伤的皮肤或黏膜暴露于血液或含血体液,接触的时间短、量少。

② II 级暴露:可能损伤的皮肤或黏膜暴露于血液或含血体液,接触的时间长、量大或是健康完整的皮肤被实心针头或尖锐物品刺伤或表皮擦伤。

③ III 级暴露:被中空针具刺伤、割伤,伤口较深,器械上可见到血液等。

2）暴露源级别:

① HIV 暴露源级别 I（轻度）:暴露源 HIV 滴度低,患者无症状,CD4 计数高。

② HIV 暴露源级别 II（重度）:暴露源 HIV 滴度高,患者有症状,艾滋病患者、艾滋病急性感染期,CD4 计数低。

③ HIV 暴露源级别不明:暴露源来源不明,患者情况不明。

（4）暴露后的预防:暴露后预防是指暴露于艾滋病病毒后,对暴露程度和暴露源状态进行正确评估,决定是否进行抗反转录病毒预防性用药和选择合适的用药方案。

①暴露后预防用药的最佳时间:应该是开始用药时间越早越好,最好在暴露后 24 小时内服药预防。

②暴露后预防用药的选择:在专业医师指导下用药。

（5）暴露后随访:艾滋病职业暴露发生后,应立即抽取被暴露者的血样做 HIV 抗体本底检测,以排除是否有既往 HIV 感染。如本底检测结果阴性,不论经过危险性评估后是否选择暴露后预防服药,均应在事故发生后随访咨询、检测和评估。据研究,95%的HIV感染者将于暴露后6个月内出现血清抗体阳转,约5%感染者于暴露后6～12个月出现HIV抗体阳转,其中大多数感染者在暴露后2个月内出现抗体阳转,平均时间为65天。已采取暴露后预防服药的HIV感染者不会延长其抗体阳转的时间。因此,应在事故发生后第6周、3个月、6个月和12个月时分别抽取血样检测HIV抗体,以明确是否发生感染。

除监测HIV外,还应对暴露者的身体情况进行观察和记录。要观察暴露者是否有HIV感染的急性期临床症状,一般在6周内出现,如发热、皮疹、肌肉痛、乏力、淋巴结肿大等,可以更正确地估计感染的可能性,及时调整处理措施或用药方案;还可了解暴露后是否存在除HIV感染以外的其他危险,如外伤、感染引起的败血症等,给予相应的治疗。对于HIV暴露后预防用药的人员,可以了解药物的不良反应发生情况、身体耐受药物情况、药物治疗的依从性等。

(6)被暴露者在生活中的注意事项:从暴露发生起一年的时间内,应将被暴露者视为可能的HIV传染源加以防范。具体措施:被暴露者应在每次性交时使用安全套;育龄妇女暂缓怀孕;孕妇要根据危险性评估的结果权衡利弊,决定是否终止妊娠;哺乳期女性应中断母乳喂养改用人工喂养;在生活中避免与他人有血液或感染性体液的接触或交换等。

(三)职业暴露的预防

随着HIV感染者和艾滋病患者越来越多,将有更多的医务人员面临治疗护理艾滋病患者。艾滋病患者需要治疗和护理,作为专业人员,应以同情、客观、迅速、有效的医疗护理来帮助他们。但是,在治疗、护理过程中,很有可能发生医务人员被艾滋病患者传染的事件。虽然暴露后有些药物可以预防HIV感染,但并不是百分之百有效。因此,应该重视临床医务人员关于该病的职业暴露的问题,制订相关的防护措施,防止医务人员因职业暴露而感染HIV。

因职业暴露被艾滋病感染的最主要的途径是被污染的针头或锐器刺破皮肤,也有的是破损的皮肤或非消化道黏膜,如眼结膜、鼻黏膜接触患者的血液或体液。所以,在产房工作中助产士应当严格遵守操作规程,遵循控制医院内感染的规则,防止意外伤害。

1. 全面性防护措施

WHO推荐的普遍性防护原则中认为,在为患者提供医疗服务时,无论是患者还是医务人员的血液和深层体液,也不论其是阳性还是阴性,都应当作为具有潜在传染性的对象加以防护。在所有的患者都有可能是艾滋病患者的指导思想下,1985年美国疾病控制和预防中心(Centers for Disease Control and Prevention, CDC)提出了"全面预防"的概念,1996年又提出标准预防,即假定所有人的血液等体内物质都有潜在的传染性,接触时均应采取防护措施,防止职业感染经血液传播疾病的策略。通过采取综合性防护措施,不仅可以减少受感染的机会,还可以避免一些不必要的歧视和误会。这些措施包括洗手、避免直接接触血液或体液、安全处置锐利器具、改善医疗操作环境、正确处理溅出的血液(体液)

及废弃物和排泄物、抢救患者时及时做好防护。

2. HIV 的消毒

（1）HIV 的抵抗力：引起艾滋病的 HIV 是在 1983 年发现的，为反转录病毒，属于慢性病毒。HIV 对外界的抵抗力较弱，远较乙型肝炎病毒的抵抗力弱。HIV 对热敏感，在 56℃下加热 30 分钟部分灭活，60～122℃可被杀死，WHO 推荐 100℃ 30 分钟进行反转录病毒灭活，但在室温液体的环境下可存活 15 天以上。因此，医疗用品经过高温消毒、煮沸或蒸气消毒完全可以达到消毒目的。HIV 不耐酸，较耐碱，pH 值降至 6 时病毒滴度大幅度下降，pH 值高达 9 时，病毒滴度仍较稳定。HIV 对消毒剂、去污剂也较敏感，浓度为 75% 的乙醇、浓度为 10 g/L 的漂白粉、浓度为 1.1 g/L 的甲醛溶液、浓度为 20 g/L 的氯氨等均可灭活该病毒；HIV 对紫外线、γ 射线、β 射线的耐受力较强。

（2）HIV 污染物品的消毒：患者与健康人的一般生活接触不会引起艾滋病病毒的传播，在公共场所没有血液、体液和分泌物时不必消毒。但在医院和患者家庭内应有针对性地对被 HIV 污染的场所和物件进行消毒。

3. 阻断医院内 HIV 的感染途径

除了医护工作者由于职业暴露而存在感染艾滋病的危险，其他的患者在接受治疗、护理的过程中也同样存在此类问题。由于受多种因素影响，HIV 传播给患者的危险性难以统计，但比医务人员的职业暴露危险性要低。总之，在卫生医疗机构中应当严格遵守标准，遵守医院内感染控制的原则，以防止艾滋病的交叉感染。

（1）隔离。一般艾滋病患者不需要单独住隔离房间，可同室隔离。但是当患者出现以下情况应住隔离房间，采用红色标记：患者的血液、分泌物以及排泄物污染环境时；患有传染性疾病的机会性感染（结核病等）；患者意识不清，不能自理者。

（2）实行安全注射。WHO 对安全注射的定义是，对接受注射者无害，不使卫生保健人员因接触产生任何危险，注射器产生的废弃物没有对社会构成危险。临床工作中应尽量做到安全注射，能用口服药物代替的，应避免使用注射用药物。在进行注射操作时，一定要用经过严格消毒的针头和注射器，最好使用一次性注射器，在进行预防接种时要坚持"一人一针一管"制度。

（3）严格消毒。凡接触患者血液、体液或有可能被患者血液污染的各种医疗器械的情况，在使用前必须进行彻底消毒。

（4）保证安全供血。由于血液制品受污染而引起患者感染艾滋病的事件也时有报道，因此，所有输血和血液制品、生物制品必须进行严格的相关检验。尽量避免不必要的输血，鼓励并实施无偿献血制度。血液的采集、使用和管理必须符合《中华人民共和国献血法》的要求。

（5）规范捐献器官的管理。对器官捐献者（包括骨髓、角膜、皮肤、内脏、精子和卵子等）应进行相关检查，合格者方可捐献。

四、腰椎间盘突出症的防护

腰椎间盘突出症是因椎间盘变性，纤维环破裂，髓核突出刺激或压迫神经根、马尾神经所表现的一种综合征，腰腿痛是腰椎间盘突出症最常见的症状。助产士在接产时经常保持前倾侧倾体位，会阴缝合、阴道检查时常处于弯腰低头状态，长时间的固定体位和腰背弯曲及低头状态，导致其腰肌劳损和腰椎间盘突出等腰背部疼痛，这些问题成为助产士职业群体中的普遍现象，且发生率远高于一般人群。由于该病具有难治性易复发性以及发病时导致较为严重的临床症状等特点，一旦患病，将严重影响助产士的日常工作和生活。因此，如何预防腰椎间盘突出症的发生，降低其造成的职业危害，越来越受到人们的重视。

对于腰椎间盘突出症的预防，应注意以下几个方面。

（一）加强锻炼，提高身体素质

临床助产士日常工作强度较大，身体常处于高负荷状态，时间过久，易使机体各组织器官疲劳，提前过渡到衰老阶段。同时亦会导致机体免疫力低下，使局部腰肌、韧带及椎间盘易受外界各种诱因影响，发生腰椎间盘突出症，引起腰背痛。因此加强锻炼、强身健体是预防腰椎间盘突出症的重要措施。通过锻炼可提高机体免疫力，使全身各个脏器系统功能增强，局部腰肌可摄取更多营养物质。同时通过锻炼亦可增加骨关节活动度，降低骨关节损伤概率。具体锻炼的方式很多，例如在业余时间可多做健身运动，如健美操、广播体操等，并提倡多进行有氧运动锻炼，如慢跑、高低杠、单双杠等。活动前应做好准备工作，放松局部腰肌及身体各个关节，活动时注意强度及幅度，避免在活动中损伤腰肌及椎间盘，诱发腰椎间盘突出症。

助产士还应注意加强腰部锻炼，尤其是腰背伸曲肌的锻炼。坚韧的腰肌可支撑脊柱，防止腰背部损伤。据报道，在 $0° \sim 36°$ 范围内的伸展练习对提高背伸肌力最有效。腹肌及肋间肌的锻炼可增强腹腔内压和胸腔内压，有利于减轻脊柱压力。加强腰椎活动度的锻炼，可以放松腰肌，改善局部血液循环，并可预防和矫正椎间盘退变。

（二）保持正确的劳动姿势

在工作、生活中，应注意保持正确的劳动姿势，这样不仅可以预防腰肌劳损的发生，还可延缓椎间盘退变的进程，预防椎间盘突出症的发生。

1. 站立劳动姿势

髋、膝微曲，自然收腹，双侧臀肌向内侧收缩，使骨盆前旋，腰椎变直，腰骶角减少，脊柱支撑力增大，有利于减少身体重力对腰椎和腰骶关节的损伤。

2. 坐位劳动姿势

坐位时，调节好座椅高度，以膝关节自由屈伸，双足自由着地为宜。腰椎基部离座椅靠背不宜超过5厘米，且座椅应能完全撑托住大腿。若座椅太高，大腿后部肌肉受压，影响骨盆的松弛，使身体不稳。若座椅过低，则增加髋关节的屈曲度，使骨盆前倾，易发生腰肌劳损。靠椅背部应与上腰椎贴近,保持脊柱伸直,可避免因过度屈曲而引起腰部韧带劳损。

3. 半弯腰劳动的姿势

助产士在进行接生时,常处于半弯腰劳动状态。此时,应保持下腰部伸直、两足分开与肩平行,使重力落在髋关节和两足处,降低腰部负荷。

4. 搬重物的姿势

在搬运重物时,应先伸直腰部,再屈髋下蹲,后髋、膝关节用力,继之挺腰,将重物搬起。

5. 集体抬重物姿势

集体抬重物时,每位助产士均要挺胸直腰,先屈髋下蹲,后同时抬起重物,注意重心平衡,起身一致,统一指挥,步法协调。动作的不协调,会使重物的重量分布不均,容易造成个别助产士受力过重,扭伤腰部。

6. 避免长时间维持同一劳动姿势

应避免保持同一固定劳动姿势,否则容易引发腰肌劳损,增加腰部脊柱负荷,增大发生椎间盘突出的概率。应定期变换姿势,使疲劳的腰肌得到休息,减轻脊柱负荷。曾患腰椎间盘突出症但现已缓解的人,更应注意对椎间盘的保护,避免长期固定的劳动姿势增大腰部损伤的积累。同时,活动时亦应采取适当方式,注意加强腰背肌及腹肌的锻炼。避免过于剧烈的活动,防止拉伤腰部肌肉,损伤椎间盘,引起腰椎间盘突出症的复发。如该病反复发作,会加速椎间盘的退变,亦会增加治疗的难度,使保守治疗效果不明显或无效,从而严重影响日常工作和生活。

(三)正确使用劳动保护用具

可通过佩戴护腰加强腰部的稳定性,保护腰肌及椎间盘。但护腰只应在劳动时使用,平时解下,否则可导致腰肌萎缩,产生腰背痛。对于已患腰椎间盘突出症的人士,在佩戴护腰时应注意遵循以下原则:于急性期疼痛加重时,坚持佩戴,但于卧床休息时,解下。虽然症状好转,但在天气寒冷或近期工作强度加大时,也应坚持佩戴护腰,可起到防止病情恶化的作用。

(四)做好妊娠期和哺乳期的卫生保健

据报道,妇女在妊娠期和哺乳期由于内分泌的改变,下腰部和骨盆的肌肉、关节囊和韧带松弛,下腰椎负荷增大,腰椎间盘内压升高,稍有不慎即可发生腰椎间盘突出症。助产士在妊娠期及哺乳期,应做好保健工作,避免过度劳累以及从事较大强度的劳动。采取适当姿势活动,尽量减少腰部负荷,如抱小孩、拿物品时,应尽量将其靠近自己的身体。亦可通过适度的腰部按摩,增加局部血液循环,减轻腰部负荷。若工作强度较大,妊娠期可考虑暂时调离工作岗位,减少较大强度的劳动对腰部的刺激。孕后应将体重控制在标准范围内,因为过于肥胖会增加腰部肌肉及脊柱的负担,诱发椎间盘突出。

(五)避免温差刺激

较大的温差对局部腰肌、脊柱会产生较强的刺激,影响局部组织新陈代谢率,增大腰椎间盘突出症的发病率。对于曾患腰椎间盘突出症的人员，更应注意自我保护，防止复发。冬季，离开病房时要注意自我保暖，降低温差刺激。夏季，室内温度不宜过低，最佳的室内外温差是 5℃左右，并避免空调冷空气直吹腰部而刺激腰肌。

（六）养成良好的生活、饮食习惯

提倡卧硬板床休息，并注意床垫的厚度适宜。睡眠时，枕头高度以压缩后与自己拳头相当或略低为宜，翻身时尽量不扭转躯体，仰卧时，两膝间垫一小枕。晨起前，先活动腰部，避免迅速坐起损伤腰肌。在从事家务劳动时，也应注意避免需长时间弯腰的活动，减少弯腰的次数。持重物不得超过 5 千克，高处取物时保持身体直立，严禁后仰。可适当改变家居设施以减少腰部负荷，如抬高灶台、水池的高度等。在日常生活中，还应注意多食富含钙、铁、锌的食物。亦应增加机体内蛋白质的摄入量，因其是形成骨骼、肌肉、韧带不可或缺的成分之一。B 族维生素是神经活动过程中需要的营养素，可缓解疼痛，解除肌肉疲劳。维生素 C 是组成结缔组织以及椎间盘纤维环的主要成分之一，增加其摄入量，可延缓椎间盘的退变。维生素 E 可扩张血管、促进血流，消除肌肉紧张，在一定程度上，亦能起到预防椎间盘突出的作用。对于年龄较大的患者，可添加补钙保健品，预防腰椎间盘突出症的发生。而曾患有腰椎间盘突出症的助产士应忌食寒凉食品，少吃煎炸油腻的食物以防止血液黏稠。

（七）预防复发

曾患有腰椎间盘突出症的助产士，在日常生活中应选择适宜的功能锻炼方式，加强腰背肌的收缩力，预防该病的再次复发。

五、下肢静脉曲张的防护

下肢静脉曲张是指下肢浅静脉系统处于伸长、蜿蜒、迂曲状态，通常发生在大隐静脉或小隐静脉及其属支，是我国最常见的静脉病，也是助产士常见的职业病之一。由于工作中长时间站立，助产士群体中不同程度的下肢静脉曲张成为共性问题。

（一）避免长期站立，适当活动以促进血液循环

助产士工作时长期处于站立位，为了预防下肢静脉曲张的发生，在站立过程中，避免长时间保持同一姿势，适当、轻微地活动有助于促进下肢血液循环，减轻下肢静脉瓣膜承受的压力。站立时，可让双腿轮流支撑身体重量，并可适当做踮起脚跟动作，促进小腿肌肉收缩，减少静脉血液淤积。提倡在工作间歇期，做做工作体操，如双腿上下摆动或夹蹬练习，并要充分活动踝关节，消除腓肠肌的疲劳，使其有效发挥泵作用，减轻浅静脉压力。

（二）采用适当工作方法，降低下肢负荷

要正确地运用人体力学的原理来指导工作，在搬运重物、移动物品或拉动和移动重物及患者时，尽量用全身转动，避免用躯干转动，以免不均等的肌肉张力造成正常的重力线的改变，应科学地收缩和放松肌肉。同时，医院的职能部门如护理部，要开展全面的和有互动的员工培训,如培训员工理解和熟悉有关患者提举和搬运的政策和制度,对新员工和轮转实习员工均要进行轮训。做好搬运重物的培训教育,教会她们应用力学原理去完成工作,并学会主动休息,生活作息有规律,夜班或较大工作量后应及时休息,不应在感觉劳累后才休息。并提倡员工重视自我保健意识的养成及不断提高。

(三)防止腹腔内压长期升高

腹腔内压升高会影响下肢静脉血液回流,引起下肢静脉内压升高,增加静脉瓣膜负担或使静脉瓣膜损坏。因此,在日常工作和生活中,要做好自我保健工作,积极预防能够导致腹腔内压增高的慢性疾病,如慢性咳嗽、便秘等的发生。发生后应及早、彻底治疗,防止病情迁延,诱发下肢静脉曲张。还要注意的是,久坐或长期维持同一姿势站立,也会导致腹腔内压升高。工作之余,应注意腹部及腰部的锻炼,适当变换身体姿势,降低腹腔内压,并常做深呼吸动作,减轻腹腔内压,促进骨盆血液回流,减轻腿部血液淤积。

(四)抬高下肢,促进下肢静脉血液回流

在休息时应尽量抬高下肢,并配合自我按摩,促进下肢血液回流。睡觉时,可在小腿部垫一小枕,使下肢抬高 $15° \sim 20°$,减轻下肢肿胀及预防小腿溃疡的发生;并可于睡前用热水擦洗下肢,促进下肢血液循环,如果用赤芍、牡丹皮、桃仁、红花等煎汤熏洗擦揉,效果更好。

(五)穿弹力袜或捆绑弹力绷带

该法可以发挥小腿的肌肉"泵"作用,促进下肢血液回流,减轻或消除肢体沉重、疲劳感。护理工作者可在早晨上班前穿戴,睡觉前脱下。捆绑弹力绷带时,应先将腿脚垫高,从踝部向上捆扎,松紧适宜。特别是手术室的护士,更适宜使用该法预防下肢静脉曲张的发生。尤其注意在穿戴弹力袜之前,应将双下肢抬高,减少浅表静脉血,以提高预防效果。

(六)预防外伤

应注意保护下肢皮肤。长久站立工作,使下肢负重增加,局部血液循环不畅,从而导致下肢血管、肌肉及皮肤营养不良。如若皮肤破损,则皮下组织及血管极易感染。另外,破坏血管正常结构,增加了发生下肢静脉曲张的危险性。

(七)注意锻炼,强身健体

应经常参加体育锻炼,提高身体素质。适当的体育锻炼可以促进周身血液循环,使下肢静脉营养充足,增强静脉壁弹性,提高静脉回血功能,预防下肢静脉曲张的发生。可选择骑脚踏车、步行和游泳等方式来强化小腿肌肉。活动方式方法及强度要适宜,根据个人自身情况选择。不提倡进行剧烈运动,如长距离快跑,这会增加下肢的负重,反而无法起到很好地锻炼腿部肌肉的作用。

(八)注意孕期及哺乳期保健

在怀孕期间,由于腹压增大,下肢静脉回流不畅,较平时更易发生下肢静脉曲张,因此,要注意采取适当措施促进下肢血液循环,降低静脉曲张的发生率。不宜久坐,可适当

在室内或室外散步。可用热水擦揉下肢，并可用适当力度，自下而上按摩下肢，双腿交替，不得逆向按摩，持续按摩 10 分钟，每天一两次。如在妊娠期已发生下肢静脉曲张，程度较轻者可使用弹力袜来预防该病的进一步发展。分娩后应注意锻炼，将体重控制在正常范围内，避免过度肥胖。

（九）养成良好的生活和饮食习惯

在日常生活中，应注意自我保护，养成良好的生活和饮食习惯，提高机体抵抗力，预防下肢静脉曲张的发生。在冬季应注意保暖，避免冷水刺激下肢。在户外时，注意膝部保暖等。多食有清热利湿、活血化瘀功效的清淡食品。

（十）增强血管张力

通过坚持做血管保健操，增强血管张力，降低下肢静脉曲张发生的概率。如已发生静脉曲张病变，也可通过锻炼，改善病理过程，延缓静脉曲张的发展。

六、化学消毒剂职业防护

对病区环境的消毒，抢救仪器的保养、清洗，医疗垃圾的灭菌处理等需要用到各种化学消毒剂，其中大部分消毒剂对皮肤黏膜有不同程度的刺激作用。助产士经常接触的消毒剂，如戊二醛、氯制剂、甲醛、过氧乙酸等，具有一定的挥发性和刺激性，在杀灭细菌的同时也会对人体产生不良反应，尤其易通过吸入或皮肤接触而产生危害。助产士作为消毒剂的最常使用者，皮肤黏膜会受到不同程度的腐蚀，严重的可引起皮炎、眼炎以及过敏性哮喘等疾病；眼结膜灼伤、上呼吸道炎症、喉头水肿和痉挛、化学性气管炎或肺炎等也易发生；长期接触还会损害中枢神经系统，表现为头痛、记忆力衰退以及肺实质纤维化等。

（一）消毒剂危害的防护措施

1. 强调使用的针对性

对细菌、病毒所污染的环境、物品、器械等，应选择合适的消毒剂，并采用正确的消毒方法，按规程要求严格实施消毒。尤其是对重复性使用器械的消毒和终末消毒，必须保证消毒质量。预防性消毒应采取适度、适量的原则，根据季节、环境、人流、物流等因素有目的、有选择地实施，不可盲从过滥。尽量选择对空气污染小的化学消毒剂；科学对待化学消毒剂的使用浓度，配制消毒液时，浓度要准确，浓度过高会增加对皮肤黏膜的伤害，如含氟消毒液；遵守医院或部门的关于剧毒、有害物质的保管规定，即集中存放，容器密闭，使用可蒸发性消毒剂时要密封保存，如甲醛等，并有显著标记；使用中的化学消毒剂容器应加盖；提倡使用一次性医疗用品。

2. 强调使用的选择性

了解消毒剂的理化性质，选择合适的化学消毒剂浸泡被污染的医疗器械。能用物理方法消毒，就不用化学方法；能使用低浓度消毒剂即可奏效，就不用高浓度消毒剂。用化学方法消毒，应尽量选择环保型消毒剂，如二氧化氯、过氧化氢溶液（双氧水）、强氧化离子水、臭氧等。

3. 强调使用的有效性

首先，应检查消毒剂的质量，必须使用符合国家质量鉴定标准的消毒剂。其次，要采取正确的配制方法，确保使用浓度安全有效。盛放消毒剂的容器要配备容器盖，可避免消毒剂的挥发。这样既可以保证消毒剂的有效浓度，又减少了对身体的危害。必须要严格按规程实施消毒，做到时间、剂量和方法上准确无误，保证消毒效果。

4. 强调使用的防护性

使用化学消毒剂进行空气消毒时，应在无人的情况下进行。消毒人员应采取适当的自我防护措施，避免因过量吸入而造成机体伤害或者消毒剂慢性中毒。达到消毒作用时间后，应及时打开门窗通风换气。对物体表面进行消毒时，达到作用时间后应及时用洁净的水拭去残留液，以免腐蚀。配制和使用过氧乙酸和某些含氯消毒剂时，应戴乳胶手套、口罩和护目镜等防护用具。冲配药物场所应有抽风和排风设备；冲配规则还包括用水剂代替粉剂以减少冲配时气溶和气雾的外溢；必须应用粉剂消毒剂时，溶解时溶媒沿容器壁缓慢注入，待药粉浸透后再行搅动，以防粉末外溢；如果未稀释的化学消毒剂溢出到桌面，应用布吸附液体，再用清水冲洗被污染的桌面。要保持室内空气流通，定期开窗通风换气或安装空气净化装置。

（二）消毒剂危害后应急措施

为减少医护人员接触消毒剂所带来的损伤，首先，医院应组织和制定严密的职业防护政策和方案，提供安全的防护用品、设备和环境，教育和培训从事该工作的人员；若操作中不慎将药液溅到皮肤上或眼睛里，则应立即用清洁、流动的水或生理盐水反复彻底冲洗，避免灼伤黏膜或皮肤。

七、工作疲惫感的控制和干预

预防和控制工作疲惫感的发生，需要从压力源和应对两个方面进行，因此，干预措施也应是综合性的。

（一）控制职业中的紧张因素

1. 提供教育和培训机会

接受继续教育是助产士个人提高的过程，也是单位整体素质提高的过程。业务素质的提高不仅直接关系着护理工作的质量和效果，还能增强助产士的工作自信心。虽然占用一定的时间，但有利于长期的可持续发展。在职助产士外出参加继续教育和学术会议，可以增加对学科发展前沿和国内外同行情况的了解，带来工作变革的方向和动力。卫生行政部门应鼓励教育系统及时开办各层次的继续教育和各种类型的培训班、研讨会，促进护理界形成浓厚的学术竞争氛围。医院和科室应制定切实可行的政策，鼓励在职助产士的继续教育计划，定期组织助产士参加妇产科专业理论知识、护理技术操作的培训，提高学历和职业竞争力,学习心理学法律和人际交往等方面的知识,避免职业风险,增强应对职业压力的能力。

2. 提高助产士的社会地位,改善福利待遇

充分利用媒体优势加大对助产士工作的宣传,使助产士的工作得到社会的了解和尊重;在医院薪酬分配制度改革中,切实改善助产士的福利待遇,让助产士在获取相应报酬的同时增强职业的责任感和自豪感,调动助产士的积极性,激励她们努力工作;进一步完善并规范分娩室的规章制度和工作流程,使助产士能够明确工作职责;结合医院和科室具体情况,制定专科检查考核标准;提倡人文关怀,在工作和生活上给予助产士更多的情感支持;提高助产士的社会地位。创造一个尊重助产士的社会环境,有助于实现助产士的工作价值感,增强其应对工作疲劳的动力。

3. 合理运用激励机制

医院应给予助产士更多的关爱和重视,完善激励机制,为助产士建立发展的平台,为助产士在评奖、晋升等问题上争取更多机会,给予助产士合理的期望,激发她们的工作热情,避免员工产生工作无望的疲惫感。完善护理制度及工作流程,科学调整护理工作内容,合理安排助产士的日常护理工作,减轻工作压力。对于管理制度中存在的不合理现象,管理者应着手解决,根据实际工作量调整分娩室的编制,合理配备护理人力资源。完善分娩室护理工作流程,改进不良事件的处理方式,减轻助产士由对不良事件的担忧而产生的压力。针对分娩室的突发事件,采用多种形式的模拟培训,提高助产士的应急应变能力,消除助产士的角色冲突。

4. 合理安排工作时间及人力资源

轮班工作不可避免,但合理的安排可以降低夜班劳动带来的负面效应。职业医学认为,上一个或两个夜班以后即轮换其他班次,避免连续上夜班;每次夜班之后保证24小时的休息时间;上夜班时有一定的休息时间,可以最大限度地降低轮班劳动的疲劳感。管理者正确认识作业能力变化的规律,合理组织劳动时间,增加夜间值班人数,能避免轮班劳动引起的职业紧张。对于工作量时间变化较大的科室,可以安排机动人员或灵活安排工作时间,提高8小时内的时间利用效率。增加助产士编制,合理安排各科室人力资源,医院应切实执行卫生部门关于护理编制的规定,增加临床护理人员,减少并逐步避免非护理性工作的干扰。同时,不同的护理人员之间应对压力的能力存在差异,选择工作人员时应全面考查其心理素质。

5. 努力创造利于护理人员成长的环境

医院和科室,是助产士成长和发展的小环境,对其的影响最直接。良好的科室环境,可以在一定程度上缓解工作和思想上的压力。不同学历、不同年龄的助产士,其需求和心理负担也不同。护士长应把握下属人员的特征、爱好、困难所在,在工作安排、责任分配等方面发挥各层次人员的特长,满足她们实现自身价值的需要,形成浓郁的学术和科研氛

围,创造留住人才、吸引人才的科室环境。同时,护士长和护理部主任作为护理队伍的带头人,要努力为护理群体争取上级部门的支持。在平时的工作中,以身作则,实践"以人为本"的管理理念,理解下属的苦衷,关心她们的内心感受,营造良好的工作氛围。

(二)减少个人因素带来的压力

1. 培养积极乐观的人生态度

积极乐观是战胜疲劳的基础和关键。在工作和生活中,很多压力不可避免,但调整心态,以积极乐观的心态对待,可以缓解压力引起的身心反应,变压力为动力,使压力促进个人发展。

2. 培养正确的职业观

助产及护理工作是一项庄严而神圣的职业,直接对人的生命负责,存在压力是必然的。轮班劳动、突发事件等也是由护理工作的性质决定的。选择护理职业,就意味着选择了奉献与谨慎。从事护理工作之前,应深刻了解这一职业的特点,并分析自身是否具备所需要的素质。同时,我国的护理观念和护理实践处于迅速变化发展的时期,人们认识和接受新的护理模式需要一个过程。在这个过程中,所有在职护理人员应该用行动展现护理职业的全新意义,帮助改变社会对传统护理观念的看法,而不是消极等待和抱怨。正确认识护理职业的性质和专业发展的阶段,有助于理智对待工作中发生的种种现象;深刻认识这些现象的社会背景和根本原因,可减少消极情绪的产生。

3. 合理疏导压力带来的影响

面对工作压力带来的身心紧张,不同的处理方法会产生不同的结果。而合理运用应对压力的技巧,疏导负面的躯体和心理反应,可以将紧张感减轻。例如,培养轻松的业余爱好、养成锻炼身体的习惯等,均有助于摆脱烦恼,恢复体力和精力。

4. 提高自身素质

面对社会现实,作为助产士,首先要自立自强,用专业知识和技术提供优质的服务,才能最终赢得人们的信任和尊重。社会的进步、人们对健康服务要求的提高、新的仪器设备的使用等,是促使助产学科和助产士发展的动力。正视挑战,提升自身素质,适应时代的要求,是克服疲惫感的根本所在。意志坚强、能力卓越,才可能胜任具有挑战性的工作。

(三)发展社会支持系统

社会支持系统能够有效地缓冲压力,保护身心免受紧张状态的影响。父母、亲属、朋友等构成个人的社会支持系统,在应对压力时必不可少。助产士队伍作为高压力群体,应该有意识地发展自己的社会支持系统。在身心疲惫或紧张时,约朋友一起消遣或是倾诉,即使无法彻底解决问题,仍能缓解心理上的压力。面对工作中的困难和受到的委屈,孤立无援的感觉会将暂时的逆境扩大为无法逾越的障碍,而有效的社会支持则会增加人们战胜压力的信心和力量。

八、职业暴露后处理流程图

1. 针刺伤处理操作流程（图16-1）

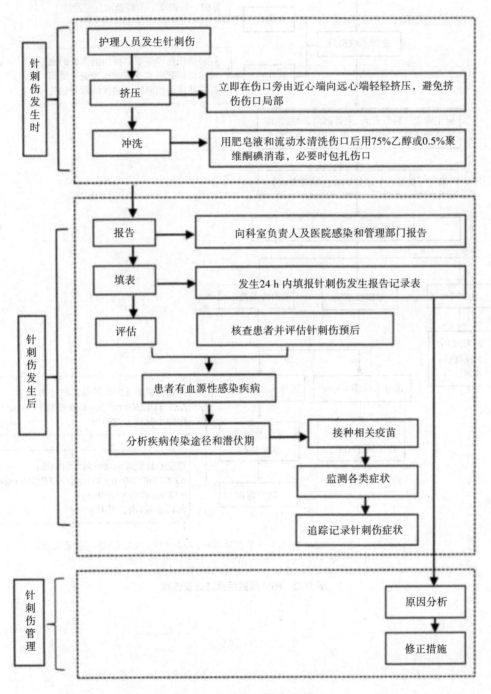

图16-1　针刺伤处理操作流程

2. HIV 暴露后预防处置流程（图 16-2）

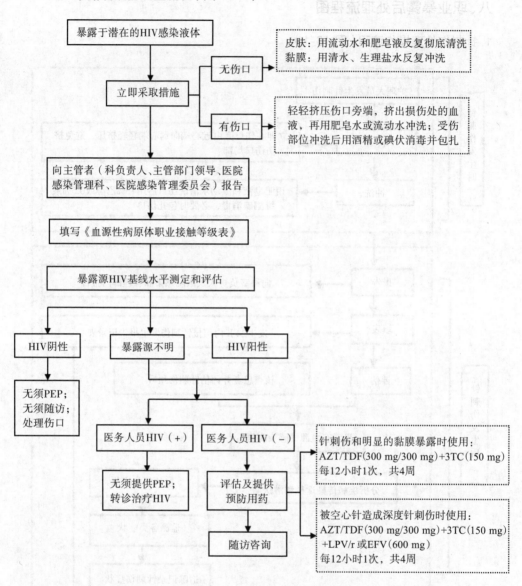

注：PEP（post-exposure prophylaxis）—暴露后预防；AZT—齐多夫定；TDF—替诺福韦；
3TC—拉米夫定；NVP—奈韦；LPV/r—克力芝；EFV—依非。

图 16-2 HIV 暴露后预防处置流程

3. HBV 暴露后预防处置流程（图 16-3）

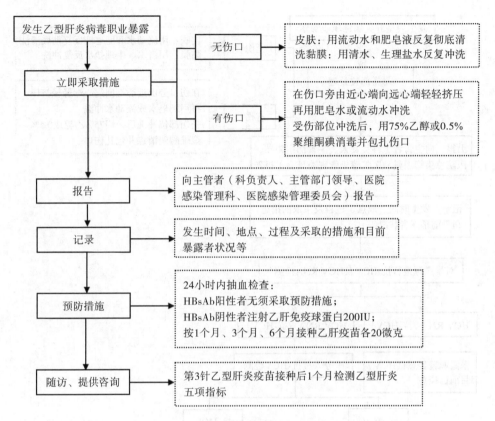

图 16-3 HBV 暴露后预防处置流程

4. HCV 暴露后预防处置流程（图 16-4）

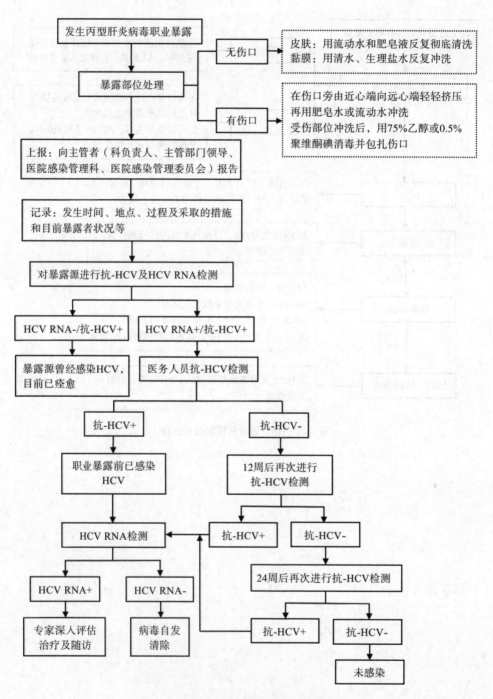

图 16-4　HCV 暴露后预防处置流程

5. 梅毒暴露后预防处置流程（图 16-5）

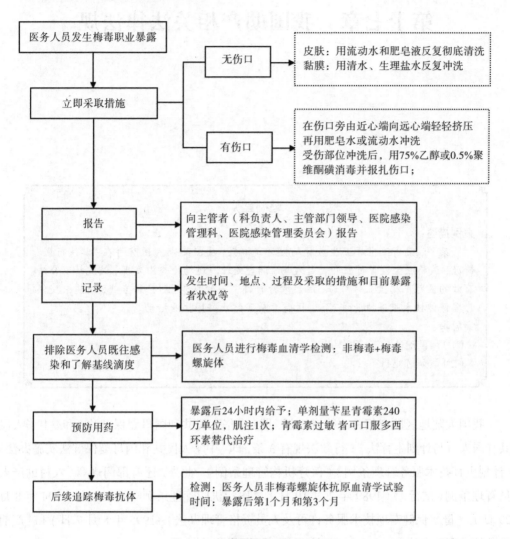

图 16-5　梅毒暴露后预防处置流程

第十七章　我国助产相关法律法规

案例导入

案例描述：

　　某年，某省卫生厅卫生监督局接群众举报，反应某地 A 医院存在"非法行医"情况，该局卫生监督员立即赶赴现场，调查处理。现场检查中发现，该院持有合法有效的医疗机构执业许可证，注册诊疗科目——妇科专业、产科专业，该院未提供母婴保健技术服务执业许可证，医院开展了终止妊娠执业活动。

请思考：

　（1）该医院违反了哪部法律？

　（2）该如何处罚？

　　我国大陆地区助产相关法律有 2 部，即《中华人民共和国母婴保健法》和《中华人民共和国人口与计划生育法》；行政法规有 3 条，即《中华人民共和国母婴保健法实施办法》《计划生育技术服务管理条例》《医疗机构管理条例》。此外，还有部门规章《农村助产人员管理条例（试行）》（1989 年 2 月 10 日）、《医疗机构管理条例实施细则》（1994 年 8 月 29 日）、《母婴保健专项技术服务许可及人员资格管理办法》(1995 年 8 月 7 日) 和《产前诊断技术管理办法》（2002 年 12 月 13 日，卫生部 33 号令)。

第一节 《中华人民共和国母婴保健法》

（自 1995 年 6 月 1 日起实施，2017 年修正）

　　《中华人民共和国母婴保健法》是中华人民共和国成立以来第一部保护妇女儿童健康权益的法律，是目前关于从事母婴保健相关工作机构及人员的根本法律。立法宗旨：为了保障母亲和婴儿健康，提高出生人口素质，国家提供必要条件和物质帮助，使母亲和婴儿获得医疗保健服务。该法规共 7 章 39 条，围绕婚前、孕产期及婴幼儿成长发育过程中的妇女保健服务的各项内容制定了相关的规定，界定了母婴保健服务的法定内容、对象和管

理方式。助产服务作为孕产期保健服务的重要内容,母婴保健法对其做了相关规定。法律制度有:

1. 婚前保健服务制度

第七条　医疗保健机构应当为公民提供婚前保健服务。婚前保健服务包括下列内容:(一)婚前卫生指导:关于性卫生知识、生育知识和遗传病知识的教育;(二)婚前卫生咨询:对有关婚配、生育保健等问题提供医学意见;(三)婚前医学检查:对准备结婚的男女双方可能患影响结婚和生育的疾病进行医学检查。

第八条　婚前医学检查包括对下列疾病的检查:(一)严重遗传性疾病;(二)指定传染病;(三)有关精神病。经婚前医学检查,医疗保健机构应当出具婚前医学检查证明。

2003年10月1日《婚姻登记条例》实施后,婚检由结婚登记的前置性条件变为公民的自愿行为。

2. 育龄妇女和孕产妇的孕产期保健制度

医疗保健机构应当为育龄妇女和孕产妇提供孕产期保健服务,孕产期保健服务包括母婴保健指导,孕妇、产妇保健,胎儿保健,新生儿保健,如孕产期卫生、营养、心理等方面的咨询和指导及定期检查产检服务。

医师和助产人员应当严格遵守有关操作规程,提高助产技术和服务质量,预防和减少产伤。不能住院分娩的孕妇应当由经过培训合格的接生人员实行消毒接生。同时本法规定:取得国家颁发的有关合格证书,施行终止妊娠手术或者采取其他方法终止妊娠,致人死亡、残疾、丧失或者基本丧失劳动能力的,依照刑法有关规定追究刑事责任。各级地方政府领导该地市的母婴保健工作。

医疗保健机构和从事家庭接生的人员按照国务院卫生行政部门的规定,出具统一制发的新生儿出生医学证明。

3. 机构、人员的行政许可制度

第三十二条　医疗保健机构依照本法规定开展婚前医学检查、遗传病诊断、产前诊断以及施行结扎手术和终止妊娠手术的,必须符合国务院卫生行政部门规定的条件和技术标准,并经县级以上地方人民政府卫生行政部门许可。严禁采用技术手段对胎儿进行性别鉴定,但医学上确有需要的除外。

从事婚前医学检查的医疗、保健机构,由其所在地市区的市级人民政府卫生行政部门进行检查;符合条件的机构在其(医疗机构执业许可证)上有相应注明,检查项目由国务院卫生行政部门规定。各省、自治区、直辖市人民政府应根据本地区实际情况,制定婚前医学检查制度实施办法。

第三十三条　从事本法规定的遗传病诊断、产前诊断的人员,必须经过省、自治区、直辖市人民政府卫生行政部门的考核,并取得相应的合格证书。从事本法规定的婚前医学检查、施行结扎手术和终止妊娠手术的人员,必须经过县级以上地方人民政府卫生行政部门的考核,并取得相应的合格证书。

第二节 《中华人民共和国母婴保健法实施办法》

（自 2001 年 6 月 20 日起施行,2017 年修订）

规定从事计划生育技术服务的机构开展计划生育技术服务活动,依照《计划生育技术服务管理条例》的规定执行。该办法对母婴保健技术服务、婚前卫生指导、医疗保健服务的内容进行了细化,并对婴儿保健设立专章。

母婴保健技术服务机构及人员行政许可权力的划分:

第三十五条 从事遗传病诊断、产前诊断的医疗、保健机构和人员,须经省、自治区、直辖市人民政府卫生行政部门许可。从事婚前医学检查的医疗、保健机构和人员,须经设区的市级人民政府卫生行政部门许可。从事助产技术服务、结扎手术和终止妊娠手术的医疗、保健机构和人员,须经县级人民政府卫生行政部门许可,并取得相应的合格证书。

第三节 《中华人民共和国人口与计划生育法》

（2015 年 12 月 27 日修订）

共有 7 章 47 条,从人口规划发展、生育调节、奖励与社会保健、计划生育服务、法律责任等方面对实行计划生育这一基本国策制定出法律规定。国家采取综合措施控制人口数量,提高人口素质是制定《人口与计划生育法》的主要目的。

第五章规定了"计划生育技术服务"的相关内容。

第三十三条 计划生育技术服务机构和从事计划生育技术服务的医疗、保健机构应当在各自的职责范围内,针对育龄人群开展人口与计划生育基础知识宣传教育,对已婚育龄妇女开展孕情检查、随访服务工作,承担计划生育、生殖保健的咨询、指导和技术服务。

第三十四条 计划生育技术服务人员应当指导实行计划生育的公民选择安全、有效、适宜的避孕措施。对已生育子女的夫妻,提倡选择长效避孕措施。国家鼓励计划生育新技术、新药具的研究、应用和推广。

第三十五条 严禁利用超声技术和其他技术手段进行非医学需要的胎儿性别鉴定;严禁非医学需要的选择性别的人工终止妊娠。

第四节　《计划生育技术服务管理条例》

（自 2001 年 10 月 1 日起施行）

根据 2004 年 12 月 10 日《国务院关于修改〈计划生育技术服务管理条例〉的决定》修订。立法依据：《中华人民共和国人口与计划生育法》第四十五条规定，计划生育技术服务的具体管理办法由国务院制定。

强调：

（1）从事计划生育技术服务的机构：包括计划生育技术服务机构和从事计划生育技术服务的医疗、保健机构应当取得执业许可证书。

（2）人员要求：计划生育技术服务人员中从事与计划生育有关的临床服务人员，应当分别取得执业医师、执业助理医师、乡村医生或者护士的资格。个体医疗机构不得从事计划生育手术。

县级以上城市从事计划生育技术服务的机构，可以在批准的范围内开展与计划生育有关的临床医疗服务。乡级计划生育技术服务机构，可以经市级计划生育行政部门批准，开展放置、取出宫内节育器，输卵（精）管结扎术，早期人工终止妊娠术的计划生育技术服务项目。

重要的行政许可项目：

（1）医疗保健机构从事计划生育技术服务许可：第二十二条规定，从事计划生育技术服务的医疗、保健机构，由县级以上地方卫生行政部门审查批准。

（2）计划生育技术服务机构从事产前诊断及使用辅助生育技术治疗不育症许可：第二十四条规定，计划生育技术服务机构从事产前诊断的，应当经省、自治区、直辖市人民政府计划生育行政部门同意后，由同级卫生行政部门审查批准，并报国家计划生育行政部门和国务院卫生行政部门备案。

从事计划生育技术服务的机构使用辅助生育技术治疗不育症的，由省级以上卫生行政部门批准，并向同级计划生育行政部门通报。

第五节　《医疗机构管理条例》

（自 1994 年 9 月 1 日起施行，2016 年修订）

共 7 章 55 条，首先规定了医疗机构的类别有如下 12 类：

（1）综合医院、中医医院、中西医结合医院、民族医院、专科医院、康复医院；

（2）妇幼保健院；

（3）中心卫生院、乡（镇）卫生院、街道卫生院；

（4）疗养院；

（5）综合门诊部、专科门诊部、中医门诊部、中西医结合门诊部、民族医院门诊部；

（6）诊所、中医诊所、民族医诊所、卫生所、医务室、卫生保健所、卫生站；

（7）村卫生室（所）；

（8）急救中心、急救站；

（9）临床检验中心；

（10）专科疾病防治院、专科疾病防治所、专科疾病防治站；

（11）护理院、护理站；

（12）其他诊疗机构。

第二条　本条例适用于从事疾病诊断、治疗活动的医院、卫生院、疗养院、门诊部、诊所、卫生所（室）以及急救站等医疗机构。

第九条　单位或者个人设置医疗机构，必须经县级以上地方人民政府卫生行政部门审查批准，并取得设置医疗机构批准书。

第十一条　单位或者个人设置医疗机构，应当按照以下规定提出设置申请：（一）不设床位或者床位不满100张的医疗机构，向所在地的县级人民政府卫生行政部门申请；（二）床位在100张以上的医疗机构和专科医院按照省级人民政府卫生行政部门的规定申请。

第十六条　申请医疗机构执业登记，应当具备下列条件：（一）有设置医疗机构批准书；（二）符合医疗机构的基本标准；（三）有适合的名称、组织机构和场所；（四）有与其开展的业务相适应的经费、设施、设备和专业卫生技术人员；（五）有相应的规章制度；（六）能够独立承担民事责任。

第十九条　县级以上地方人民政府卫生行政部门自受理执业登记申请之日起45日内，根据本条例和医疗机构基本标准进行审核。审核合格的，予以登记，发给《医疗机构执业许可证》；审核不合格的，将审核结果以书面形式通知申请人。

第二十条　医疗机构改变名称、场所、主要负责人、诊疗科目、床位，必须向原登记机关办理变更登记。

第二十一条　医疗机构歇业，必须向原登记机关办理注销登记。经登记机关核准后，收缴《医疗机构执业许可证》。医疗机构非因改建、扩建、迁建原因停业超过1年的，视为歇业。

第二十二条　床位不满100张的医疗机构，其《医疗机构执业许可证》每年校验1次；床位在100张以上的医疗机构，其《医疗机构执业许可证》每3年校验1次。校验由原登记机关办理。

第二十三条 《医疗机构执业许可证》不得伪造、涂改、出卖、转让、出借。《医疗机构执业许可证》遗失的，应当及时申明，并向原登记机关申请补发。

第二十四条 任何单位或者个人，未取得《医疗机构执业许可证》，不得开展诊疗活动。

第二十五条 医疗机构执业，必须遵守有关法律、法规和医疗技术规范。

第二十六条 医疗机构必须将《医疗机构执业许可证》、诊疗科目、诊疗时间和收费标准悬挂于明显处所。

第二十七条 医疗机构必须按照核准登记的诊疗科目开展诊疗活动。

医疗机构应当定期检查、考核各项规章制度和各级各类人员岗位责任制的执行和落实情况。医疗机构应当经常对医务人员进行"基础理论、基本知识、基本技能"的训练与考核，把"严格要求、严密组织、严谨态度"落实到各项工作中。医疗机构应当组织医务人员学习医德规范和有关教材，督促医务人员恪守职业道德。

第六节 《产前诊断技术管理办法》

（自 2002 年 12 月 13 日起施行，2019 年修订）

第二条 本管理办法中所称的产前诊断，是指对胎儿进行先天性缺陷和遗传性疾病的诊断，包括相应筛查。

产前诊断技术项目包括遗传咨询、医学影像、生化免疫、细胞遗传和分子遗传等。

第三条 本管理办法适用于各类开展产前诊断技术的医疗保健机构。

第四条 产前诊断技术的应用应当以医疗为目的，符合国家有关法律规定和伦理原则，由经资格认定的医务人员在经许可的医疗保健机构中进行。

医疗保健机构和医务人员不得实施任何非医疗目的的产前诊断技术。

第八条 从事产前诊断的卫生专业技术人员应符合以下所有条件：

（一）从事临床工作的，应取得执业医师资格；

（二）从事医技和辅助工作的，应取得相应卫生专业技术职称；

（三）符合《从事产前诊断卫生专业技术人员的基本条件》；

（四）经省级卫生健康主管部门考核合格，取得从事产前诊断的《母婴保健技术考核合格证书》或者《医师执业证书》中加注母婴保健技术（产前诊断类）考核合格的。

第九条 申请开展产前诊断技术的医疗保健机构应符合下列所有条件：

（一）设有妇产科诊疗科目；

（二）具有与所开展技术相适应的卫生专业技术人员；

（三）具有与所开展技术相适应的技术条件和设备；

（四）设有医学伦理委员会；

（五）符合《开展产前诊断技术医疗保健机构的基本条件》及相关技术规范。

第十五条　从事产前诊断的人员不得在未许可开展产前诊断技术的医疗保健机构中从事相关工作。

第二十七条　开展产前诊断技术的医疗保健机构不得擅自进行胎儿的性别鉴定。对怀疑胎儿可能为伴性遗传病，需要进行性别鉴定的，由省、自治区、直辖市人民政府卫生健康主管部门指定的医疗保健机构按照有关规定进行鉴定。

第七节　部分地方性的助产相关法规

1997年4月30日，江苏省颁布了《江苏省实施中华人民共和国母婴保健法办法》，以指导江苏省母婴保健工作的实施。其余各省市仍是以《中华人民共和国母婴保健法》为基本法来开展相关工作。福建省卫生厅2004年2月20日印发《福建省助产技术服务机构基本标准（试行）》的通知。北京市政府于2004年制定下发了《北京市助产技术管理办法》。

第八节　《护士条例》

第一章　总则

第一条　为了维护护士的合法权益，规范护理行为，促进护理事业发展，保障医疗安全和人体健康，制定本条例。

第二条　本条例所称护士，是指经执业注册取得护士执业证书，依照本条例规定从事护理活动，履行保护生命、减轻痛苦、增进健康职责的卫生技术人员。

第三条　护士人格尊严、人身安全不受侵犯。护士依法履行职责，受法律保护。全社会应当尊重护士。

第四条　国务院有关部门、县级以上地方人民政府及其有关部门以及乡（镇）人民政府应当采取措施，改善护士的工作条件，保障护士待遇，加强护士队伍建设，促进护理事业健康发展。国务院有关部门和县级以上地方人民政府应当采取措施，鼓励护士到农村、基层医疗卫生机构工作。

第五条　国务院卫生主管部门负责全国的护士监督管理工作。县级以上地方人民政府卫生主管部门负责本行政区域的护士监督管理工作。

第六条　国务院有关部门对在护理工作中做出杰出贡献的护士，应当授予全国卫生系统先进工作者荣誉称号或者颁发白求恩奖章，受到表彰、奖励的护士享受省部级劳动模范、先进工作者待遇；对长期从事护理工作的护士应当颁发荣誉证书。具体办法由国务院有关部门制定。县级以上地方人民政府及其有关部门对本行政区域内做出突出贡献的护士，按照省、自治区、直辖市人民政府的有关规定给予表彰、奖励。

第二章　执业注册

第七条　护士执业，应当经执业注册取得护士执业证书。申请护士执业注册，应当具备下列条件：（一）具有完全民事行为能力；（二）在中等职业学校、高等学校完成国务院教育主管部门和国务院卫生主管部门规定的普通全日制3年以上的护理、助产专业课程学习，包括在教学、综合医院完成8个月以上护理临床实习，并取得相应学历证书；（三）通过国务院卫生主管部门组织的护士执业资格考试；（四）符合国务院卫生主管部门规定的健康标准。护士执业注册申请，应当自通过护士执业资格考试之日起3年内提出；逾期提出申请的，除应当具备前款第（一）项、第（二）项和第（四）项规定条件外，还应当在符合国务院卫生主管部门规定条件的医疗卫生机构接受3个月临床护理培训并考核合格。护士执业资格考试办法由国务院卫生主管部门会同国务院人事部门制定。

第八条　申请护士执业注册的，应当向拟执业地省、自治区、直辖市人民政府卫生主管部门提出申请。收到申请的卫生主管部门应当自收到申请之日起20个工作日内做出决定，对具备本条例规定条件的，准予注册，并发给护士执业证书；对不具备本条例规定条件的，不予注册，并书面说明理由。护士执业注册有效期为5年。

第九条　护士在其执业注册有效期内变更执业地点的，应当向拟执业地省、自治区、直辖市人民政府卫生主管部门报告。收到报告的卫生主管部门应当自收到报告之日起7个工作日内为其办理变更手续。护士跨省、自治区、直辖市变更执业地点的，收到报告的卫生主管部门还应当向其原执业地省、自治区、直辖市人民政府卫生主管部门通报。

第十条　护士执业注册有效期届满需要继续执业的，应当在护士执业注册有效期届满前30日向执业地省、自治区、直辖市人民政府卫生主管部门申请延续注册。收到申请的卫生主管部门对具备本条例规定条件的，准予延续，延续执业注册有效期为5年；对不具备本条例规定条件的，不予延续，并书面说明理由。护士有行政许可法规定的应当予以注销执业注册情形的，原注册部门应当依照行政许可法的规定注销其执业注册。

第十一条　县级以上地方人民政府卫生主管部门应当建立本行政区域的护士执业良好记录和不良记录，并将该记录记入护士执业信息系统。护士执业良好记录包括护士受到的表彰、奖励以及完成政府指令性任务的情况等内容。护士执业不良记录包括护士因违反本条例以及其他卫生管理法律、法规、规章或者诊疗技术规范的规定受到行政处罚、处分的情况等内容。

第三章 权利和义务

第十二条 护士执业,有按照国家有关规定获取工资报酬、享受福利待遇、参加社会保险的权利。任何单位或者个人不得克扣护士工资,降低或者取消护士福利等待遇。

第十三条 护士执业,有获得与其所从事的护理工作相适应的卫生防护、医疗保健服务的权利。从事直接接触有毒有害物质、有感染传染病危险工作的护士,有依照有关法律、行政法规的规定接受职业健康监护的权利;患职业病的,有依照有关法律、行政法规的规定获得赔偿的权利。

第十四条 护士有按照国家有关规定获得与本人业务能力和学术水平相应的专业技术职务、职称的权利;有参加专业培训、从事学术研究和交流、参加行业协会和专业学术团体的权利。

第十五条 护士有获得疾病诊疗、护理相关信息的权利和其他与履行护理职责相关的权利,可以对医疗卫生机构和卫生主管部门的工作提出意见和建议。

第十六条 护士执业,应当遵守法律、法规、规章和诊疗技术规范的规定。

第十七条 护士在执业活动中,发现患者病情危急,应当立即通知医师;在紧急情况下为抢救垂危患者生命,应当先行实施必要的紧急救护。护士发现医嘱违反法律、法规、规章或者诊疗技术规范规定的,应当及时向开具医嘱的医师提出;必要时,应当向该医师所在科室的负责人或者医疗卫生机构负责医疗服务管理的人员报告。

第十八条 护士应当尊重、关心、爱护患者,保护患者的隐私。

第十九条 护士有义务参与公共卫生和疾病预防控制工作。发生自然灾害、公共卫生事件等严重威胁公众生命健康的突发事件,护士应当服从县级以上人民政府卫生主管部门或者所在医疗卫生机构的安排,参加医疗救护。

第四章 医疗卫生机构的职责

第二十条 医疗卫生机构配备护士的数量不得低于国务院卫生主管部门规定的护士配备标准。

第二十一条 医疗卫生机构不得允许下列人员在本机构从事诊疗技术规范规定的护理活动:(一)未取得护士执业证书的人员;(二)未依照本条例第九条的规定办理执业地点变更手续的护士;(三)护士执业注册有效期届满未延续执业注册的护士。在教学、综合医院进行护理临床实习的人员应当在护士指导下开展有关工作。

第二十二条 医疗卫生机构应当为护士提供卫生防护用品,并采取有效的卫生防护措施和医疗保健措施。

第二十三条　医疗卫生机构应当执行国家有关工资、福利待遇等规定，按照国家有关规定为在本机构从事护理工作的护士足额缴纳社会保险费用，保障护士的合法权益。对在艰苦边远地区工作，或者从事直接接触有毒有害物质、有感染传染病危险工作的护士，所在医疗卫生机构应当按照国家有关规定给予津贴。

第二十四条　医疗卫生机构应当制定、实施本机构护士在职培训计划，并保证护士接受培训。护士培训应当注重新知识、新技术的应用；根据临床专科护理发展和专科护理岗位的需要，开展对护士的专科护理培训。

第二十五条　医疗卫生机构应当按照国务院卫生主管部门的规定，设置专门机构或者配备专（兼）职人员负责护理管理工作。

第二十六条　医疗卫生机构应当建立护士岗位责任制并进行监督检查。护士因不履行职责或者违反职业道德受到投诉的，其所在医疗卫生机构应当进行调查。经查证属实的，医疗卫生机构应当对护士做出处理，并将调查处理情况告知投诉人。

第五章　法律责任

第二十七条　卫生主管部门的工作人员未依照本条例规定履行职责，在护士监督管理工作中滥用职权、徇私舞弊，或者有其他失职、渎职行为的，依法给予处分；构成犯罪的，依法追究刑事责任。

第二十八条　医疗卫生机构有下列情形之一的，由县级以上地方人民政府卫生主管部门依据职责分工责令限期改正，给予警告；逾期不改正的，根据国务院卫生主管部门规定的护士配备标准和在医疗卫生机构合法执业的护士数量核减其诊疗科目，或者暂停其6个月以上1年以下执业活动；国家举办的医疗卫生机构有下列情形之一、情节严重的，还应当对负有责任的主管人员和其他直接责任人员依法给予处分：（一）违反本条例规定，护士的配备数量低于国务院卫生主管部门规定的护士配备标准的；（二）允许未取得护士执业证书的人员或者允许未依照本条例规定办理执业地点变更手续、延续执业注册有效期的护士在本机构从事诊疗技术规范规定的护理活动的。

第二十九条　医疗卫生机构有下列情形之一的，依照有关法律、行政法规的规定给予处罚；国家举办的医疗卫生机构有下列情形之一、情节严重的，还应当对负有责任的主管人员和其他直接责任人员依法给予处分：（一）未执行国家有关工资、福利待遇等规定的；（二）对在本机构从事护理工作的护士，未按照国家有关规定足额缴纳社会保险费用的；（三）未为护士提供卫生防护用品，或者未采取有效的卫生防护措施、医疗保健措施的；（四）对在艰苦边远地区工作，或者从事直接接触有毒有害物质、有感染传染病危险工作的护士，未按照国家有关规定给予津贴的。

第三十条　医疗卫生机构有下列情形之一的，由县级以上地方人民政府卫生主管部门依据职责分工责令限期改正，给予警告：（一）未制定、实施本机构护士在职培训计划或者未保证护士接受培训的；（二）未依照本条例规定履行护士管理职责的。

第三十一条　护士在执业活动中有下列情形之一的，由县级以上地方人民政府卫生主管部门依据职责分工责令改正，给予警告；情节严重的，暂停其6个月以上1年以下执业活动，直至由原发证部门吊销其护士执业证书：（一）发现患者病情危急未立即通知医师的；（二）发现医嘱违反法律、法规、规章或者诊疗技术规范的规定，未依照本条例第十七条的规定提出或者报告的；（三）泄露患者隐私的；（四）发生自然灾害、公共卫生事件等严重威胁公众生命健康的突发事件，不服从安排参加医疗救护的。　护士在执业活动中造成医疗事故的，依照医疗事故处理的有关规定承担法律责任。

第三十二条　护士被吊销执业证书的，自执业证书被吊销之日起2年内不得申请执业注册。

第三十三条　扰乱医疗秩序，阻碍护士依法开展执业活动，侮辱、威胁、殴打护士，或者有其他侵犯护士合法权益行为的，由公安机关依照治安管理处罚法的规定给予处罚；构成犯罪的，依法追究刑事责任。

第六章　附则

第三十四条　本条例施行前按照国家有关规定已经取得护士执业证书或者护理专业技术职称、从事护理活动的人员，经执业地省、自治区、直辖市人民政府卫生主管部门审核合格，换领护士执业证书。　本条例施行前，尚未达到护士配备标准的医疗卫生机构，应当按照国务院卫生主管部门规定的实施步骤，自本条例施行之日起3年内达到护士配备标准。

第三十五条　本条例自2008年5月12日起施行。

【课后练习】

一、单选题

1. 艾滋病预防性用药应在艾滋病职业暴露后尽早开始，最好在4小时内实施最迟不得超过（　　）小时。

A. 12小时　　　　　　B. 24小时　　　　　C. 36小时　　　　D. 48小时

2. 艾滋病预防用药的方案是（　　）。

A. 基本用药程序

B. 强化用药程序

C. 基本用药程序＋强化用药程序

D. 根据暴露级别和暴露源病毒载量水平实施预防性用药方案

3. 医务人员手部皮肤发生破损时，在进行可能接触患者血液及体液等诊疗、护理、卫生工作操作时，要戴（　　）。

A. 无菌手套　　　　B. 清洁手套　　　　C.双层乳胶手套　　D.耐热手套

4. HBV暴露，24小时内注射高效免疫球蛋白一支（400 U），3～4周再加强注射一支（400 U），未接种过乙肝疫苗者且乙肝抗体检查阴性者或较低者，于（　　）小时内接种乙肝疫苗，最迟24小时内应接种完毕。

A. 4小时　　　　　　B. 6小时　　　　　C. 8小时　　　　　D. 10小时

5. 职业暴露的原因有（　　）。

A. 针刺　　　　　　B.切割　　　　　C.直接接触　　　　D.以上都是

6. 艾滋病病毒不可以通过下列哪种方式传播（　　）。

A. 共用针头或注射器　　　　　　　B. 性接触

C. 日常生活接触　　　　　　　　　D. 母婴传播

7. 为防针刺伤，错误的做法是（　　）。

A. 使用后的锐器直接放入耐刺、防渗漏的利器盒

B. 利用针头处理设备进行安全处置

C. 使用具有安全性能的注射器、输液器等医用锐器，以防刺伤

D. 将针套套回针头，以防扎伤别人

8. 下列哪类疾病不是职业防护的传染病类型（　　）。

A. 甲肝　　　　　　　　B. 乙肝　　　　　　　　C. 丙肝　　　　　　　　D. 艾滋病

9. 控制医院感染最简单、最有效、最方便、最经济的方法是（　　）。

A. 环境消毒　　　　　　　　　　　　B. 合理使用抗生素

C. 洗手　　　　　　　　　　　　　　D. 隔离传染病

10. 世界卫生组织提出的国际洗手日为哪一天（　　）。

A. 10 月 5 日　　　　B. 10 月 10 日　　　C. 10 月 15 日　　　D. 10 月 25 日

11. 各种治疗和护理及换药的操作次序应为（　　）。

A. 清洁伤口→感染伤口→隔离伤口　　　B. 感染伤口→隔离伤口→清洁伤口

C. 清洁伤口→隔离伤口→感染伤口　　　D. 隔离伤口→感染伤口→清洁伤口

12. 对收置多重耐药菌感染患者和定植菌患者的病房（　　）。

A. 随便进行清洁和消毒

B. 不用使用专用的物品进行清洁和消毒

C. 应当使用专用的物品进行清洁和消毒

D. 没必要使用专用的物品进行清洁和消毒

13. 进行诊疗护理操作时可能发生血液、分泌物喷溅，执行标准预防措施包括哪些防护用品的使用（　　）。

A. 口罩、帽子　　　　　　　　　　　B. 口罩、帽子、手套

C. 口罩、帽子、手套、防护手套　　　　D. 口罩、帽子、手套、防护手套、隔离衣

14. 飞沫传播的近距离传播，近距离是（　　）。

A. 1 米以内　　　　B. 1.2 米以内　　　C. 1.5 米以内　　　D. 2 米以内

15. 用洗手液洗手可以减少手部（　　）的细菌。

A. 10%　　　　　　B. 40%　　　　　　C. 60%　　　　　　D. 90%

16. 下列情况中更换口罩正确的时机是（　　）。

A. 2 小时　　　　B. 潮湿或污染时　　　C. 24 小时　　　D. 一周两次

17. 标准预防强调：（　　）。

A. 主要是保护患者　　　　　　　　　B. 主要是保护医务人员

C. 保护抵抗力差的　　　　　　　　　D. 保护患者和医务人员

18. 医疗机构收治的传染病患者或者疑似传染病患者产生的生活垃圾属于（　　）废物。

A. 病理性废物　　　　　　　　　　　B. 严重污染性废物

C. 生活垃圾　　　　　　　　　　　　D. 感染性废物

19.《护士条例》于 2008 年 1 月 31 日，由中华人民共和国国务院令第 517 号公布，（　　）起施行。

A. 2008 年 5 月 12 日　　　　　　　　B. 2008 年 1 月 12 日

C. 2010 年 5 月 12 日　　　　　　　　D. 2010 年 7 月 1 日

20. 护士执业注册的有效期为（　　）。

A. 2 年　　　　　　B. 5 年　　　　　C. 8 年　　　　　　D. 10 年

21. 护士申请延续注册的时间应为（　　）。

A. 有效期届满前半年　　　　　　　　B. 有效期届满前 30 日

C. 有效期届满后 30 日　　　　　　　　D. 有效期届满后半年

22. 护士在紧急情况下为抢救患者生命实施必要的紧急救护，应该做到以下几点，但（　　）除外。

A. 必须依照诊疗技术规范

B. 必须有医师在场指导

C. 根据患者的实际情况和自身能力水平进行力所能及的救护

D. 避免对患者造成伤害

23. 以下（　　）不属于专科护士的职能。

A. 提供某一领域的临床护理服务

B. 开展专科领域的护理研究

C. 对同业的护理人员提供专科领域的信息和建议

D. 对专科疾病的诊断和治疗提供建议和指导

24. 我国（　　）开始执行《护士条例》。

A. 1999 年　　　　　B. 1994 年　　　　C. 2004 年　　　　　D. 2008 年

25. 申请注册的护理专业毕业生，应在教学或综合医院完成临床实习，其时限至少为（　　）。

A. 6 个月　　　　　B. 8 个月　　　　C. 10 个月　　　　　D. 12 个月

26. 护士发现医师医嘱可能存在错误，但仍然执行错误医嘱，对患者造成严重后果，该后果的法律责任承担者是（　　）。

A. 开具医嘱的医师　　　　　　　　　B. 执行医嘱的护士

C. 医师和护士共同承担　　　　　　　D. 医师和护士无须承担责任

27. 可以组织护士专业培训的机构是（　　）。

A. 护士所在的医疗卫生机构　　　　　B. 卫生行政部门

C. 学术团体　　　　　　　　　　　　D. 以上都是

28.《护士条例》的根本宗旨是（　　）。

A. 维护护士合法权益　　　　　　　B. 促进护理事业发展，保障医疗安全和人体健康

C. 规范护理行为　　　　　　　　　D. 保持护士队伍稳定

29. 取得以下哪种法律文书，则代表持有者具备护士执业资格，可以从事护理专业技术活动（　　）。

A. 护士执业证书　　　　　　　　　　B. 高等学校护理学专业毕业证书

C. 专科护士培训合格证书　　　　　　D. 护理员资格证书

30. 护士执业注册被吊销,是指( )。

A. 是基于特定事实的出现,有卫生行政部门依据法定程序收回护士执业注册证书

B. 不具备取得护士执业注册的条件而取得护士执业注册的,由有关行政机关予以吊销

C. 具备取得护士执业注册的条件,但因执业注册所依据的法律、法规、规章修改或废止,或客观情况发生重大变化,基于公共利益的需要,由有关行政机关予以吊销

D. 护士取得执业注册后从事违法活动,行政机关依法予以吊销执业注册

二、判断题

1. 医务人员进行有可能接触艾滋病患者血液、体液的诊疗和护理操作时必须戴手套,操作完毕,脱去手套后立即洗手,必要时进行手消毒。　　　　　　　　( )

2. 应根据不同的操作要求选用不同种类的口罩。　　　　　　　　　( )

3. 当手部有血液或其他体液等肉眼可见的污染时,宜使用速干手消毒剂消毒双手代替洗手。　　　　　　　　　　　　　　　　　　　　　　　　　　　( )

4. 手部没有肉眼可见污染时,宜使用速干手消毒剂消毒双手代替洗手。　( )

5. 接触患者黏膜、破损皮肤或伤口之前可以不洗手,接触之后必须洗手。( )

6. 医务人员留长指甲、戴戒指不利于手的卫生。　　　　　　　　　( )

7. 医生为患者查体前可以采用速干手消毒剂进行手的消毒,然后为患者查体。

( )

8. 医务人员为患者换药前必须进行洗手或手消毒。　　　　　　　　( )

9. 手皮肤消毒方法:用清洁剂认真揉搓掌心、指缝、手背、手指关节、指腹、指尖、拇指、腕部,时间不少于 15 秒钟,使用流动水洗手。　　　　　　　　　( )

10. 烈性呼吸道传染病区,医务人员由污染区返回潜在污染区,脱防护用品的程序:摘护目镜或防护面罩→摘手套、消毒双手→脱隔离衣或防护服→脱鞋套→洗手或手消毒→进入潜在污染区,洗手或手消毒。　　　　　　　　　　　　　　　　( )

（顾　琳）

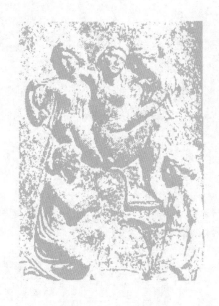

附　录

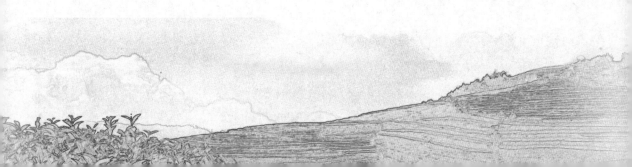

一、NANDA 235 项护理诊断一览表
（2015—2017）

领域 1：健康促进（health promotion）

类别 1：健康意识（health awareness）
✧ 缺乏娱乐活动（deficient diversional activity）
✧ 久坐的生活方式（sedentary lifestyle）

类别 2：健康管理（health management）
✧ 老年综合征（frail elderly syndrome）
✧ 有老年综合征的危险（risk for frail elderly syndrome）
✧ 缺乏社区保健（deficient community health）
✧ 有风险倾向的健康行为（risk-prone health behavior）
✧ 无效健康维持（ineffective health maintenance）
✧ 无效健康管理（ineffective health management）
✧ 有健康管理改善的趋势（readiness for enhanced health management）
✧ 家庭健康管理无效（ineffective family health management）
✧ 不依从行为（noncompliance）
✧ 防护无效（ineffective protection）

领域 2：营养（nutrition）

类别 1：摄入（ingestion）
✧ 母乳不足（insufficient breast milk）
✧ 无效母乳喂养（ineffective breastfeeding）
✧ 母乳喂养中断（interrupted breastfeeding）
✧ 有母乳喂养改善的趋势（readiness for enhanced breastfeeding）
✧ 无效婴儿喂养形态（ineffective infant feeding pattern）
✧ 营养失调：低于机体需要量（imbalanced nutrition：less than body requirements）
✧ 有营养改善的趋势（readiness for enhanced nutrition）
✧ 肥胖（obesity）

◇ 超重（overweight）

◇ 有超重的危险（risk for overweight）

◇ 吞咽障碍（impaired swallowing）

类别 2：代谢（metabolism）

◇ 有血糖不稳定的危险（risk for unstable blood glucose level）

◇ 新生儿黄疸（neonatal jaundice）

◇ 有新生儿黄疸的危险（risk for neonatal jaundice）

◇ 有肝功能受损的危险（risk for impaired liver function）

类别 3：水电解质（hydration）

◇ 有电解质失衡的危险（risk for electrolyte imbalance）

◇ 有体液平衡改善的趋势（readiness for enhanced fluid balance）

◇ 体液不足（deficient fluid volume）

◇ 有体液不足的危险（risk for deficient fluid volume）

◇ 体液过多（excess fluid volume）

◇ 有体液失衡的危险（risk for imbalanced fluid volume）

领域 3：排泄（elimination and exchange）

类别 1：泌尿功能（urinary function）

◇ 排尿障碍（impaired urinary elimination）

◇ 有排尿功能改善的趋势（readiness for enhanced urinary elimination）

◇ 功能性尿失禁（functional urinary incontinence）

◇ 溢出性尿失禁（overflow urinary incontinence）

◇ 反射性尿失禁（reflex urinary incontinence）

◇ 压力性尿失禁（stress urinary incontinence）

◇ 急迫性尿失禁（urge urinary incontinence）

◇ 有急迫性尿失禁的危险（risk for urge urinary incontinence）

◇ 尿潴留（urinary retention）

类别 2：胃肠功能（gastrointestinal function）

◇ 便秘（constipation）

◇ 有便秘的危险（risk for constipation）

◇ 慢性功能性便秘（chronic functional constipation）

◇ 有慢性功能性便秘的危险（risk for chronic functional constipation）

◇ 感知性便秘（perceived constipation）

◇ 腹泻（diarrhea）

◇ 胃肠动力失调（dysfunctional gastrointestinal motility）

◇ 有胃肠动力失调的危险（risk for dysfunctional gastrointestinal motility）

◇ 排便失禁（bowel incontinence）

类别3：呼吸功能（respiratory function）

◇ 气体交换障碍（impaired gas exchange）

领域4：活动/休息（activity/rest）

类别1：睡眠/休息（sleep/rest）

◇ 失眠（insomnia）

◇ 睡眠剥夺（sleep deprivation）

◇ 有睡眠改善的趋势（readiness for enhanced sleep）

◇ 睡眠形态紊乱（disturbed sleep pattern）

类别2：活动/锻炼（activity/exercise）

◇ 有失用综合征的危险（risk for disuse syndrome）

◇ 床上活动障碍（impaired bed mobility）

◇ 躯体活动障碍（impaired physical mobility）

◇ 借助轮椅活动障碍（impaired wheelchair mobility）

◇ 坐起障碍（impaired sitting）

◇ 站立障碍（impaired standing）

◇ 移动能力障碍（impaired transfer ability）

◇ 行走障碍（impaired walk）

类别3：能量平衡（energy balance）

◇ 疲乏（fatigue）

◇ 游走状态（wandering）

类别4：心血管/呼吸反应（cardiovascular/pulmonary responses）

◇ 活动无耐力（activity intolerance）

◇ 有活动无耐力的危险（risk for activity intolerance）

◇ 低效呼吸形态（ineffective breathing pattern）

◇ 心输出量减少（decreased cardiac output）

◇ 有心输出量减少的危险（risk for decreased cardiac output）

◇ 有心血管功能受损的危险（risk for impaired cardiovascular function）

◇ 有胃肠道灌注无效的危险（risk for ineffective gastrointestinal perfusion）

◇ 有肾脏灌注无效的危险（risk for ineffective renal perfusion）

◇ 自主呼吸障碍（impaired spontaneous ventilation）

◇ 有心脏组织灌注不足的危险（risk for decreased cardiac tissue perfusion）

◇ 有脑组织灌注无效的危险（risk for ineffective cerebral tissue perfusion）

◇ 外周组织灌注无效（ineffective peripheral tissue perfusion）

◇ 有外周组织灌注无效的危险（risk for ineffective peripheral tissue perfusion）

◇ 呼吸机依赖（dysfunctional ventilatory weaning response）

类别 5：自我照护（self-care）

◇ 持家能力障碍（impaired home maintenance）

◇ 沐浴自理缺陷（bathing self-care deficit）

◇ 穿着自理缺陷（dressing self-care deficit）

◇ 进食自理缺陷（feeding self-care deficit）

◇ 如厕自理缺陷（toileting self-care deficit）

◇ 有自理能力增强的趋势（readiness for enhanced self-care）

◇ 自我忽视（self-neglect）

领域 5：感知/认知（perception/cognition）

类别 1：注意力（attention）

◇ 单侧身体忽视（unilateral neglect）

类别 2：认知（cognition）

◇ 急性意识障碍（acute confusion）

◇ 有急性意识障碍的危险（risk for acute confusion）

◇ 慢性意识障碍（chronic confusion）

◇ 情绪控制失调（labile emotional control）

◇ 无效冲动控制（ineffective impulse control）

◇ 知识缺乏（deficient knowledge）

◇ 有知识增进的趋势（readiness for enhanced knowledge）

◇ 记忆功能障碍（impaired memory）

类别 3：沟通（communication）

◇ 有沟通改善的趋势（readiness for enhanced communication）

◇ 语言沟通障碍（impaired verbal communication）

领域 6：自我感知（self-perception）

类别 1：自我概念（self-concept）

◇ 有希望增强的趋势（readiness for enhanced hope）

◇ 无望感（hopelessness）

◇ 有个人尊严受损的危险（risk for compromised human dignity）

◇ 自我认同紊乱（disturbed personal identity）

◇ 有自我认同紊乱的危险（risk for disturbed personal identity）

◇ 有自我概念改善的趋势（readiness for enhanced self-concept）

类别 2：自尊（self-esteem）

◇ 长期低自尊（chronic low self-esteem）

◇ 有长期低自尊的危险（risk for chronic low self-esteem）

◇ 情境性低自尊（situational low self-esteem）

◇ 有情境性低自尊的危险（risk for situational low self-esteem）

类别 3：体像（body image）

◇ 体像紊乱（disturbed body image）

领域 7：角色关系（role relationships）

类别 1：照顾者角色（caregiver roles）

◇ 照顾者角色紧张（caregiver role strain）

◇ 有照顾者角色紧张的危险（risk for caregiver role strain）

◇ 养育功能障碍（impaired parenting）

◇ 有养育功能改善的趋势（readiness for enhanced parenting）

◇ 有养育功能障碍的危险（risk for impaired parenting）

类别 2：家庭关系（family relationships）

◇ 有依附关系受损的危险（risk for impaired attachment）

◇ 家庭运作过程失常（dysfunctional family processes）

◇ 家庭运作过程改变（interrupted family processes）

◇ 有家庭运作过程改善的趋势（readiness for enhanced family processes）

类别 3：角色表现（role performance）

◇ 无效关系（ineffective relationship）

◇ 有关系改善的趋势（readiness for enhanced relationship）

◇ 有关系无效的危险（risk for ineffective relationship）

◇ 父母角色冲突（parental role conflict）

◇ 无效角色行为（ineffective role performance）

◇ 社会交往障碍（impaired social interaction）

领域 8：性（sexuality）

类别 1：性功能（sexual function）
- ✧ 性功能障碍（sexual dysfunction）
- ✧ 无效性生活形态（ineffective sexuality pattern）

类别 2：生殖（reproduction）
- ✧ 无效生育进程（ineffective childbearing process）
- ✧ 有生育进程改善的趋势（readiness for enhanced childbearing process）
- ✧ 有生育进程无效的危险（risk for ineffective childbearing process）
- ✧ 有母体与胎儿双方受干扰的危险（risk for disturbed maternal-fetal dyad）

领域 9：应对/应激耐受性（coping/stress tolerance）

类别 1：创伤后反应（post-trauma responses）
- ✧ 创伤后综合征（post-trauma syndrome）
- ✧ 有创伤后综合征的危险（risk for post-trauma syndrome）
- ✧ 强暴创伤综合征（rape-trauma syndrome）
- ✧ 迁移应激综合征（relocation stress syndrome）
- ✧ 有迁移应激综合征的危险（risk for relocation stress syndrome）

类别 2：应对反应（coping responses）
- ✧ 活动计划无效（ineffective activity planning）
- ✧ 有活动计划无效的危险（risk for ineffective activity planning）
- ✧ 焦虑（anxiety）
- ✧ 防卫性应对（defensive coping）
- ✧ 无效应对（ineffective coping）
- ✧ 有应对改善的趋势（readiness for enhanced coping）
- ✧ 无效社区应对（ineffective community coping）
- ✧ 有社区应对改善的趋势（readiness for enhanced community coping）
- ✧ 妥协性家庭应对（compromised family coping）
- ✧ 无能性家庭应对（disabled family coping）
- ✧ 有家庭应对改善的趋势（readiness for enhanced family coping）
- ✧ 对死亡的焦虑（death anxiety）
- ✧ 无效否认（ineffective denial）
- ✧ 恐惧（fear）
- ✧ 悲伤（grieving）

◇ 复杂性悲伤（complicated grieving）

◇ 有复杂性悲伤的危险（risk for complicated grieving）

◇ 情绪调控受损（impaired mood regulation）

◇ 有能力增强的趋势（readiness for enhanced power）

◇ 无能为力感（powerlessness）

◇ 有无能为力感的危险（risk for powerlessness）

◇ 恢复能力障碍（impaired resilience）

◇ 有恢复能力增强的趋势（readiness for enhanced resilience）

◇ 有恢复能力障碍的危险（risk for impaired resilience）

◇ 持续性悲伤（chronic sorrow）

◇ 压力负荷过重（stress overload）

类别 3：神经行为应激（neurobehavioral stress）

◇ 颅内适应能力降低（decreased intracranial adaptive capacity）

◇ 自主反射失调（autonomic dysreflexia）

◇ 有自主反射失调的危险（risk for autonomic dysreflexia）

◇ 婴儿行为紊乱（disorganized infant behavior）

◇ 有婴儿行为调节改善的趋势（readiness for enhanced organized infant behavior）

◇ 有婴儿行为紊乱的危险（risk for disorganized infant behavior）

领域 10：生活准则（life principles）

类别 1：信念（values）

◇ 有精神安适增进的趋势（readiness for enhanced spiritual well-being）

类别 2：价值/信念/行为一致性（value/belief/action congruence）

◇ 有决策能力增强的趋势（readiness for enhanced decision-making）

◇ 抉择冲突（decisional conflict）

◇ 独立决策能力减弱（impaired emancipated decision-making）

◇ 有独立决策能力增强的趋势（readiness for enhanced emancipated decision-making）

◇ 有独立决策能力减弱的危险（risk for impaired emancipated decision-making）

◇ 道德困扰（moral distress）

◇ 宗教信仰减弱（impaired religiosity）

◇ 有宗教信仰增强的趋势（readiness for enhanced religiosity）

◇ 有宗教信仰减弱的危险（risk for impaired religiosity）

◇ 精神困扰（spiritual distress）

◇ 有精神困扰的危险（risk for spiritual distress）

领域 11：安全/防护（safety/ protection）

类别 1：感染（infection）

✧ 有感染的危险（risk for infection）

类别 2：身体损伤（physical injury）

✧ 无效清理呼吸道（ineffective airway clearance）

✧ 有误吸的危险（risk for aspiration）

✧ 有出血的危险（risk for bleeding）

✧ 有干眼症的危险（risk for dry eye）

✧ 有跌倒的危险（risk for falls）

✧ 有受伤的危险（risk for injury）

✧ 有角膜受损的危险（risk for corneal injury）

✧ 有手术期体位性损伤的危险（risk for perioperative positioning injury）

✧ 有热损伤的危险（risk for thermal injury）

✧ 有尿道损伤的危险（risk for urinary tract injury）

✧ 牙齿受损（impaired dentition）

✧ 口腔黏膜受损（impaired oral mucous membrane）

✧ 有口腔黏膜受损的危险（risk for impaired oral mucous membrane）

✧ 有外周神经血管功能障碍的危险（risk for peripheral neurovascular dysfunction）

✧ 有压疮的危险（risk for pressure ulcer）

✧ 有休克的危险（risk for shock）

✧ 皮肤完整性受损（impaired skin integrity）

✧ 有皮肤完整性受损的危险（risk for impaired skin integrity）

✧ 有婴儿猝死综合征的危险（risk for sudden infant death syndrome）

✧ 有窒息的危险（risk for suffocation）

✧ 术后康复迟缓（delayed surgical recovery）

✧ 有术后康复迟缓的危险（risk for delayed surgical recovery）

✧ 组织完整性受损（impaired tissue integrity）

✧ 有组织完整性受损的危险（risk for impaired tissue integrity）

✧ 有创伤的危险（risk for trauma）

✧ 有血管损伤的危险（risk for vascular trauma）

类别 3：暴力（violence）

✧ 有对他人施行暴力的危险（risk for other-directed violence）

◇ 有对自己施行暴力的危险（risk for self-directed violence）

◇ 自残（self-mutilation）

◇ 有自残的危险（risk for self-mutilation）

◇ 有自杀的危险（risk for suicide）

类别 4：环境危害（environmental hazards）

◇ 受污染（contamination）

◇ 有受污染的危险（risk for contamination）

◇ 有中毒的危险（risk for poisoning）

类别 5：防护过程（defensive processes）

◇ 有碘造影剂不良反应的危险（risk for adverse reaction to iodinated contrast media）

◇ 有过敏反应的危险（risk for allergy response）

◇ 乳胶过敏反应（latex allergy response）

◇ 有乳胶过敏反应的危险（risk for latex allergy response）

类别 6：体温调节（thermoregulation）

◇ 有体温失调的危险（risk for imbalanced body temperature）

◇ 体温过高（hyperthermia）

◇ 体温过低（hypothermia）

◇ 有体温过低的危险（risk for hypothermia）

◇ 有手术期体温过低的危险（risk for perioperative hypothermia）

◇ 无效体温调节（ineffective thermoregulation）

领域 12：舒适（comfort）

类别 1：身体舒适（physical comfort）

◇ 舒适度降低（impaired comfort）

◇ 有舒适度提高的趋势（readiness for enhanced comfort）

◇ 恶心（nausea）

◇ 急性疼痛（acute pain）

◇ 慢性疼痛（chronic pain）

◇ 分娩疼痛（labor pain）

◇ 慢性疼痛综合征（chronic pain syndrome）

类别 2：环境舒适（environmental comfort）

◇ 舒适度减弱（impaired comfort）

◇ 有舒适度提高的趋势（readiness for enhanced comfort）

类别 3：社会舒适（social comfort）

- ✧ 舒适度降低（impaired comfort）
- ✧ 有舒适度提高的趋势（readiness for enhanced comfort）
- ✧ 有孤独的危险（risk for loneliness）
- ✧ 社交孤立（social isolation）

领域 13：成长/发展（growth/development）

类别 1：成长（growth）

- ✧ 有生长比例失调的危险（risk for disproportionate growth）

类别 2：发展（development）

- ✧ 有发展迟缓的危险（risk for delayed development）

（注：各领域中暂无相应护理诊断的类别未列出）

（摘自 HERDMAN T H, KAMITSURU S. NANDA International Nursing Diagnoses：Definitions Classification 2015－2017 [M]. 10th ed. Oxford, UK：Wiley Blackwell, 2014）

二、爱丁堡产后抑郁量表
（Edinhurgh postnatal depression scale, EPDS）

爱丁堡产后抑郁量表（EPDS）是应用广泛的自评量表，包括10项内容，根据症状的严重度，每项内容分4级评分（0、1、2、3分），于产后6周进行，完成量表评定约需5分钟。

指导语：你刚生了宝宝，我们想了解一下你的感受，请选择一个最能反映你过去7天感受的答案。A计0分，B计1分，C计2分，D计3分。

1	我能看到事物有趣的一面，并笑得开心	2	我欣然期待未来的一切
	A. 同以前一样 B. 没有以前那么多 C. 肯定比以前少 D. 完全不能		A. 同以前一样 B. 没有以前那么多 C. 肯定比以前少 D. 完全不能
3	当事情出错时，我不必要地责备自己	4	我无缘无故地感到焦虑和担心
	A. 没有这样 B. 不经常这样 C. 有时会这样 D. 大部分时候会这样		A. 一点也没有 B. 极少这样 C. 有时候这样 D. 经常这样
5	我无缘无故感到害怕和惊慌	6	很多事情冲着我来，使我透不过气
	A. 一点也没有 B. 不经常这样 C. 有时候这样 D. 相当多时候这		A. 我一直像平时那样应付得好 B. 大部分时候我都能像平时那样应付得好 C. 有时候我不能像平时那样应付得好 D. 大多数时候我都不能应付
7	我很不开心，以致失眠	8	我感到难过和悲伤
	A. 一点也没有 B. 不经常这样 C. 有时候这样 D. 大部分时间这样		A. 一点也没有 B. 不经常这样 C. 有时候这样 D. 大部分时候这样
9	我不开心到哭	10	我想过要伤害自己
	A. 一点也没有 B. 不经常这样 C. 有时候这样 D. 大部分时间这样		A. 没有这样 B. 很少这样 C. 有时候这样 D. 相当多时候这样

评分标准：

总分在12～13分：可能患有不同程度的抑郁性疾病。总分相加≥13分者：可诊断为产后抑郁症。

三、产后抑郁症筛查量表
(postpartum depression screening scale，PDSS)

指导语：下面的问题是想了解下您在过去 2 周内的心身状况，请仔细阅读每个条目，然后选出最符合您实际情况的选项。每个条目只能选一个答案，请在您认为的最佳答案内画"√"。

序号	在过去的 2 周里	非常 不同意	不 同意	既不同意 也不反对	同意	非常 同意
1	即使孩子睡着了我也很难入睡					
2	只要与我小孩有关，即使再小的事情，我都很担心					
3	我觉得我的情绪起伏不定					
4	我觉得我精神错乱了					
5	我担心我再也不是原来的我了					
6	我觉得我没有成为我理想中的母亲					
7	我曾经想过死亡或许是逃离目前这种噩梦般生活的唯一出路					
8	我没有食欲					
9	我真的觉得压力很大					
10	我害怕我以后都不会再开心了					
11	我对任何事情都不能集中精力					
12	我觉得我好像已经变成了一个连自己都不认识的陌生人					
13	我觉得很多母亲都比我优秀					
14	我开始觉得自己死了会更好					
15	我会在半夜自然醒来，然后很难再入睡					
16	我觉得自己坐立不安					
17	我经常无缘无故地哭泣					
18	我觉得我快要疯掉了					

续表

序号	在过去的2周里	非常 不同意	不 同意	既不同意 也不反对	同意	非常 同意
19	我不再认识自己了					
20	我觉得很愧疚,因为我感觉不到我很爱我的孩子					
21	我想伤害自己					
22	夜间我辗转反侧难以入睡					
23	我感到很孤独					
24	我很易怒					
25	即使做一个很简单的决定我都感觉很困难					
26	我觉得自己不正常					
27	我觉得我不得不隐藏我对孩子的想法或感觉					
28	我觉得孩子没有我会更好					
29	我知道我应该吃些东西,但我吃不下					
30	我觉得我必须不停地走动或踱步					
31	我觉得我满腔的怒火就要爆发了					
32	我很难集中精力做一件事情					
33	我感觉不真实					
34	我觉得自己作为一个母亲很失败					
35	我只想离开这个世界					

产后抑郁症筛查量表(PDSS)评分结果参考标准:

总分范围35~175分。一般以总分>60分作为筛查产后抑郁症患者的临界值,以总分>80分作为筛查严重产后抑郁症患者的临界值。

四、抑郁自评量表
（self-rating depression scale，SDS）

指导语：请您仔细阅读每一条，然后根据自己最近一星期的实际感受选择答案并打"√"，在做完全部题目后计算总分，阅读题后请尽快回答，不必思考过长时间。

序号	实际感受	偶尔	有时	经常	持续
1	我感到精神沮丧,郁闷	①	②	③	④
2	我感到早晨心情最好	④	③	②	①
3	我要哭或想哭	①	②	③	④
4	我夜间睡眠不好	①	②	③	④
5	我吃饭像平时一样多	④	③	②	①
6	我的性功能正常	④	③	②	①
7	我感到体重减轻	①	②	③	④
8	我为便秘烦恼	①	②	③	④
9	我的心跳比平时快	①	②	③	④
10	我无故感到疲劳	①	②	③	④
11	我的头脑像往常一样清楚	④	③	②	①
12	我做事情像平时一样不感到困难	④	③	②	①
13	我坐卧不安,难以保持平静	①	②	③	④
14	我对未来感到有希望	④	③	②	①
15	我比平时更容易激怒	①	②	③	④
16	我觉得决定什么事很容易	④	③	②	①
17	我感到自己是有用的和不可缺少的人	④	③	②	①
18	我的生活很有意义	④	③	②	①
19	假若我死了别人会过得更好	①	②	③	④
20	我依旧喜爱自己平时喜爱的东西	④	③	②	①

抑郁自评量表评分结果参考标准：

粗分：正常＜40；轻度抑郁40～48；中度抑郁48～56；重度抑郁＞56。

标准分：粗分乘以1.25后取整数。按照中国常模，SDS标准分的分界值为53分，其中53～62为轻度抑郁；63～72为中度抑郁；72以上为重度抑郁。低于53分属正常群体。

五、汉密尔顿抑郁量表
（Hamilton rating scale for depression，HRSD）

序号	项目	评分标准	无	轻度	中度	重度	极重度
1	抑郁情绪	0. 未出现 1. 只在问到时才诉说； 2. 在访谈中自发地描述 3. 不用言语也可以从表情，姿势，声音或欲哭中流露出这种情绪 4. 患者的自发言语和非语言表达（表情，动作）几乎完全表现为这种情绪	0	1	2	3	4
2	有罪感	0. 未出现 1. 责备自己，感到自己已连累他人 2. 认为自己犯了罪，或反复思考以往的过失和错误 3. 认为疾病是对自己错误的惩罚，或有罪恶妄想 4. 罪恶妄想伴有指责或威胁性幻想	0	1	2	3	4
3	自杀	0. 未出现 1. 觉得活着没有意义 2. 希望自己已经死去，或常想与死亡有关的事 3. 消极观念（自杀念头） 4. 有严重自杀行为	0	1	2	3	4
4	入睡困难	0. 入睡无困难 1. 主诉入睡困难，上床半小时后仍不能入睡（要注意平时患者入睡的时间） 2. 主诉每晚均有入睡困难	0		1		2
5	睡眠不深	0. 未出现 1. 睡眠浅多噩梦 2. 半夜（晚12点钟以前）曾醒来（不包括上厕所）	0		1		2
6	早醒	0. 未出现 1. 有早醒，比平时早醒1小时，但能重新入睡 2. 早醒后无法重新入睡	0		1		2
7	工作和兴趣	0. 未出现 1. 提问时才诉说 2. 自发地直接或间接表达对活动、工作或学习失去兴趣，如感到没精打采，犹豫不决，不能坚持或需强迫自己去工作或劳动 3. 病室劳动或娱乐不满3小时 4. 因疾病而停止工作，住院患者不参加任何活动或者没有他人帮助便不能完成病室日常事务	0	1	2	3	4

续表

序号	项目	评分标准	无	轻度	中度	重度	极重度
8	迟缓	0.思维和语言正常 1.精神检查中发现轻度迟缓 2.精神检查中发现明显迟缓 3.精神检查进行困难 4.完全不能回答问题（木僵）	0	1	2	3	4
9	激越	0.未出现异常 1.检查时有些心神不定 2.明显心神不定或小动作多 3.不能静坐，检查中曾起立 4.搓手、咬手指、头发、咬嘴唇	0	1	2	3	4
10	精神焦虑	0.无异常 1.问到时及时诉说 2.自发地表达 3.表情和言谈流露出明显忧虑 4.明显惊恐	0	1	2	3	4
11	躯体性焦虑 （指焦虑的生理症状，包括口干、腹胀、腹泻、打嗝、腹绞痛、心悸、头痛、过度换气和叹息，以及尿频和出汗等）	0.未出现 1.轻度 2.中度，有肯定的上述症状 3.重度，上述症状严重，影响生活或需要处理 4.严重影响生活和活动	0	1	2	3	4
12	胃肠道症状	0.未出现 1.食欲减退，但不需他人鼓励便自行进食 2.进食需他人催促或请求和需要应用泻药或助消化药	0	1		2	
13	全身症状	0.未出现 1.四肢，背部或颈部沉重感，背痛、头痛、肌肉疼痛、全身乏力或疲倦 2.症状明显	0	1		2	
14	性症状 （指性欲减退、月经紊乱等；不能肯定，或该项对被评者不适合不计入总分）	0.无异常 1.轻度 2.重度	0	1		2	
15	疑病	0.未出现 1.对身体过分关注 2.反复考虑健康问题 3.有疑病妄想，并常因疑病而去就诊 4.伴幻觉的疑病妄想	0	1	2	3	4

续表

序号	项目	评分标准	无	轻度	中度	重度	极重度
16	体重减轻	按 A 或 B 评定 A. 按病史评定： 0. 不减轻 1. 患者自述可能有体重减轻 2. 肯定体重减轻 B. 按体重记录评定： 0. 一周内体重减轻 0.5 kg 以内 1. 一周内体重减轻超过 0.5 kg 2. 一周内体重减轻超过 1 kg	0	1		2	
17	自知力	0. 知道自己有病，表现为忧郁 1. 知道自己有病，但归咎于伙食太差、环境问题、工作过忙、病毒感染或需要休息 2. 完全否认患病	0	1		2	
	总分						

评分标准：

总分 < 7 分：正常。总分 7 ～ 17 分：可能有抑郁症。总分 17 ～ 24 分：肯定有抑郁症。总分 > 24 分：严重抑郁症。

六、90 项症状自评量表
（symptom checklist-90，SCL-90）

指导语：以下表格中列出了有些人可能会有的问题，请仔细地阅读每一条，然后根据最近一星期以内下述情况影响你的实际感觉，在五个答案中选择一个最适合你的答案，在对应的选择上打"√"。本测试大约需要 10 分钟。

序号	项目	没有	很轻	中等	偏重	严重
1	头痛	1	2	3	4	5
2	神经过敏，心中不踏实	1	2	3	4	5
3	头脑中有不必要的想法或字句盘旋	1	2	3	4	5
4	头晕或晕倒	1	2	3	4	5
5	对异性的兴趣减退	1	2	3	4	5
6	对旁人求全责备	1	2	3	4	5
7	感到别人能控制您的思想	1	2	3	4	5
8	责怪别人制造麻烦	1	2	3	4	5
9	忘性大	1	2	3	4	5
10	担心自己的衣饰整齐及仪态的端正	1	2	3	4	5
11	容易烦恼和激动	1	2	3	4	5
12	胸痛	1	2	3	4	5
13	害怕空旷的场所或街道	1	2	3	4	5
14	感到自己的精力下降，活动减慢	1	2	3	4	5
15	想结束自己的生命	1	2	3	4	5
16	听到旁人听不到的声音	1	2	3	4	5
17	发抖	1	2	3	4	5
18	感到大多数人都不可信任	1	2	3	4	5
19	胃口不好	1	2	3	4	5

续表

序号	项目	没有	很轻	中等	偏重	严重
20	容易哭泣	1	2	3	4	5
21	同异性相处时感到害羞、不自在	1	2	3	4	5
22	感到受骗,中了圈套或有人想抓住您	1	2	3	4	5
23	无缘无故地突然感到害怕	1	2	3	4	5
24	自己不能控制地大发脾气	1	2	3	4	5
25	害怕单独出门	1	2	3	4	5
26	经常责怪自己	1	2	3	4	5
27	腰痛	1	2	3	4	5
28	感到难以完成任务	1	2	3	4	5
29	感到孤独	1	2	3	4	5
30	感到苦闷	1	2	3	4	5
31	过分担忧	1	2	3	4	5
32	对事物不感兴趣	1	2	3	4	5
33	感到害怕	1	2	3	4	5
34	您的感情容易受到伤害	1	2	3	4	5
35	旁人能知道您的私下想法	1	2	3	4	5
36	感到别人不理解您、不同情您	1	2	3	4	5
37	感到人们对您不友好,不喜欢您	1	2	3	4	5
38	做事必须做得很慢以保证做得正确	1	2	3	4	5
39	心跳得很厉害	1	2	3	4	5
40	恶心或胃部不舒服	1	2	3	4	5
41	感到比不上他人	1	2	3	4	5
42	肌肉酸痛	1	2	3	4	5
43	感到有人在监视您、谈论您	1	2	3	4	5
44	难以入睡	1	2	3	4	5
45	做事必须反复检查	1	2	3	4	5
46	难以做出决定	1	2	3	4	5
47	怕乘电车、公共汽车、地铁或火车	1	2	3	4	5

续表

序号	项目	没有	很轻	中等	偏重	严重
48	呼吸有困难	1	2	3	4	5
49	一阵阵发冷或发热	1	2	3	4	5
50	因为感到害怕而避开某些东西、场合或活动	1	2	3	4	5
51	脑子变空了	1	2	3	4	5
52	身体发麻或刺痛	1	2	3	4	5
53	喉咙有梗塞感	1	2	3	4	5
54	感到前途没有希望	1	2	3	4	5
55	不能集中注意力	1	2	3	4	5
56	感到身体的某一部分软弱无力	1	2	3	4	5
57	感到紧张或容易紧张	1	2	3	4	5
58	感到手或脚发重	1	2	3	4	5
59	想到死亡的事	1	2	3	4	5
60	吃得太多	1	2	3	4	5
61	当别人看着您或谈论您时感到不自在	1	2	3	4	5
62	有一些不属于您自己的想法	1	2	3	4	5
63	有想打人或伤害他人的冲动	1	2	3	4	5
64	醒得太早	1	2	3	4	5
65	必须反复洗手、点数	1	2	3	4	5
66	睡得不稳、不深	1	2	3	4	5
67	有想摔坏或破坏东西的想法	1	2	3	4	5
68	有一些别人没有的想法	1	2	3	4	5
69	感到对别人神经过敏	1	2	3	4	5
70	在商店或电影院等人多的地方感到不自在	1	2	3	4	5
71	感到任何事情都很困难	1	2	3	4	5
72	一阵阵恐惧或惊恐	1	2	3	4	5
73	感到在公共场合吃东西很不舒服	1	2	3	4	5
74	经常与人争论	1	2	3	4	5
75	单独一人时神经很紧张	1	2	3	4	5

续表

序号	项目	没有	很轻	中等	偏重	严重
76	别人对您的成绩没有做出恰当的评价	1	2	3	4	5
77	即使和别人在一起也感到孤单	1	2	3	4	5
78	感到坐立不安、心神不定	1	2	3	4	5
79	感到自己没有什么价值	1	2	3	4	5
80	感到熟悉的东西变成陌生或不像是真的	1	2	3	4	5
81	大叫或摔东西	1	2	3	4	5
82	害怕会在公共场合晕倒	1	2	3	4	5
83	感到别人想占您的便宜	1	2	3	4	5
84	为一些有关性的想法而很苦恼	1	2	3	4	5
85	您认为应该因为自己的过错而受到惩罚	1	2	3	4	5
86	感到要很快把事情做完	1	2	3	4	5
87	感到自己的身体有严重问题	1	2	3	4	5
88	从未感到和其他人很亲近	1	2	3	4	5
89	感到自己有罪	1	2	3	4	5
90	感到自己的脑子有毛病	1	2	3	4	5

七、焦虑自评量表
（self-rating anxiety scale，SAS）

采用 4 级评分，主要评定症状出现的频度，其标准为：

"1"表示没有或很少时间有；

"2"表示有时有；

"3"表示大部分时间有；

"4"表示绝大部分或全部时间都有。

20 个条目中有 15 项是用负性词陈述的，按上述 1~4 顺序评分。其余 5 项（第 5、9、13、17、19 项）注 * 号者，是用正性词陈述的，按 4~1 顺序反向计分

序号	项目	1	2	3	4
1	我觉得比平常容易紧张和着急（焦虑）				
2	我无缘无故地感到害怕（害怕）				
3	我容易心里烦乱或觉得惊恐（惊恐）				
4	我觉得我可能将要发疯（发疯感）				
5	我觉得一切都很好，也不会发生什么不幸（不幸预感）				
6	我手脚发抖、打战（手足颤抖）				
7	我因为头痛、颈痛和背痛而苦恼（躯体疼痛）				
8	我感觉容易衰弱和疲乏（乏力）				
9	我觉得心平气和，并且容易安静坐着（静坐不能）				
10	我觉得心跳很快（心慌）				
11	我因为一阵阵头晕而苦恼（头昏）				
12	我有晕倒发作或觉得要晕倒似的（晕厥感）				
13	我呼气、吸气都感到很容易（呼吸困难）				
14	我感觉手脚麻木和刺痛（手足刺痛）				
15	我因为胃痛和消化不良而苦恼（胃痛或消化不良）				
16	我常常要小便（尿意频数）				
17	我的手常常是干燥、温暖的（多汗）				
18	我脸红发热（面部潮红）				
19	我容易入睡并且一夜睡得很好（睡眠障碍）				
20	我做噩梦				

八、生活事件量表
（ life event scale，LES ）

指导语：下面是每个人都有可能遇到的一些日常生活事件，究竟是好事还是坏事，可根据个人情况自行判断。这些事件可能对个人有精神上的影响（体验为紧张、压力、兴奋或苦恼），影响的轻重程度是各不相同的。影响持续的时间也不一样。请您根据自己的实际情况，实事求是地回答下列问题，填表不记姓名，完全保密，请在最合适的答案上打"√"。

生活事件名称	事件发生时间				性质		精神影响程度					影响持续时间			
	未发生	一年前	一年内	长期性	好事	坏事	无影响	轻度	中度	重度	极重度	三月内	半年内	一年内	一年以上
家庭有关问题															
1 恋爱或订婚															
2.恋爱失败、破裂															
3.结婚															
4.自己（爱人）怀孕															
5.自己（爱人）流产															
6.家庭增添新成员															
7.与爱人父母不和															
8.夫妻感情不好															
9.夫妻分居（因不和）															
10.夫妻两地分居（工作需要）															
11.性生活不满意或独身															
12.配偶一方有外遇															
13.夫妻重归于好															
14 超指标生育															

续表

生活事件名称	事件发生时间				性质		精神影响程度				影响持续时间			
	未发生	一年前	一年内	长期性	好事	坏事	无影响	轻度	中度	重度	极重度	三月内	半年内	一年内	一年以上
15. 本人（爱人）做绝育手术															
16. 配偶死亡															
17. 离婚															
18. 子女升学（就业）失败															
19. 子女管教困难															
20. 子女长期离家															
21. 父母不和															
22. 家庭经济困难															
23. 欠债 500 元以上															
24. 经济情况显著改善															
25. 家庭成员重病、重伤															
26. 家庭成员死亡															
27. 本人重病或重伤															
28. 住房紧张															
工作学习中的问题															
29. 待业、无业															
30. 开始就业															
31. 高考失败															
32. 扣发奖金或罚款															
33. 突出个人成就															
34. 晋升、提级															
35. 对现就职工作不满意															
36. 工作、学习中压力大（如成绩不好）															
37. 与上级关系紧张															
38. 与同事、邻居不和															
39. 第一次远走他乡异国															

续表

生活事件名称	事件发生时间				性质		精神影响程度					影响持续时间			
	未发生	一年前	一年内	长期性	好事	坏事	无影响	轻度	中度	重度	极重度	三月内	半年内	一年内	一年以上
40. 生活规律重大变动（饮食睡眠规律改变）															
41. 本人退休、离休或未安排具体工作															
社交与其他问题															
42. 好友病重或重伤															
43. 好友死亡															
44. 被人误会、错怪、诬告、议论															
45. 介入民事法律纠纷															
46. 被拘留、受审															
47. 失窃、财产损失															
48. 受到意外惊吓，发生事故、自然灾害															
如果您还经历过其他的生活事件，请依次填写															
49.															
50.															
……															

九、气质类型量表

下面 60 道题，可以帮助你大致确定自己的气质类型。在回答这些问题时，你认为：

很符合自己情况的计 2 分；比较符合的计 1 分；介于符合与不符合之间的计 0 分；比较不符合的计 −1 分；完全不符合的计 −2 分。

序号	题目	自评分
1	做事力求稳妥，一般不做无把握的事	
2	遇到可气的事就怒不可遏，想把心里话说出来才痛快	
3	宁可一个人干事，不愿很多人在一起	
4	到一个新环境很快就能适应	
5	厌恶那些强烈的刺激，如尖叫、噪声、危险镜头等	
6	和人争吵时，总是先发制人，喜欢挑衅	
7	喜欢安静的环境	
8	善于和人交往	
9	羡慕那种善于克制自己感情的人	
10	生活有规律，很少违反作息制度	
11	在多数情况下情绪是乐观的	
12	碰到陌生人觉得很拘束	
13	遇到令人气愤的事，能很好地自我克制	
14	做事总是有旺盛的精力	
15	遇到问题总是举棋不定，优柔寡断	
16	在人群中从不觉得过分拘束	
17	情绪高涨时，觉得干某什么都有趣，情绪低落时，又觉得什么都没意思	
18	当注意力集中于某一事物时，别的事很难使我分心	
19	理解问题总比别人快	

续表

序号	题目	自评分
20	碰到危险情境,常有一种极度恐怖感	
21	对学习、工作、事业有很高的热情	
22	能够长时间做枯燥、单调的工作	
23	符合兴趣的事情,干起来劲头十足,否则就不想干	
24	一点儿小事就能引起情绪波动	
25	讨厌做那种需要耐心、细致的工作	
26	与人交往不卑不亢	
27	喜欢参加热闹的活动	
28	爱看感情细腻,描写人物内心活动的文学作品	
29	工作、学习时间长了,常感到厌倦	
30	不喜欢长时间谈论一个问题,愿意实际动手干	
31	宁愿侃侃而谈,不愿窃窃私语	
32	别人总是说我闷闷不乐	
33	理解问题常比别人慢些	
34	疲倦时只要短暂的休息就能精神抖擞,重新投入工作	
35	心里有话宁愿自己想,不愿说出来	
36	认准一个目标就希望尽快实现,不达目的,誓不罢休	
37	学习、工作同样一段时间后,常比别人更疲倦	
38	做事有些莽撞,常常不考虑后果	
39	老师讲授知识时,总希望他讲得慢些,多重复几遍	
40	能够很快地忘记那些不愉快的事情	
41	做作业或完成计件工作总比别人花的时间多	
42	喜欢运动量大的剧烈体育运动或参加各种文艺活动	
43	不能很快地把注意力从一件事转移到另一件事上去	
44	接受一个任务后,就希望把它迅速解决	
45	认为墨守成规比冒风险强些	
46	能够同时关注几件事物	
47	当我烦闷的时候,别人很难使我高兴起来	

续表

序号	题目	自评分
48	爱看情节起伏跌宕、激动人心的小说	
49	对工作抱认真严谨、始终一贯的态度	
50	和周围人的关系总是相处不好	
51	喜欢复习学过的知识,重复做能熟练做的工作	
52	希望做变化大、花样多的工作	
53	小时候会背的诗歌,我似乎比别人记得清楚	
54	别人说我"出语伤人",可我并不觉得这样	
55	在体育活动中,常因反应慢而落后	
56	反应敏捷、头脑机智	
57	喜欢有条理而不甚麻烦的工作	
58	兴奋的事常使我失眠	
59	老师讲新概念,常常听不懂,但是弄懂了以后很难记忆	
60	假如工作枯燥无味,马上就会情绪低落	

将每题得分填入下表相对"得分"栏内。气质测验得分:

胆汁质

题号	2	6	9	14	17	21	27	31	36	38	42	48	50	54	58	总分
得分																

多血质

题号	4	8	11	16	19	23	25	29	34	40	44	46	52	56	60	总分
得分																

黏液质

题号	1	7	10	13	18	22	26	30	33	39	43	45	49	55	57	总分
得分																

抑郁质

题号	3	5	12	15	20	24	28	32	35	37	41	47	51	53	59	总分
得分																

量表评定方法：

第一，计算代数和，得出每种气质类型的总分数。

第二，气质类型的确定：

①如果某类气质得分明显高出其他三种，均高出 4 分以上，则可认为属于该类气质。

此外，如果该类气质得分超过 20 分，则为典型气质；如果该类气质得分在 10～20 分，则为一般气质。

②两种气质得分接近，其差异低于 3 分，而又明显高于其他两种气质，高出 4 分以上，则可定为这两种气质的混合型。

③三种气质得分均高于第四种，而且接近，则为三种气质的混合型，如多血-胆汁-黏液质混合型或黏液-多血-抑郁质混合型。相兼、混合型的人，工作适应性较强。

课后练习参考答案

第一篇

一、思考题（略）

第二篇

一、单选题

1. B 2. B 3. C 4. D 5. C 6. D 7. A 8. D 9. A 10. D

11. D 12. A 13. B 14. D 15. E 16. B 17. A 18. D 19. C 20. A

21. D 22. D 23. A 24. A

二、简答题（见第五节"护患沟通中常见的错误"）

三、情境题（略）

第三篇

一、单选题

1. B 2. A 3. D 4. C 5. B 6. D 7. C 8. D 9. B 10. D

11. A 12. C 13. B 14. D 15. B 16. C 17. B 18. A 19. D 20. D

21. D 22. A 23. C 24. B 25. D 26. C 27. A 28. C 29. 略 30. B

二、判断题

1. √ 2. √ 3. √ 4. √ 5. √ 6. √ 7. √ 8. √

9. √ 10. √ 11. √ 12. √ 13. ×

第四篇

一、单选题

1. A 2. B 3. C 4. C 5. E 6. C

二、简答题

1. 妊娠期妇女常见心理反应：

①惊讶和震惊；②矛盾心理；③接受；④情绪不稳定；⑤内省。

2. 鲁宾认为妊娠期妇女应承担的主要责任：

①确保能安全顺利度过妊娠期和分娩期；

②寻求他人对孩子的接受；

③寻求他人对自己母亲角色的认可；

④学习为孩子而奉献。

3. 第一产程孕妇心理评估的方法：

①与孕妇交谈，了解其心理状态；

②观察孕妇的行为，如身体姿势是放松或紧张，睡眠及饮食情况有无改变，呻吟、尖叫或沉默等；

③用心理评估工具，如状态-特质焦虑量表可评估孕妇即刻和经常的心理状况。

4. 产后抑郁症患者的护理措施：

①一般护理：提供温暖舒适的环境，合理安排饮食，保证足够的睡眠；

②心理护理：鼓励产妇宣泄，抒发自身的感受，耐心倾听产妇诉说的心理问题，做好心理疏通工作；

③协助并促进产妇适应母亲角色；

④防止暴力行为发生；

⑤治疗配合；

⑥做好出院指导与预防。

第五篇

一、单选题

1. B　2. B　3. A　4. C　5. C　6. B　7. B

二、判断题

1. ×　2. ×　3. ×　4. √　5. ×　6. ×　7. ×　8. ×

三、简答题

助产士应尊重患者的权利有：

①患者受到医务人员防病治病、卫生保健和礼貌待遇的权利；

②患者知情同意的权利；

③患者对自己的隐私要求医务人员给予保密的权利；

④患者监督防治、提出防治意见，并得到答复的权利；

⑤患者要求医疗卫生单位解释所付防治费用的权利。

四、案例题

该案例中，产妇有习惯性流产史，而且已经43岁，好不容易保胎分娩一早产儿，尽管早产儿病情危重且可能发生严重的后遗症，还要求不惜一切代价地抢救，这是可以理解的。但是，从公益论考虑，孩子不是家庭的私有财产，医务人员应该劝导产妇和家属舍弃早产儿，以履行其社会责任。如果产妇和家属执意不惜一切代价地抢救，医务人员只有尊重其自主选择，其后果由产妇家庭自负。

第六篇

一、单选题

1. B 2. D 3. C 4. B 5. D 6. C 7. D 8. A 9. C 10. C

11. A 12. C 13. D 14. A 15. D 16. B 17. D 18. D 19. A 20. B

21. B 22. B 23. D 24. D 25. B 26. C 27. D 28. A 29. A 30. D

二、判断题

1. √ 2. √ 3. ✕ 4. √ 5. ✕ 6. √ 7. √ 8. √ 9. √ 10. ✕

中英文对照表

中文	英文
能力	ability
待产-分娩-恢复房间	labor delivery recovery rooms，LDRs
肾上腺皮质激素	adreno-cortico-tropic-hormone（ACTH）
护理诊断	nursing diagnosis
代言人及保护者	advocator and protector
美感	aesthetic feeling
情感	affect
亚历山大	Alexander
美国护士助产士学会	American College of Nurse-Midwives（ACNM）
生理始基	analogue
焦虑	anxiety
亚里士多德	Aristotle
注意	attention
自主原则	autonomy principle
中等	average
巴肖罗缪	Bartholomew
有利原则	beneficence principle
生命	bio
生命伦理学	bioethics
临界	border line
布朗	Brown
照护者	care giver
注册助产士	certified midwife（CM）
注册护士助产士	certified nurse-midwife（CNM）
注册专业助产士	certified professional midwife（CPM）

续表

中文	英文
认知过程	cognitive process
沟通者	communicator
综合的护理诊断	comprehensive nursing diagnosis
应付机制	coping mechanism
决策者	decision maker
诊断依据	defining characteristics
忧郁	depression
丁克	double income nokids（DINK）
《论生育》	*Discuss Fertility*
邓伯	Dunber
爱丁堡产后抑郁量表	Edinburgh postnatal depression scale（EPDS）
情绪	emotion
情绪调节	emotion regulation
恩格尔	Engel
伦理	ethic
原因	etiology
损失感	feeling of loss
弗里德曼	Friedman
遗忘	forgetting
专业护士和助产士初级教育的全球标准	global standards for the initial education of professional nurses and midwives
塞里	Selye
哈利迪	Haiday
汉密尔顿抑郁量表	Hamilton rating scale for depression, HRSD
长谷川痴呆量表	Hastgawa dementia scale, HDS
健康的护理诊断	healthy nursing diagnosis
乙型肝炎病毒	hepatitis B virus, HBV
中上	high average
艾滋病病毒	human immunodeficiency virus（HIV）

续表

中文	英文
表象	image
想象	imagination
知情同意	informed consent principle
激情	intense emotion
兴趣	interest
国际助产士联盟	International Confederation of Midwives（ICM）
应激性	irritability
纪边沁	Jeremy Bentham
约翰·来米尔	John Stuart Mil
公正原则	justice principle
生活事件量表	life event scale，LES
洛文斯作业疗法认知评估	Lovewenstein occupational therapy cognitive assessment（LOTCA）
中下	low average
卢钦斯	Luchins
管理者及协调者	manager and coordinator
罗杰斯	Martha Rogers
产母忧郁	maternity blues
中介	mediator
识记	memorization
记忆	memory
梅尼埃病	Ménière diseases
心理学现象	mental phenomenon
心理过程	mental process
智力迟钝	mentally retarded
助产士	midwife
助产	midwifery
北美助产师联盟	Midwives Alliance of North America（MANA）
简明智能状态检查	mini-mental state examination，MMSE

续表

中文	英文
心境	mood
道德感	moral feeling
动机冲突	motive conflict
动机	move
音乐疗法	music therapy
国家注册专业助产士协会	National Association of Certified Professional Midwives（NACPM）
需要	need
神经行为认知状态测量	neurobehavioral cognitive status examination（NCSE）
无害	nonmaleficence
护患沟通	nurse patient communication
护理评估	nursing assessment
护理诊断	nursing diagnosis
护理评价	nursing evaluation
护理实施	nursing implementation
护理干预	nursing intervention
护理计划	nursing plan
护理程序	nursing process
产科	obstetric
职业肌肉骨骼	occupational musculoskeletal
知觉	perception
个性倾向性	personality inclination
人生哲学	philosophy of life
道德哲学	philosophy of morals
计划者	planner
产后忧郁	postpartum blues
产后抑郁症	postpartum depression
产后抑郁症筛查量表	postpartum depression screen scale（PDSS）
产后精神病	postpartum psychosis

续表

中文	英文
潜在的护理诊断	potential nursing diagnosis
问题	problem
心理评估	psychological assessment
心理咨询	psychological counseling
心理学	psychology
个性心理特征	psychology characteristic of personality
心身医学	psychosomatic medicine
心理应激	psychological stress
心理-生理疾病	psycho-physiological diseases
心身疾病	psychosomatic diseases
回忆	recall
回忆法	recall method
再认	recognition
再认量表	recognition memory text（RMT）
再认法	recognition method
相关因素	related factor
再现	reproduction
研究者及著作者	researcher and author
保持	retention
Rivermead 行为记忆测验	Rivermead behavioral memory text（RBMT）
罗森曼	Rosenman
鲁宾	Rubin
自我意识	self-consciousness
焦虑自评量表	self-rating anxiety scale（SAS）
抑郁自评表	self-rating depression scale（SDS）
感觉	sensation
心态性	state
应激	stress

续表

中文	英文
优异	superior
苏珊·勒斯坦	Susan Hellerstein
90 项症状自评量表	symptom checklist-90（SCL-90）
症状或体征	symptoms or signs
教育者及咨询者	teacher and counselor
气质	temperament
主题统觉测验	thematic apperception on text（TAT）
治疗的	therapeutic
思维	thinking
特征性	trait
扳机	trigger
A 行为类型	Type A behavior pattern（TABP）
B 行为类型	Type B behavior pattern（TBBP）
C 行为类型	Type C behavior pattern（TCBP）
全面性防护	universal precaution
非常优异	very superior
易患性	vulnerability
韦氏记忆量表	Wechsler memory scale（WMS）

参考文献

[1] 孙宛宜. 中世纪西欧助产医学研究 [D]. 西安：陕西师范大学，2013.

[2] 张璐. 近世稳婆群体的形象建构与社会文化变迁 [D]. 天津：南开大学，2013.

[3] 赵婧. 近代上海的分娩卫生研究（1927—1949）[D]. 上海：复旦大学，2009.

[4] 刘莉莉. 南京国民政府时期的女性行医政策研究（1927—1937）[D]. 长沙：湖南师范大学，2014.

[5] 赵婧. 助产士与中国近代的分娩卫生 [J]. 医学与哲学（人文社会医学版），2010，31(3)：64-66.

[6] 章梅芳，李戈. 民国时期北京产科接生群体的规训与形象建构 [J]. 北京科技大学学报，2015，35(5)：55-61.

[7] 曹丽莉，张梦月，李梦姣. 民国时期助产士的专业化发展及其原因 [J]. 晋中学院学报，2014，31(4)：82-85.

[8] 章舒琪，李丽，叶文琴. 美国助产护士的发展及现状 [J]. 中华护理教育，2012，47(12)：1140-1142.

[9] 张蕴璟. 瑞典的助产学教育 [J]. 国外医学妇幼保健分册，1999，5(1)：25-28.

[10] 朱秀，陆虹，侯睿，等. 中国近现代助产专业政策发展历程回顾 [J]. 中国护理管理，2015，15(1)：122-125.

[11] 梁妙玲，吴颂仪. 香港助产护士职责及助产护士新动向 [J]. 中国护理管理，2008，7(8)：19-20.

[12] 刘兴会，贺晶，漆洪波. 助产 [M]. 北京：人民卫生出版社，2018.

[13] 魏碧蓉. 高级助产学 [M]. 北京：人民卫生出版社，2009.

[14] 李小妹. 护理学基础 [M]. 北京：人民卫生出版社，2012.

[15] 高晓阳，王彦. 助产导论 [M]. 北京：人民卫生出版社，2018.

[16] 李小妹，冯先琼. 护理学基础 [M]. 北京：人民卫生出版社，2017.

[17] 唐春燕，郑琳. 护理心理学 [M]. 北京：北京师范大学出版社，2012.

[18] 苟文丽，吴连方. 分娩学 [M]. 北京：人民卫生出版社，2003.

[19] 常青，刘兴会，邓黎. 助产理论与实践 [M]. 北京：人民军医出版社，2009.

[20] 姜梅，庞汝彦. 助产士规范化培训教材 [M]. 北京：人民卫生出版社，2017.

[21] 古海龙，赵美玉. 护理职业防护 [M]. 郑州：郑州大学出版社，2011.

[22] 曹文静. 广东省助产士职业伤害的现状调查及干预研究 [D]. 广州：南方医科大学，2013.

[23] 顾琳，魏碧蓉．助产本科实习生产房职业防护现状调查分析 [J]. 齐齐哈尔医学院学报，2015，36(5)：727-728.

[24] 梁伟珍，邬郡丽，叶玲珍，等．实习助产士职业防护行为分析及临床带教对策 [J]. 护理学报，2010，17(22)：25-27.

[25] 王秋红．助产士职业暴露的风险因素与职业防护 [J]. 齐鲁护理杂志，2010，16(26)：113-114.

[26] 卢明珠，周璇．助产士职业暴露研究进展 [J]. 中国感染控制杂志，2017，16(5)：487-489.

[27] 董小琼，郑晶晶．分娩室助产士职业暴露的危险因素与防护 [J]. 中医药管理杂志，2016，24(21)：78-79.

[28] 王晓明．导乐分娩模式下的助产士职业危险因素与防护 [J]. 护理研究，2014，28(7)：786-787.

[29] 徐云芳．产房助产士对梅毒的职业安全防护 [J]. 检验医学与临床，2013，10(14)：1902-1903.

[30] 陆雅萍，李燕．分娩室助产士工作压力源的调查与分析 [J]. 中医药管理杂志，2015，23(22)：28-30.

[31] 中国妇幼保健协会．助产职业暴露防护指南 [EB/OL]. http://cmcha.bjhlife.cn/html/rzjdll.html?from=timeline&isappinstalled=0,2020-07-31.

[32] 全国人民代表大会常务委员会．中华人民共和国母婴保健法 [Z]. 2017-11-04.

[33] 中华人民共和国国务院．中华人民共和国母婴保健法实施办法 [Z]. 2001-06-20.

[34] 全国人民代表大会常务委员会．中华人民共和国人口与计划生育法 [Z]. 2015-12-27.

[35] 中华人民共和国国务院．计划生育技术服务管理条例 [Z]. 2001-06-13.

[36] 中华人民共和国国务院．医疗机构管理条例 [Z]. 2016-02-06.

[37] 中华人民共和国卫生部．产前诊断技术管理办法 [Z]. 2002-12-13.

[38] 中华人民共和国卫生部．中华人民共和国护士管理办法 [Z]. 1993-03-26.

[39] 中华人民共和国国务院．医疗事故处理条例 [Z]. 2002-02-20.

[40] 北京市卫生局．北京市助产技术管理办法 [Z]. 2004-5-27.

[41] 江苏省人民代表大会常务委员会．江苏省实施《中华人民共和国母婴保健法》办法 [Z]. 2015-01-16.

[42] 陆虹，安力彬．妇产科护理学实践与学习指导 [M]. 北京：人民卫生出版社, 2017.

[43] 李小妹．护理学导论 [M]. 北京：人民卫生出版社, 2017.